Handbook of
Ultrasonography in Obstetrics

(Practical Guidelines of Fetal Anomaly Screening)

1st Edition

Department of Obstetrics and Gynecology
Samsung Medical Center
Sungkyunkwan University School of Medicine

고려의학
KOMB Korea Medical Book Publishing Company

Faculty Advisors

김종화 성균관대학교 의과대학 삼성서울병원 산부인과 교수
Jong-Hwa Kim, Professor
Department of Obstetrics and Gynecology
Samsung Medical Center, Sungkyunkwan University School of Medicine

노정래 성균관대학교 의과대학 삼성서울병원 산부인과 교수
Cheong-Rae Roh, Associate Professor
Department of Obstetrics and Gynecology
Samsung Medical Center, Sungkyunkwan University School of Medicine

오수영 성균관대학교 의과대학 삼성서울병원 산부인과 교수
Soo-young Oh, Clinical Assistant Professor
Department of Obstetrics and Gynecology
Samsung Medical Center, Sungkyunkwan University School of Medicine

박병관 성균관대학교 의과대학 삼성서울병원 영상의학과 교수
Byung Kwan Park, Assistant Professor
Department of Radiology
Samsung Medical Center, Sungkyunkwan University School of Medicine

Editor

최석주 성균관대학교 의과대학 삼성서울병원 산부인과 부교수
Suk-Joo Choi, Clinical Instructor
Department of Obstetrics and Gynecology
Samsung Medical Center, Sungkyunkwan University School of Medicine

Chairman's Note

1994년에 시작된 삼성서울병원 산부인과의 역사가 어느것 12년이라는 세월이 흘렀습니다. 지난 12년 동안 삼성서울병원 산부인과의 모든 교수진과 임상강사 및 전공의들은 '최선의 진료, 첨단의학연구, 우수 의료인력 양성을 통해 국민보건 향상에 기여'라는 삼성서울병원의 설립이념을 달성하고 최고의 산부인과로 거듭나기 위한 노고를 아끼지 않았습니다. 이와 같은 노력으로 삼성서울병원 산부인과는 진료 및 연구에서 비약적인 발전을 거듭하였고, 2005년에는 외래 연인원 76,252명, 수술 4,969건, SCI 논문 21편 등을 기록하였습니다. 이외에도 부인-종양학, 도성-태아의학, 부인-내분비학 등 각 분야에서 삼성서울병원 산부인과를 자랑할만한 눈부신 발전과 업적을 이루었으나 이번에 또 하나의 자랑거리가 생겼습니다. 바로 국내 최초로 산과 초음파 핸드북을 발간하게 된 것입니다.

산과학에 초음파가 도입된 지도 어언 40년 가까운 시간이 흘렀습니다. 급변하는 의료의 발전과 더불어 초음파 기기는 비약적인 발전을 거듭하였고, 초음파를 이용한 다양한 태아 기형의 산전 진단 기법도 해가 다르게 발전하고 있습니다. 우리나라에서도 산과 초음파에 관심을 가지고 있는 많은 의사들이 다양한 연구를 하고 있고, 산과 초음파에 관련된 책들도 이미 여러 기관 또는 개인에 의해 출판되었습니다. 그러나 외래와 병실에서 손쉽게 참고할 수 있는 산과 초음파 책은 본 Handbook of Ultrasonography in Obstetrics가 처음인 것으로 생각됩니다.

초음파는 눈으로 보는 것이 아니라 머리로 보는 것이라고 생각합니다. 초음파 화면을 통해 관찰되는 소견의 의미를 정확하게 알고 있어야 정확한 태아의 상태를 진단 및 감별할 수 있을 뿐만 아니라 동반 기형 유무를 확인하기 위한 추가 검사를 하거나 필요한 처치를 하고 태아의 예후를 상담할 수 있기 때문입니다. 또한 초음파는 다른 진단법과는 달리 실시간(real-time) 관찰이 가능하다는 장점이 있으므로 순식간에 지나가는 화면들을 실시간으로 머리 속에서 정리를 해야 합니다. 그러므로 많은 초음파 지식을 가지고 있을수록 더욱 정확한 진단을 할 수 있습니다. 초음파 지식은 초음파 검사자 스스로 초음파 책을 공부함으로써 얻을 수 있지만 그 많은 내용을 정리하여 늘 머리 속에 넣어둘 수는 없습니다. 그러므로 임상에서 초음파 검사를 하는데 있어서 신속한 참고를 하는데 도움이 되고자 정리를 한 것이 본 Handbook of Ultrasonography in Obstetrics입니다.

본 Handbook of Ultrasonography in Obstetrics가 산과 초음파 검사를 하는 많은 개원의, 전공의 그리고 초음파 기사 - 특히 이제 겨우 산과 초음파에 첫 발을 내디딘 분들께 - 큰 도움을 드릴 수 있게 되길 바랍니다. 그리고 초판을 내면서 미진한 부분이 다소 있더라도 양해를 해주시고, 지속적인 수정 · 보완을 통해 보다 많은 산부인과 의사들에게 도움이 되도록 노력할 것을 약속 드립니다.

본 Handbook of Ultrasonography in Obstetrics를 감수하느라 수고를 아끼지 않으신 산과파트의 김종화 교수, 노정래 교수, 오수영 교수께 감사 드립니다. 또한 수년 동안 많은 증례와 초음파 사진을 수집하고 정리를 하는데 도움을 준 임상강사들과 전공의들 및 영상의학과 파견 방사선사들에게도 감사 드리고, 특히 바쁜 시간을 쪼개서 밤낮으로 초음파 사진과 책 내용을 편집하는데 수고한 최석주 임상강사에게 감사 드립니다.

성균관대학교 의과대학 삼성서울병원 산부인과 과장 배덕수

Editor's Note

산부인과 전공의 시절, 이젠 누구였는지도 잘 기억이 나질 않는 어느 윗년차가 "초음파는 산부인과의 꽃이다"라고 말한 것이 생각납니다. 물론 모든 산부인과 의사가 공감하지는 않겠지만, 제게는 수술이나 분만만큼 재미있고 긴장되는 것이 초음파였습니다. 남들이 보지 못했던 이상을 발견하거나 출생체중을 근사한 오차 범위 이내로 맞추거나 (물론 운이지만) 초음파로 예쁘게 찍은 태아 사진에 감격하는 임산부를 보는 것은 산부인과 의사만이 느낄 수 있는 또 하나의 짜릿한 낙이라고 생각합니다. 그러나 전공의 1년차 말에 초음파 probe를 처음 손에 잡았을 때의 떨림, 새로 산 깨끗하고 두꺼운 초음파 책을 쳐다보고 있을 때의 막막함은 잊을 수가 없습니다. 그래서 삼성서울병원 후배 전공의들을 비롯한 많은 산부인과 후배 의사들이 보다 쉽게 산과 초음파 검사에 익숙해지고, 외래 및 병동에서 초음파 검사를 할 때 쉽고 빠르게 참고할 수 있는 매뉴얼을 만들고자 하는 목적으로 본 Handbook of Ultrasonography in Obstetrics를 만들게 되었습니다.

본 Handbook은 2001년에 전공의 2년차 동기들과 초음파 교과서를 읽고 정리하여 외래 초음파 인계용으로 들고 다녔던 26 페이지 분량의 소책자에서 시작되었습니다. 이후 각종 산부인과 초음파 교과서, 학회, 연수강좌, 논문, 삼성서울병원 증례 발표 등을 참고하여 오랜 기간 동안 틈나는 대로 정리 및 보완하여 2002년에 98 페이지 분량의 FIFA World Cup Korea-Japan Version, 2005년에 fetal heart 부분을 보완하여 140 페이지 분량의 2nd Edition, 그리고 2006년에 모든 초음파 및 육안 사진을 본원의 증례로 바꾸어 200 페이지 분량의 3rd Edition을 만들었습니다. 금번에 이전보다 약 두 배 가량 많은 초음파 증례 사진을 추가하고, (Practical Guidelines of Fetal Anomaly Screening)이라는 소제목을 붙여 정식으로 1st Edition을 출간하게 되었습니다.

본 Handbook의 내용 중에 산과 초음파 검사를 하면서 제가 나름대로 익힌 tip들이나 증례에 대한 설명과 의견은 text나 figure legend에 (CSJ)로 표기하였습니다. 그 중에는 실제 어느 초음파 책, 학회 또는 연수강좌에서도 접하지 못한 내용들도 있을 것입니다. 혹시 그 중에 틀린 점이 있더라도 양해하여 주시고, 내용이나 형식 등의 오류는 언제든지 지적하여 주시기 바랍니다. 그리고, 제가 직접 경험하지 못했거나 초음파 사진을 제대로 저장하지 못했던 태아 기형이나 일부 chapter는 다소 부족한 점이 있을 것입니다. 또한 본 Handbook은 임상에서 산과 초음파 검사를 하다가 빠르고 간단하게 참고할 수 있도록 학생 시절의 강의록이나 수업필기와 같은 형식으로 정리한 것이므로 text의 내용을 모두 문장화 시키지 않은 점과 한글과 영어가 혼재 되어 있는 점을 이해하여 주시기 바랍니다. 마지막으로 드리고 싶은 당부는 본 Handbook에만 의존하여 산과 초음파 공부를 하는 것은 바람직하지 않으므로 반드시 교과서를 읽고 제대로 된 산과 초음파 지식을 갖추시길 바란다는 것입니다.

본 Handbook을 만들 수 있게 가르쳐 주시고 도와주신 성균관대학교 의과대학 삼성서울병원 산부인과 배덕수 과장님을 비롯한 모든 산부인과 교수님들과 지난 3년간 산과 fellow로서 동고동락한 김지운, 이은실, 김형선, 문성오, 정경란, 민정애 선생님, 삼성서울병원 산부인과의 모든 전공의 선후배 선생님, 유현선, 이정민, 김수희 방사선사에게 감사 드립니다. 또한 아프리카 우간다에서 선교사역을 하시는 부모님, 똑똑이 핑크 요정 큰 딸 지원이, 달콤 뽀뽀 깐돌이 작은 딸 지영, 마지막으로 책 만드느라 거의 매일 새벽에 집에 들어가도 불평 한마디 없던 나의 영원한 후원자이자 사랑하는 아내 김수현에게 감사 드립니다.

삼성서울병원 산부인과 임상강사 최석주

2007년에 본 Handbook of Ultrasonography in Obstetrics을 출간한지 벌써 10년이 가까운 시간이 지났습니다. 산과 임상강사 3년차 시절, 없는 시간을 쪼개고 밤을 새가며 책을 쓰면서 나름 많은 공을 들였으나 이제 와서 다시 보면 잘못된 부분도 많고, 정말 겁 없는 젊은 시절이었으니 가능했다는 것을 다시 느끼게 됩니다. 그래도 많은 분들이 좋은 평을 해주셨고, 몇 년 지나 1쇄가 완판이 되었습니다. 제가 임상강사 시절에 산과 초음파 검사에 대한 갈증이 계기가 되어 쓴 것이 결국 산과 초음파에 처음 입문하는 분들의 요구와 맞아 떨어져 완판이 되지 않았나 하는 생각이 듭니다.

처음 책을 출간할 때 1st edition이라고 쓰면서 더 많은 경험과 증례가 쌓이면 2nd edition을 써야겠다고 생각을 했기 때문에 완판이 된 이후에 2nd edition을 만들기 전까지는 이 책의 인쇄를 더 이상 하지 않을 계획이었습니다. 그러나 완판이 된 이후로도 꾸준히 이 책을 원하는 분들이 계셨고, 특히 우리 병원 전공의들조차도 이 책을 구하지 못하고 있어서 전혀 업데이트를 하지 못한 것이 부끄럽지만 이 책을 추가로 인쇄하게 되었습니다.

시간이 허락 되는대로 최대한 빠른 시간 내에 그 동안 쌓은 더 많은 지식과 경험을 토대로 2nd edition을 쓰겠다는 다짐을 이 기회에 다시 해보게 됩니다. 단, 다시 한 번 당부하건대 본 Handbook은 외래 및 병동에서 초음파 검사를 할 때 쉽고 빠르게 참고할 수 있는 매뉴얼을 만들고자 하는 목적으로 만든 것이므로 본 Handbook에만 의존하여 산과 초음파 공부를 하는 것은 바람직하지 않습니다. 그러므로 반드시 대한산부인과 초음파학회에서 만든 책을 비롯한 공식적인 교과서를 읽고 더 충실한 산과 초음파 지식을 갖추시길 바랍니다.

감사합니다.

삼성서울병원 산부인과 부교수 최석주

 일부 오래된 사진을 제외한 모든 초음파 사진은 transabdominal 2D probe (AB2-7, 2~7MHz), 3D volume probe (RAB4-8L, 4~8 MHz)와 transvaginal probe (IC5-9H, 5~9 MHz)를 장착한 Voluson 730 Expert (General Electrics-Kretztechnik, Austria)를 이용하여 찍었습니다. 본 책자의 판매로 인한 수익금의 30%는 선천성 심기형을 산전에 진단 받은 신생아들의 치료를 위해 기부됩니다.

Contents

Intro

누구에게나 초보시절이 있고, 초보시절을 극복하기 위해서는 많은 시간과 경험이 필요하다. 초음파 검사를 많이 하다 보면 초음파를 빠르고 정확하게 볼 수 있는 방법을 자연스럽게 터득하게 되지만, 초보시절에 이러한 것들을 자세히 알려주는 사람은 많지 않다. 그래서 처음 산과 초음파 검사를 시작하는 이들이 초보에서 가급적 빨리 벗어나게끔 도와주고자 본론으로 들어가기 앞서 편집자가 초보시절에 했던 잘못들을 경험 삼아 나름대로 터득한 초음파를 잘 보는 방법 몇 가지를 소개하고자 한다 (CSJ).

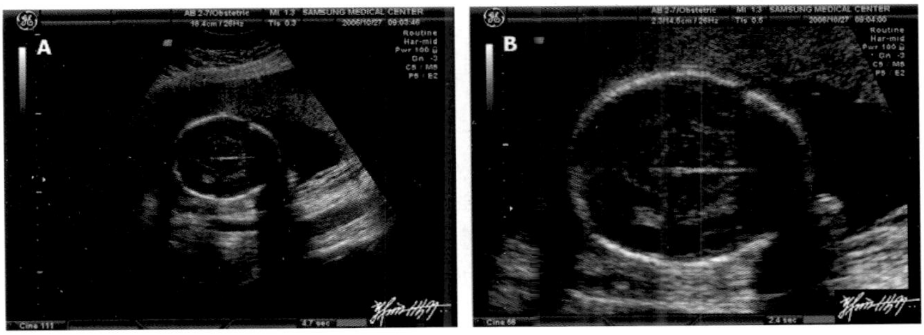

Good and Bad Ultrasound Figures 1. (A)와 (B)는 같은 태아의 초음파 사진이다. 두 사진 중 어느 사진이 더 좋은 사진인지에 대한 질문에 누구나 (B)를 선택할 것이다. 그러나 실제 (A)와 같이 검사를 하는 이가 적지 않고, 타 병원에서 임산부들이 가지고 오는 사진들을 보면 (A)와 같은 사진이 허다하다. 편집자가 초음파실에 있는 전공의들에게 항상 얘기하는 것 중의 하나가 보고자 하는 부위를 (A)처럼 작게 잡아서 보지말고, **zoom** 기능이나 **depth** 조절을 이용하여 (B)처럼 크게 확대해서 보라는 것이다 (CSJ).

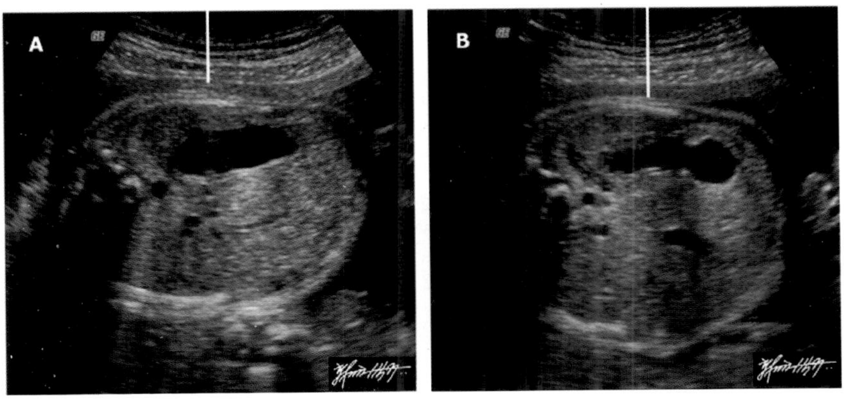

Good and Bad Ultrasound Figures 2. 초음파 검사를 하다 보면 가끔씩, 특히 태아의 위치가 좋지 않아 원하는 **view**를 얻을 수 없을 때, 초음파 **probe**로 자신도 모르는 채 임산부의 배를 누르게 되는 경우가 종종 있다. (A) 사진은 초음파 **probe**로 임산부의 배를 누르면서 **AC**를 측정한 경우이고, (B) 사진은 같은 임산부에서 압력을 주지 않고 **AC**를 측정한 경우이다. (B)에 비해 (A)에서는 태아의 배도 약간 눌려서 찌그러짐을 관찰할 수 있다. 잘 보이지 않는다고 해서 초음파 **probe**로 임산부의 배를 너무 눌러 임산부와 태아에게 불편감을 줄 필요는 없다 (CSJ).

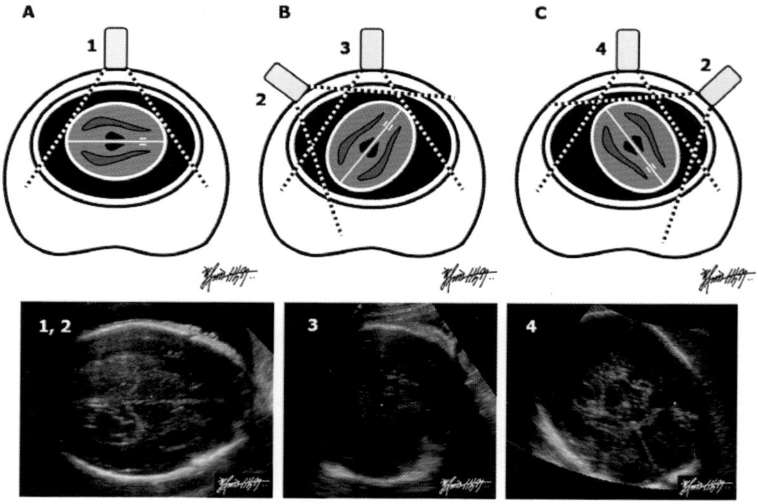

Good and Bad Ultrasound Figures 3. 초보자들이 흔히 하는 잘못은 **(A)**처럼 임산부의 배 중앙 부위에 초음파 **probe**를 댄 상태에서 모든 화면을 잡으려고 노력 하는 것이다. 그러나 태아의 얼굴이 **(B)**처럼 하늘을 향하고 있거나 **(C)**처럼 바닥을 보고 있을 때 **3, 4**번과 같이 임산부의 배 중앙에 초음파 **probe**를 대고 보면 **BPD**를 제대로 잡기가 매우 어렵고, 설령 **4**번 사진처럼 **thalamus**와 **interhemispheric fissure**가 잘 보이는 화면에서도 **BPD**가 원래보다 크게 측정되는 경향이 있다. 이런 경우에는 **(B)**와 **(C)**의 **2**번처럼 초음파 **probe**를 임산부의 배 측면으로 옮겨서 보아야 한다 **(CSJ)**.

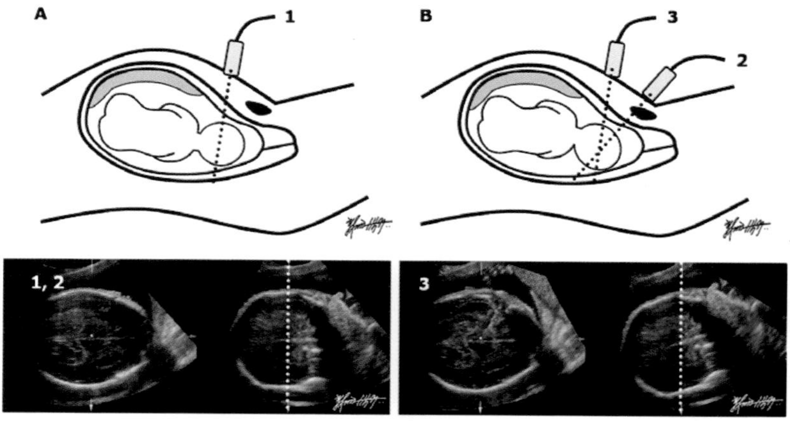

Good and Bad Ultrasound Figures 4. 초보자들이 흔히 하는 또 하나의 잘못은 초음파 **probe**를 임산부의 배에 항상 같은 각도(대부분 지면과 수직)로 대고 보는 것이다. 초음파 검사 시 태아가 항상 초음파 검사자의 마음에 드는 **position**과 **attitude**를 보여주지는 않는다. 특히 만삭에 태아의 머리가 임산부의 골반 방향으로 많이 내려가 있을 때 **(A)**처럼 태아의 머리가 똑바로 있을 때는 **1**번과 같은 방향에서 **BPD** 측정이 쉽다. 그러나 **(B)**처럼 태아의 머리가 한쪽으로 기울어져 있으면 **3**번과 같은 각도로 보면 반드시 **BPD**가 크게 잡힌다(아래 초음파 사진 참조). 이런 경우에는 **2**번과 같이 초음파 **probe**를 눕혀야 제대로 된 **BPD plane**을 얻을 수 있다**(CSJ)**.

I. Ultrasonography in First Trimester

❖ First trimester에 초음파로 확인해야 할 것들은 다음과 같다.

1) Gestational sac location: Intrauterine pregnancy (IUP) vs. ectopic pregnancy

2) Number of gestational sac, yolk sac, and fetus: 특히 multiple pregnancy에서는 G-sac 및 yolk sac number로 chorionicity와 amnionicity를 결정해야 하므로 1분기 초음파가 매우 중요하다.)

3) Gestational age: Crown-lump length or G-sac mean sac diameter

4) Fetal heart tone

5) Uterus and adnexa: Myoma, adenomyosis, ovarian or tubal cyst or tumor 등

6) Nuchal translucency (NT)

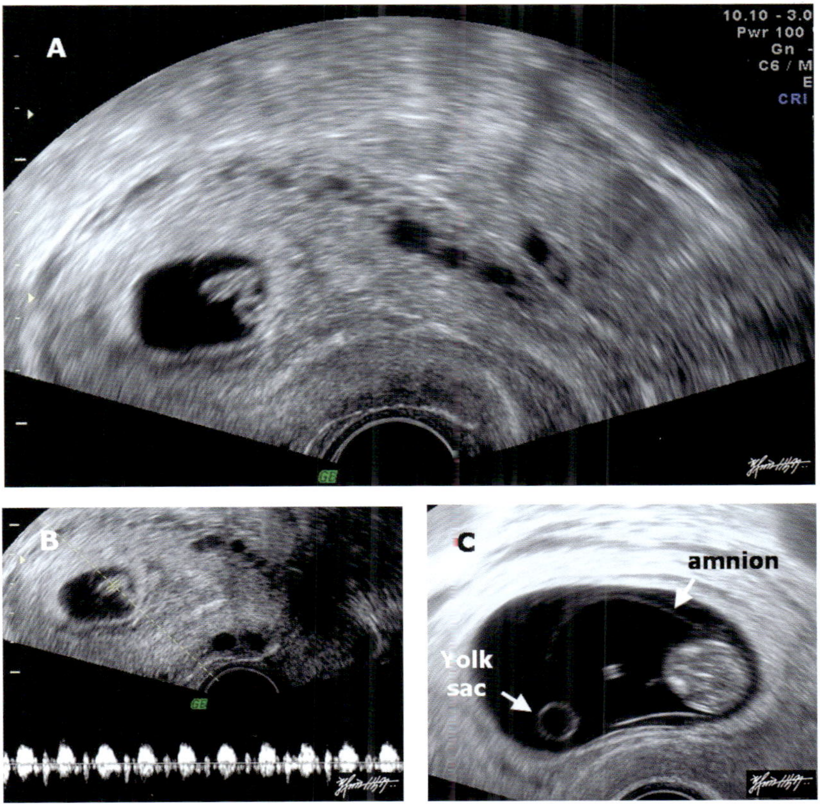

Figure I-1. Normal first trimester USG. (A) G-sac in normal uterus (IUP 7 week). (B) Fetal heart rate identification by Doppler. (C) Fetal head, amnion and yolk sac in IUP 12 weeks of gestation.

1. Gestational Age (GA) Estimation

1) 마지막 생리 시작일 (LMP)로 계산한 GA는 평균 2.5 주의 오차가 발생한다. 그러므로 생리가 불규칙했던 경우나 수유 중 첫 생리 이전에 임신이 된 경우에는 임신 1분기에 초음파를 이용하여 GA를 정확히 계산해야 한다.
2) CRL measurement in first trimester: 오차 1주 이내
3) Best measurement period
   ① CRL: 7~14 weeks
   ② FL: 12~22 weeks
   ③ BPD: 17~26 weeks
4) Early 2nd trimester에는 HC + FL, 14~26주 사이에는 combination of measurement, 3rd trimester에는 cerebellum으로 GA estimation을 하는 것이 좋다 (CSJ).

2. Gestational Sac (G-sac) and Yolk Sac

1) Threshold for G-sac detection: 2~3 mm (4^{+1}~4^{+3} wks)
   ① 적어도 임신 4.5~-5주에는 TV-USG로 확인이 가능하다.
   ② 2~14 mm에만 GA calculation에 유용.
2) Mean sac diameter (MSD): Average internal diameter of G-sac, calculated as mean of AP, transverse, longitudinal diameter. Do not include wall of sac.
   " MSD + 30 = GA in days " (MSD < 25 mm, 5~11주 까지)
3) Normal growth rate of MSD: 1.13 mm/day, abnormal <0.7 mm/day
4) G-sac without embryo or yolk sac
   ① Normal early IUP
   ② Abnormal IUP
   ③ Pseudo G-sac
5) TV sono에서 MSD가 **8-13 mm** 이상이면서 yolk sac이 안보이면 비정상 G-sac!!!
   TV sono에서 MSD가 **16-18 mm** 이상이면서 embryo가 안보이면 비정상 G-sac!!!

Table I-1. First Trimester Sonographic Markers for Determining Gestational Age

Markers				Gestational Age (weeks)
G-sac	Yolk sac	Fetal pole	Fetal heart tone	
Y	N	N	N	5.0
Y	Y	N	N	5.5
Y	Y	Y	Y	6.0

Table I-2. Discriminatory Values during Early First Trimester

USG markers	Discriminatory Value	TA-USG	TV-USG
Intrauterine G-sac (+)	Serum β-hCG	6000 mIU/mL	2000 mIU/mL
Fetal pole (+) in G-sac	MSD	25 mm	16 mm
Fetal heart beat (+)	CRL	9 mm	5 mm

6) Blighted ovum

① G-sac without visible embryo, embryonic demise, anembryonic pregnancy

② 이런 경우도 trophoblastic tissue는 기능을 하기 때문에 G-sac은 계속 자란다.

③ 이때 double decidual sac sign (+)이면 ectopic pregnancy를 배제할 수 있다.

7) Double decidual sac sign

① MSD가 10 mm보다 클 때 나타난다.

② TA-USG로는 5~6주에 발견할 수 있어서 yolk sac이 보이기 전에 IUP를 예상 할 수 있다. 요즘은 TV-USG이 널리 사용됨으로 인해서 효용성이 없어졌다.

8) Yolk sac

① 10주에 peak (5~6 mm), 이후 감소.

② 비정상 Y-sac: Shape, size, calcification, echogenic, double → fetal demise 가능성 증가

③ 그러나 FHT이 있을 때는 정상 임신일 가능성 있으므로 관찰해야 함.

3. Crown Rump Length (CRL)

1) Amenorrhea 6주 경 early embryo와 cardiac activity가 확인될 때부터 측정.

① Better visualization: 7~13 weeks

② Optimal time for prediction: 6~9 weeks

2) Conventional measurement: Maximal straight-line length of fetus (MSLL)

3) 정확한 GA를 위해서는 3번 측정하여 평균값을 구해야 한다. (오차 4~5일 이내)

"CRL + 42 = GA in days (6~9.5 weeks)"

4) CRL increase: 1 mm/day (6~9 wks) = Amniotic cavity mean diameter

5) CRL과 amniotic cavity diameter 차이: 약 1 mm, 양수과다에서는 9 mm로 증가.

"1st trimester oligohydramnios: MSD – CRL < 5 mm"

→ 80~94% spontaneous abortion

6) Chorionic cavity shrinks and obliterated 12~16 weeks, 22주까지 amnion과 chorion이 완전히 붙는다.

7) 2nd trimester에 decidua capsularis와 parietalis가 붙으면서 uterine cavity를 obliteration 시킨다. Chorionic membrane은 decidua parietalis와 loose attachment 되어 있으므로 bleeding이 생기면 쉽게 분리된다.

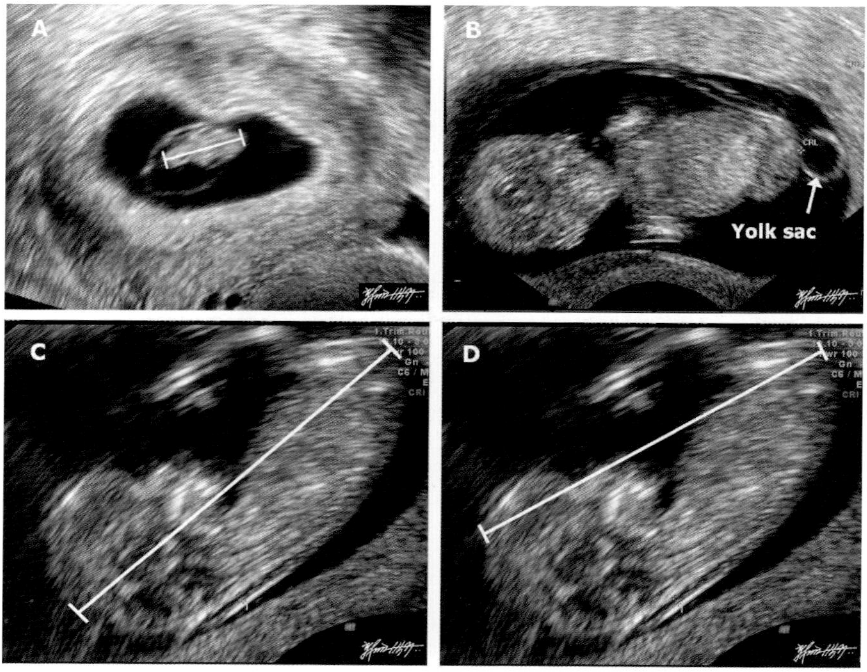

Figure I-2. Measurement of CRL. (A) CRL 1.66 cm. IUP 8+1 weeks. (B) IUP 12+2 week. (C) Maximal straight-line length. (D) True CRL.

4. Fetal Heart Tone (FHT)

1) 6.0~6.5주에 확인 가능
2) TV-USG 상 CRL 4~5 mm, MSD 13~18 mm 이상, TA-USG 상 CRL 9 mm 이상에서 FHT 없으면 비정상
3) Mean FHR
   ① 5주: 82 bpm
   ② 6주: 96 bpm
4) Normal range
   ① 5~6주: 100~115 bpm
   ② 9주: 140 bpm
5) Slow FHR
   ① < 6주: < 100 bpm
   ② 6~7주: < 120 bpm
6) 6~7주에 태아 심박수가 90회 미만이면 86%에서 fetal demise가 일어난다.

5. Nuchal Translucency (NT)

1) 피부와 경추를 덮고 있는 연조직 사이의 투명한 피하조직

2) 측정법

① 10~14 weeks (11주가 가장 적당)

② Skin surface나 occiput을 제외한 lucency만 측정

③ 내측에서 내측까지

④ Sagittal plane

⑤ 초음파 영상의 75% 이상을 fetus가 차지해야 함.

⑥ Cutoff: ≥ 3 mm 또는 ≥ 95th percentile of gestational age

3) Chromosomal anomaly 10배 증가

① 90% of trisomy 18, 13, 80% of trisomy 21, 5% of normal

② Down syndrome detection rate: 76.8% (false-positive rate of 4.2%)

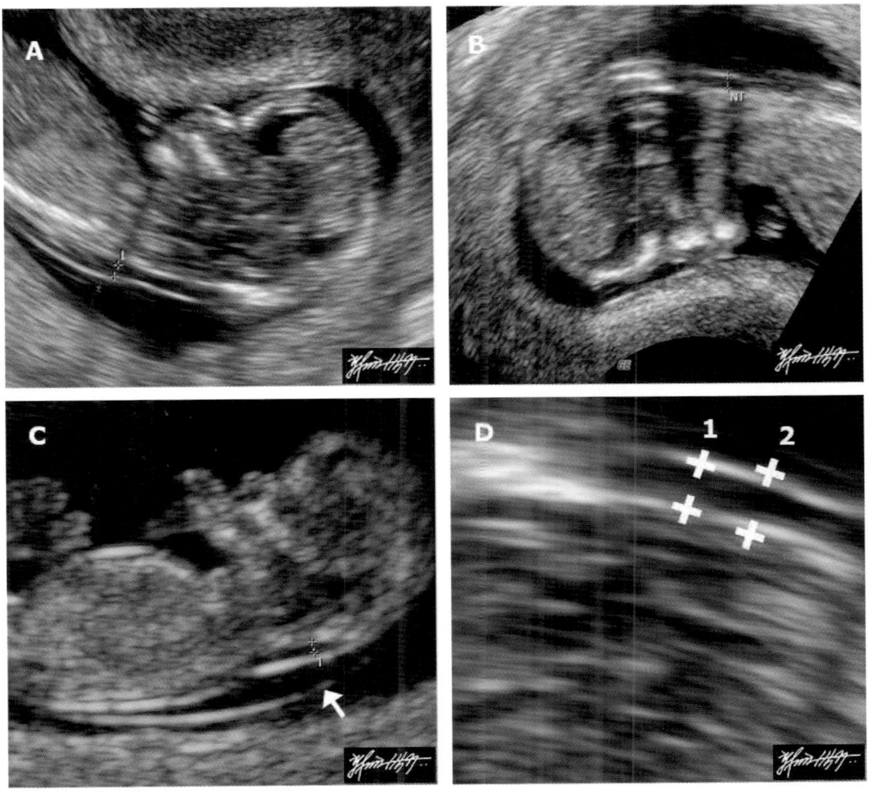

Figure I-3. Normal NT measurements. (A) TA-USG (NT 1.63 mm). (B) TV-USG. Fetal position에 따라 **TA** 또는 **TV**가 더 잘 보이므로 어느 한 쪽으로 정확한 **plane**을 잡을 수 없을 때는 다른 방법으로 시도하는 것이 좋다 **(CSJ). (C) Decidua**로부터 분리되어 있는 **amnion (arrow)**을 잘 구분하여야 한다 **(CSJ). (D) Magnification view. 1: Correct measurement (inner-to-inner), 2: Incorrect measurement (outer-to-outer)**

4) Large cystic hygroma (with or without hydrops)로 될 가능성이 있다.
   ① 2nd trimester cystic hygroma → Turner syndrome risk 증가
   ② Fetal hydrops나 diffuse edema로 될 가능성 증가
   ③ Septation 있으면 ominous
5) DDx: Unfused amnion (spontaneous fetal activity 있을 때까지 기다린다.),
   umbilical cord (color Doppler로 확인), encephalocele, nuchal cord
6) 염색체 검사 필요!! 염색체 검사에서 정상이 나온 경우에도 다른 선천성 기형 및 adverse perinatal outcome의 risk가 증가하므로 태아 심초음파를 비롯한 정밀 초음파 검사가 요구된다.
7) Associated anomalies: Congenital heart defects (most common), diaphragmatic hernia, abdominal wall defect, fetal akinesia/dyskinesia syndrome, skeletal anomalies, miscarriages, perinatal mortality

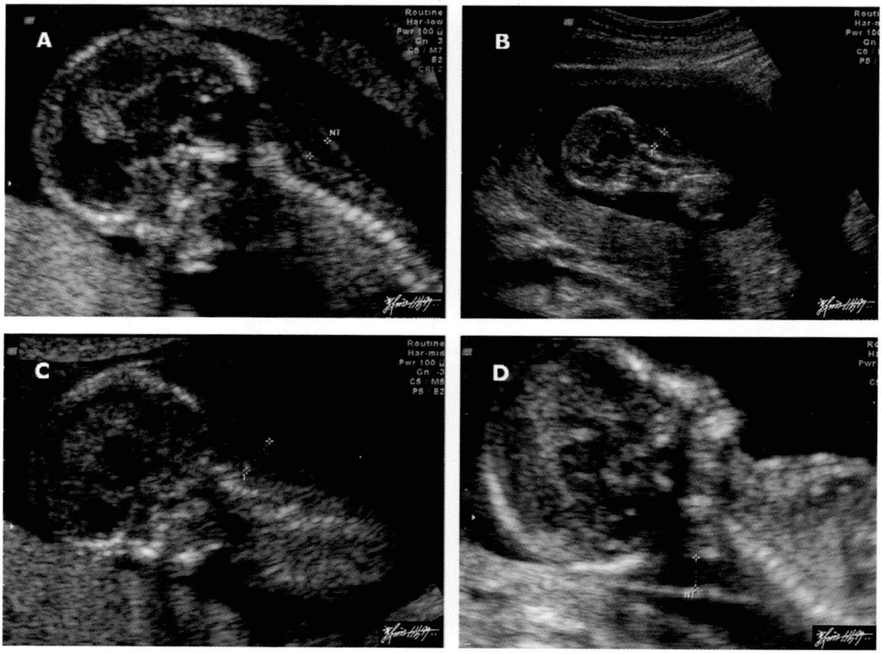

Figure I-4. NT enlargement at 13 weeks of gestation, good and bad views. (A) Correct measurement of NT (3.2 mm). (B) 초음파 영상에서 태아의 크기가 너무 작아 정확한 **NT**를 측정할 수 없고, 정확한 **sagittal plane** 도 아니다. **(C) Sagittal plane**이 아니고, **cursor**의 위치도 잘못 되어 있다. 이렇게 측정하였을 때 **NT**는 **5 mm**로 **over-estimation** 될 수 있다. **(D) Fetal neck**이 **extension** 되어 실제보다 **over-estimation** 되었다 **(3.98 mm).**

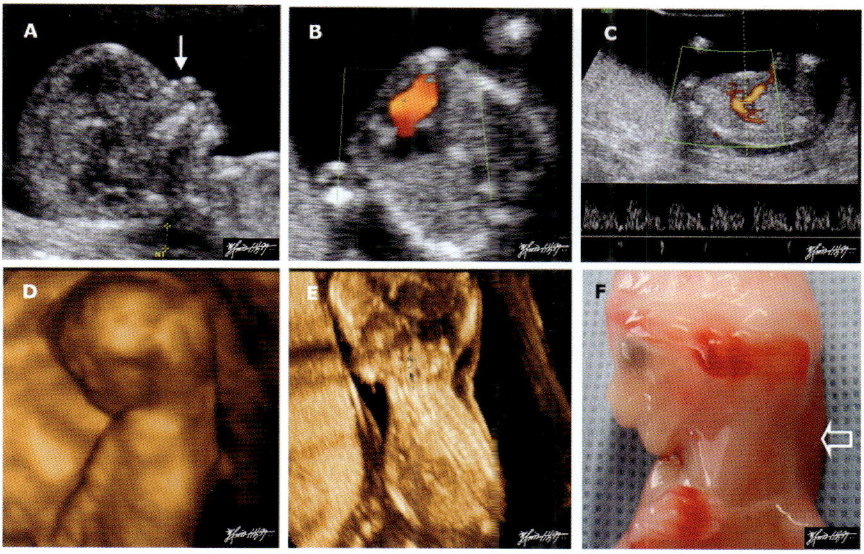

Figure I-5. Same case of Figure I-4. (A) Absent nasal bone. (B) R/O Single ventricle. (C) Reversed a-wave of DV. (D) 3D surface rendering image에서 목 뒷덜미가 확연히 부풀어 있는 모습이 관찰 된다. **(E) 3D**를 이용하면 태아가 **NT**를 측정하기 좋지 않은 위치 또는 자세에 있어도 **post-processing**을 하여 정확한 **plane**을 얻을 수 있다 **(CSJ). (F) Gross appearance**에서 초음파에서 보인 것과 비슷한 소견 **(open arrow)**을 보이고 있다. 이 **case**는**amniocentesis**에서 **normal karyotype**이 확인 되었으나 **follow up fetal echo**에서 **complex heart disease**가 발견되어 **termination** 하였다. **[Right isomerism, huge VSD with unbalanced ventricle (huge LV, small RV), TV straddling (with Grade II TR) suggesting LV type UVH (DILV), malposition of great arteries (Right anterior aorta, Left posterior PA) almost DORV (aorta from anterior RV, PA-overriding), severe combined PS, large ASD (or single atrium) R/O midline common pulmonary venous channel]**

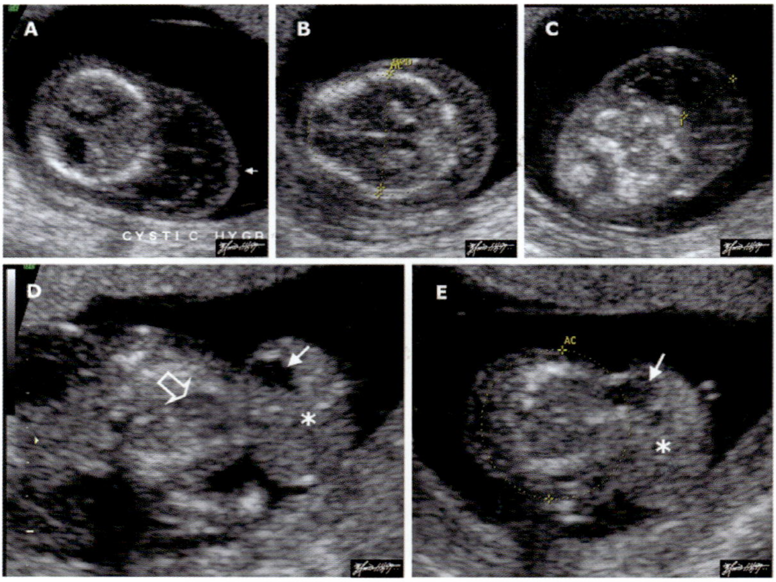

Figure I-6. Cystic hygroma and abdominal wall defect diagnosed at 14 weeks of gestation. Fetus의 이마에서 sacrum까지 덮고 있는 cystic hygroma가 관찰되고, 내부에는 multi-septation이 보인다. (A) Fetal parieto-occipital level. (B) BPD plane. (C) Neck level. (D) Chest level의 axial plane에서 heart (open arrow) 앞쪽에 mass(*)가 있고, 내부에 stomach (arrow)으로 보이는 lesion이 관찰된다. (E) AC level에서 보면 이 mass는 abdominal wall defect로 인한 herniation 임을 알 수 있고 omphalocele이 initial impression이었다 (CSJ).

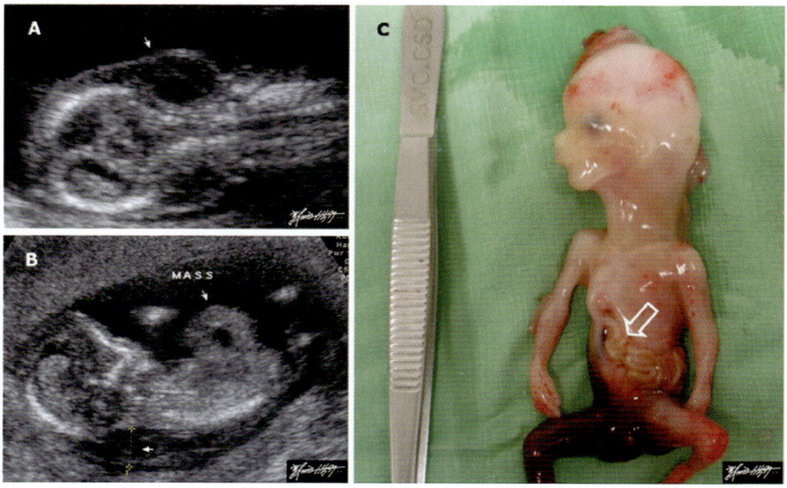

Figure I-7. Same case of Figure I-6. (A) Coronal view and (B) Sagittal view of the cystic hygroma (NT=10 mm) and herniated abdominal organs. (C) Gross appearance. 초음파에서 omphalocele을 의심했던 것과 달리 이 case는 gastroschisis였다 (Figure XIV-37 참조). Cystic hygroma는 collapse된 소견을 보인다 (CSJ).

II. Fetal Biometry

1. BPD (Biparietal Diameter)

1) 3rd ventricle과 thalamus가 관찰되는 어떠한 plane에서든 BPD 측정이 가능하지만 calvaria가 smooth하고 양쪽으로 symmetric하게 보이도록 하여 측정하여야 한다.
2) Cursor: Proximal outer ↔ distal inner
3) Cavum septum pellucidi (CSP): Anterior
4) Cephalic index = Outer-to-outer BPD/outer-to-outer OFD X 100 (in thalamic plane)
   ① Normal: 0.75~0.85, 벗어나면 FL로 GA 측정
   ② Dolicocephaly: < 74%
      Causes: Persistent breech position in 3rd trimester, oligohydramnios, synostosis of the sagittal suture
   ③ Brachycephaly: > 83%

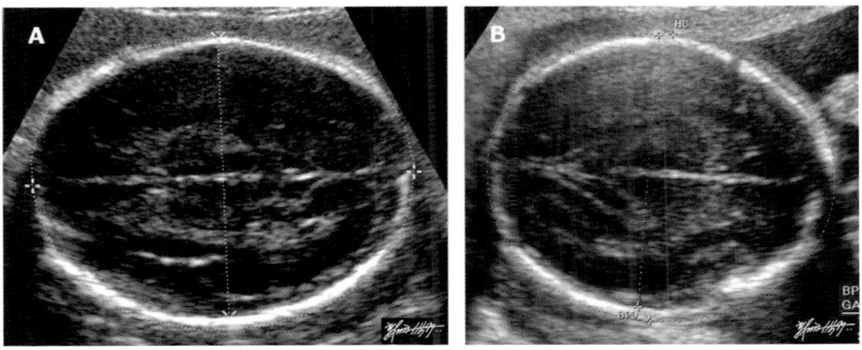

Figure II-1. Measurement of BPD and HC. Interhemispheric fissure가 oblique 또는 vertical 방면으로 측정하는 것 보다 horizontal하게 보이도록 측정해야 보다 정확하다 (CSJ).

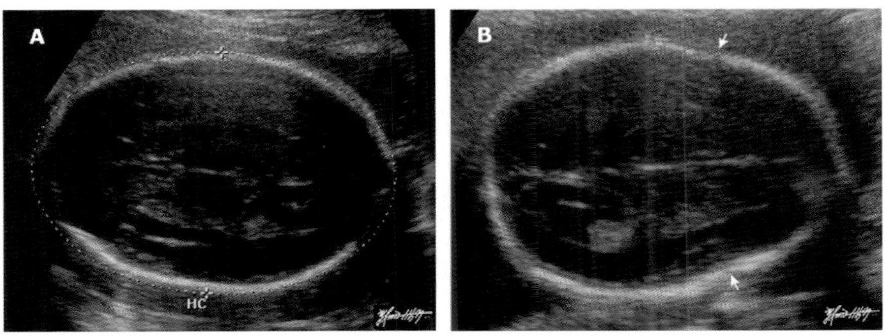

Figure II-2. Dolicocephaly. Normal fetus in breech presentation (A). R/O synostosis (CFI = 74%, BPD 4.75 cm, OFD 6.39 cm at 20+3 weeks of gestation) (CSJ).

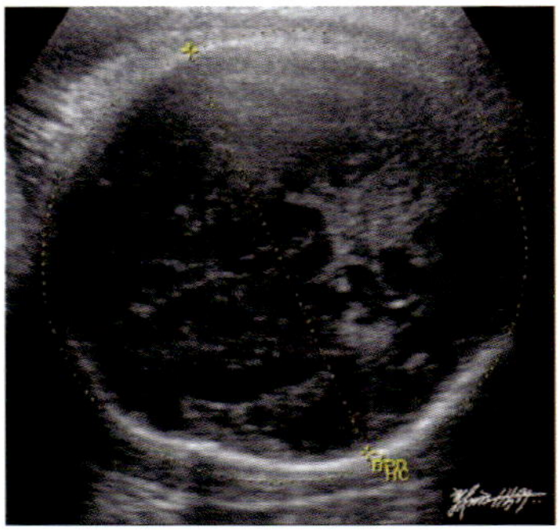

Figure II-3. Brachycephaly. CFI=94%, BPD 8.44 cm (34^{+0} week), HC 27.79 cm (30^{+3} week), OFD 9.02 cm.

2. HC (Head Circumference)

1) 3rd ventricle & thalamus, CSP, tentorial hiatus가 보여야 한다.
2) BPD는 HC를 제대로 측정할 수 있는 어떠한 화면에서도 측정할 수 있다. 그러나 반대로 BPD를 측정할 수 있는 화면이라고 해서 HC를 측정할 수 있는 것은 아니다.
3) Scalp margin을 재는 것이 아니다. Calvaria를 재는 것이다.
4) "Arrow"
   ① Arrow head: Ambient & quadrigeminal cisterns, tentorial hiatus
   ② Shaft: 3rd ventricle, sylvian aqueduct
   ③ Feathers: CSP, frontal horns

3. FL (Femur Length)

1) Diaphysis와 metaphysis의 ossified portion만을 포함하여 측정한다.
2) Longest femoral length가 가장 정확한 measurement이다.
3) Femoral head 또는 greater trochanter와 femoral condyle이 같은 화면에 보이도록 하여 측정한다.
4) Lateral margin (distal femoral point, not part of ossified femur)은 제외한다.

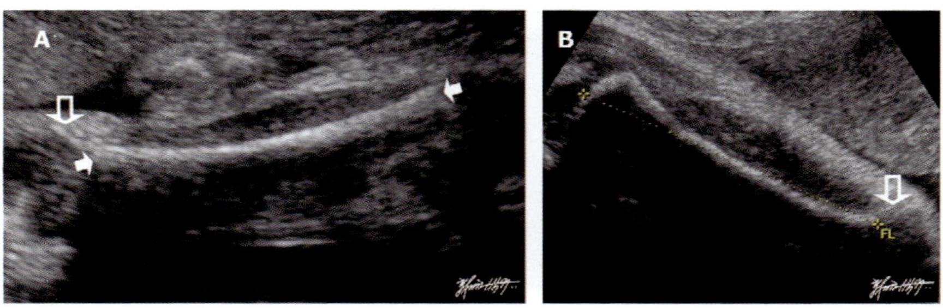

Figure II-4. Measurement of FL in second trimester (A) and third trimester (B). Lateral margin (open arrow)은 제외하고 측정해야 한다. 가급적 (A)처럼 femur가 화면에 수평으로 보이게 하여 측정해야 보다 정확하다 (CSJ).

4. AC (Abdominal Circumference)

1) Fetal biometry 중에서 가장 측정하기 어렵고, EFW에 가장 영향을 많이 미친다.

2) Transverse diameter of liver 가 가장 큰 곳에서 측정

① Rt. & Lt. portal vein 만나는 지점. "Hockey stick"

② Shortest segment of Lt. portal vein

③ Skin edge 포함.

④ Lower rib: symmetric

⑤ Stomach: almost always visible

➢ **"Round covers multitude of sins"**

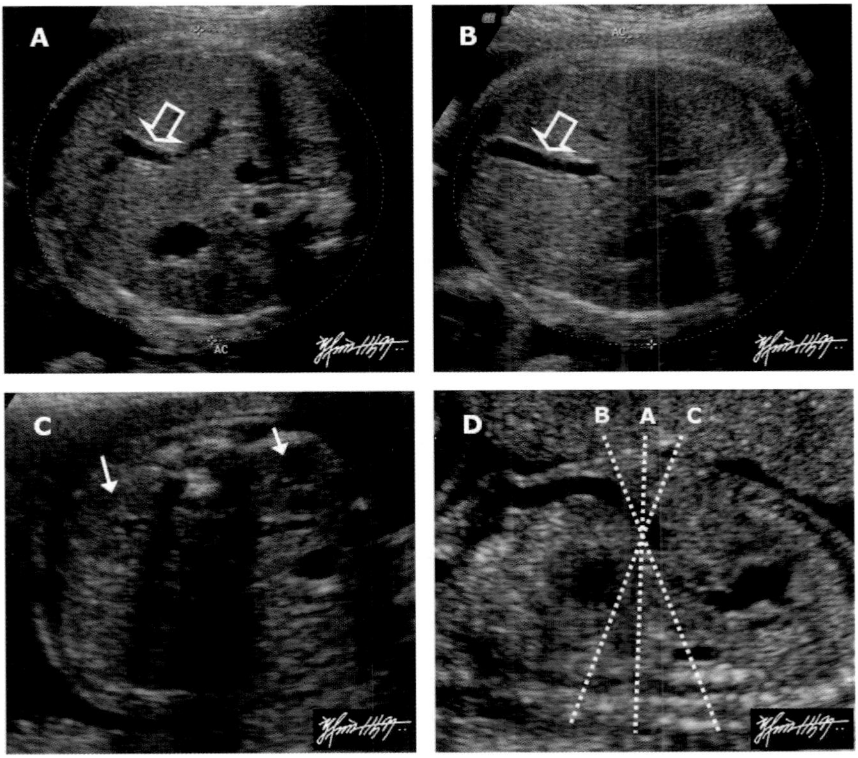

Figure II-5. (A) Correct measurement of AC. (B) umbilical vein (open arrow)이 **fetal abdominal insertion** 부위에서부터 길쭉하게 보이거나 **(C)** 사진처럼 **kidney (arrows)**가 크게 잡히면 **oblique**하게 **plane**을 잡은 것이므로 **AC**가 약간 크게 측정되는 경향이 있다 **(CSJ).** 그러므로 **adrenal gland**가 보이는 **plane**이 보다 정확하다. **AC plane**은 **(A)** 사진에서와 같이 태아가 옆으로 누워 있는 모습으로 측정하는 것이 훨씬 편리하고 정확하고, **(C)** 사진처럼 **prone position**에서는 **spine**과 **rib shadow** 때문에 정확한 **plane**을 잡기가 쉽지 않다 **(CSJ). (D) Sagittal plane**에서 **(A), (B), (C)**의 사진이 각각 어떤 방향에서 잡힌 것인지를 보여주고 있다.

III. Biophysical Profile (BPP)

1. BPP Components

1) Fetal heart rate acceleration (NST)
2) Fetal breathing movement (FBM)
3) Fetal movement (FM)
4) Fetal tone (FT)
5) Amniotic fluid volume (AFV)

Table III-1. BPP scoring (Manning system)

Component	Score 2	Score 0
NST[a]	≥ 2 accelerations of ≥ 15 beats/min for ≥ 15 sec in 20~40 min	0 or 1 acceleration in 20~40 min
FBM	≥ 1 episode of rhythmic breathing lasting ≥ 30 sec within 30 min	< 30 sec of breathing in 30 min
FM	≥ 3 discrete body or limb movements within 30 min	≤ 2 movements in 30 min
FT	≥ 1 episode of extension of a fetal extremity with return to flexion, or opening or closing of hand	No movements or no extension/flexion
AFV[b]	Single vertical pocket > 2 cm	Largest single vertical pocket ≤ 2 cm

[a] May be omitted if all four ultrasound components are normal.

[b] Further evaluation warranted, regardless of BPP score, if MVP ≤ 2 cm. *(ACOG,1999)*

2. BPP, Clinical Significance

1) BPP는 초음파 검사 등을 통하여 태아가 target organ에 충분한 산소 공급을 받고 있는지 혹은 아닌지에 대해서 알아보는 검사이다.
2) BPP는 즉각적인 태아의 상태를 반영하는 acute biophysical variables (FBM, FHR reactivity, FM, FT: controlled by CNS)과 만성적인 태아의 상태를 반영하는 chronic variables (AFV, placental grading)으로 구성된다.
3) BPP components 중 fetal life에 처음 나타나는 것이 fetal compromise 시 가장 늦게 없어진다.

Table III-2. Fetal Central Nervous System Center

Test	Center		
Fetal tone	Cortex(subcortical area?)	↓	↑
Fetal movements	Cortex nuclei	Embryogenesis	Hypoxia
Fetal breathing movements	Ventral surface of the 4th ventricle	(21 weeks)	
Nonstress test	Posterior hypothalamus, medulla		

4) 만삭에 정상 BPP의 경우 1주일 이내 태아사망의 가능성은 0.4-0.6/1,000 (<0.1%)
원인: Cord accident, fetomaternal hemorrhage, placental abruption etc.

5) BPP and fetal acidosis

① 정상 BPP를 보이는 경우에는 태아의 비정상 cord pH와 관련이 없으나 비정상 BPP의 경우에는 BPP score와 태아 cord pH가 비례한다. 즉, BPP score가 낮을수록 cord pH가 감소한다.

② FHR reactivity (-) and FBM (-): Umbilical cord arterial pH < 7.2

③ FBM (-) and FT (-): Umbilical cord arterial pH < 7.1

④ Fetal acidemia를 진단하기 위하여 다음을 배제하여야 한다.
: Normal periodicity, depressant medication, sedatives.

⑤ Chronic marker는 acute acid-base change에 의해 영향을 받지 않는다.

6) Variations of individual biophysical component

① Gestational age, diurnal variation, short term periodicity, maternal drug administration, fetal asphyxia and infection에 의해 영향을 받는다.

② 임신주수가 증가할수록 (28-32주 이후) NST reactivity 빈도가 올라간다. FM, FT은 임신 주수에 영향을 받지 않는다.

③ 양막파열은 BPP에 영향을 미치지 않는다.

7) Modified BPP

① NST and AFV

② Alternative acceptable method for assessment of fetal well-being

Table III-3. Interpretation & clinical management (Manning system 기준)

BPP Score	Interpretation	Recommended Management
10	Normal nonasphyxiated fetus	No fetal indication for intervention; repeat test weekly except in diabetic patient and postterm pregnancy (twice weekly)
8/10 Normal fluid or 8/8	Normal nonasphyxiated fetus	No fetal indication for intervention; repeat testing per protocol
8/10 Decreased amniotic fluid	Chronic fetal asphyxia suspected	Deliver if ≥ 37weeks, otherwise repeat testing
6	Possible fetal asphyxia	If amniotic fluid volume abnormal, deliver If normal fluid at > 36 weeks with favorable cervix, deliver If repeat test ≤ 6, deliver If repeat test > 6, observe and repeat per protocol
4	Probable fetal asphyxia	Repeat testing same day; if BPP score ≤ 6, deliver
0-2	Almost certain fetal asphyxia	Deliver

IV. Doppler

1. Doppler Indices

1) Semiquantitative assessment

① PI = (S – D)/A (*Pourcelot index*)

② RI = (S – D)/S

③ S/D ratio

(S: maximum peak systolic frequency, D: end-diastolic A: mean Doppler shift frequency)

2) Arterial Doppler waveforms (umbilical artery, MCA etc.)

① Vascular resistance를 반영하므로 cardiac output의 downstream distribution의 지표가 된다.

3) Venous Doppler waveforms (DV, UV etc.)

① Cardiac forward function을 반영한다. Venous system의 forward blood flow는 cardiac compliance, contractility 및 afterload에 의해 결정되고, triphasic flow pattern으로 나타난다.

2. Uterine Artery

1) Main uterine artery wave form during 1st trimester

① High-resistance flow with a prominent diastolic notch

2) Diastolic notch typically disappears during the 2nd trimester.

3. Umbilical Artery

1) Assessment of umbilical blood flow: Fetoplacental unit의 blood perfusion 반영

2) 1st trimester의high impedance는 임신주수가 증가함에 따라 low impedance로 변화

3) Abnormal vascular tone as well as obliterative loss of fetal villous vessels

→ Fetoplacental unit의 resistance 증가

→ End-diastolic flow의 감소 (when some 30% of placenta is affected)

→ Absent or reverse end-diastolic flow (when the damage extends to 60~70%)

▷ Reversed end-diastolic flow velocity: Perinatal mortality rate 35.7%

▷ Absent end-diastolic flow velocity: Perinatal mortality rate 8.9%

→ 이런 경우 S/D ratio는 잴 수 없고 PI를 재야 한다.

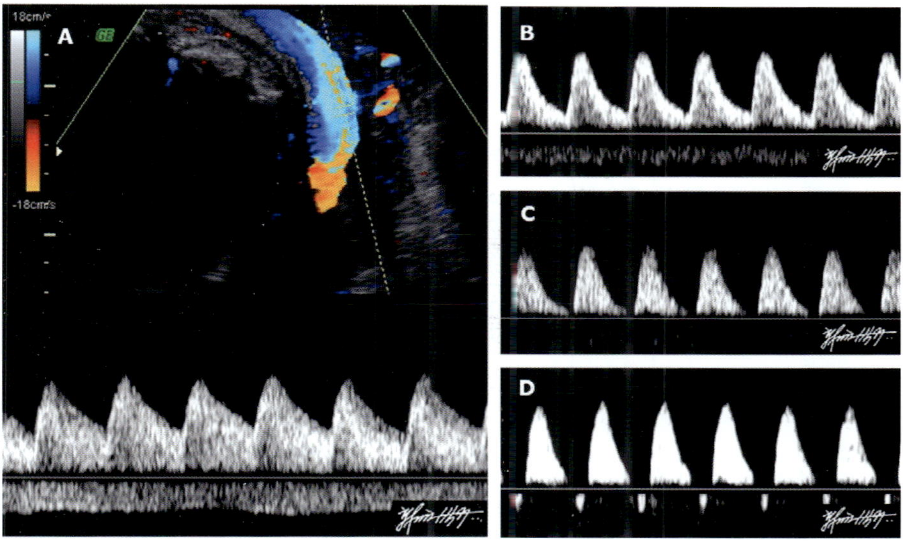

Figure IV-1. Normal and abnormal umbilical arterial (UA) Doppler velocimetry. (A) Normal UA Doppler. 가급적 초음파 화면에서 수직 방향의 **vessel**에서 검사를 해야 정확한 **velocity**를 측정할 수 있고, **vessel**의 각도에 따라 **angulation**조정을 하면 더 정확한 **velocimetry**를 측정할 수 있다. 단, **angle**은 **30°**를 넘지 않아야 한다. **(B) Increased S/D ratio (3.9) in IUGR fetus. (C) Absent end-diastolic flow. (D) Reverse end-diastolic flow.**

4. Middle Cerebral Artery

1) MCA의 PI는 정상적으로 임신 주수가 진행될수록 작아진다.
2) SGA fetus에서의 MCA PI는 같은 임신 주수의 normal에 비해 작다.
3) Fetal hypoxic state에서 brain으로의 blood flow redistribution("brain sparing")이 일어난다.
4) Brain sparing: MCA PI < 2SD

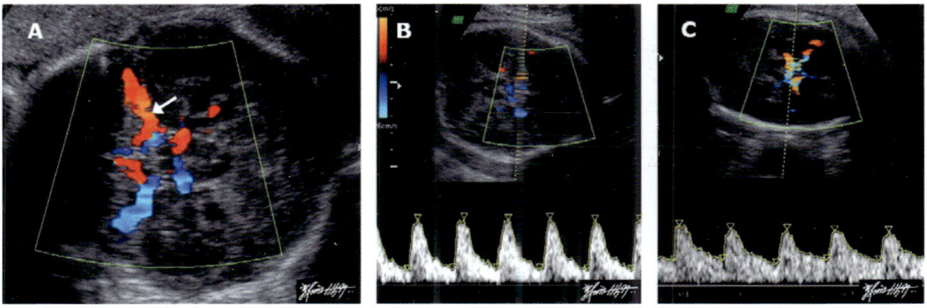

Figure IV-2. Middle cerebral artery (MCA) Doppler. (A) Circle of Willis에서 **MCA**의 **proximal part (arrow)**에서 측정한다. **(B) Normal MCA Doppler wave (high PI). (C) An abnormal MCA Doppler wave (decreased PI) from an IUGR fetus.**

5. Ductus Venosus

1) DV는 trumpet 모양으로 생긴 작은 정맥 (2 cm long and 2 mm wide at term)이며, narrow entrance를 통해 umbilical sinus로부터 hepatic veins과 IVC로 연결된다.
2) DV는 UV로부터의 highly-oxygenated blood를 foramen ovale를 통해 LA로 보내 coronary artery와 brain으로 보낼 수 있게 한다 (fetal liver bypass).
3) 임신 9주부터 DV를 확인할 수 있고, 드물게 DV가 없는 fetus도 있으나 normal fetal development에 영향은 없다고 한다.
4) Oblique 또는 midsagittal section에서 DV Doppler를 측정한다.
5) DV Doppler waveform은 continuous forward flow를 보인다.
6) DV Doppler indices
   ① S/a ratio
   ② PVIV (peak velocity index for veins) = (S - A)/D
   ③ PIV (PI for veins) = (S - A)/time-averaged maximum velocity
7) Abnormal DV Doppler
   ① Fetal hypoxia or anemia (IUGR)
      a. UV에서 liver로 가는 blood flow는 감소하고, DV를 통해 heart로 직접 가는 blood flow가 증가한다 (ductus venosus shunting).
      b. IUGR fetus에서, DV를 통한 umbilical blood flow shunting은 정상 태아의 90 percentile 이상이다.
      c. Ductal diameters는 IUGR이 있는 태아가 정상 태아에 비해 크다.
      d. Right hepatic lobe로 가는 blood flow도 IUGR fetus에서 현저히 감소한다.
   ② Heart failure → ventricular end-diastolic pressure
      → Reduction of the forward flow during the atrial contraction
      → Reduction of the a-wave
      → Absent or reversed a-wave
   ③ Active vasodilation of the DV
   ④ Fetal cardiac disease
      a. Cardiac anomaly가 있는 태아의 63%에서 a-flow가 감소한다.
      b. 특히 ventricular inlet 또는 outlet anomaly가 있는 경우
   ⑤ Chromosomal abnormality
      a. 임신 11-14주에, NT 증가와 함께 abnormal DV blood flow가 있으면 aneuploidy 가능성이 높다.
      b. Abnormal DV blood flow는 early cardiac dysfunction을 시사하고, 이는 NT 증가의 underlying cause로 작용한다.
      c. Detection rates for aneuploidy with the use of DV blood flow: 59~93% (2~21% false-positive rates)

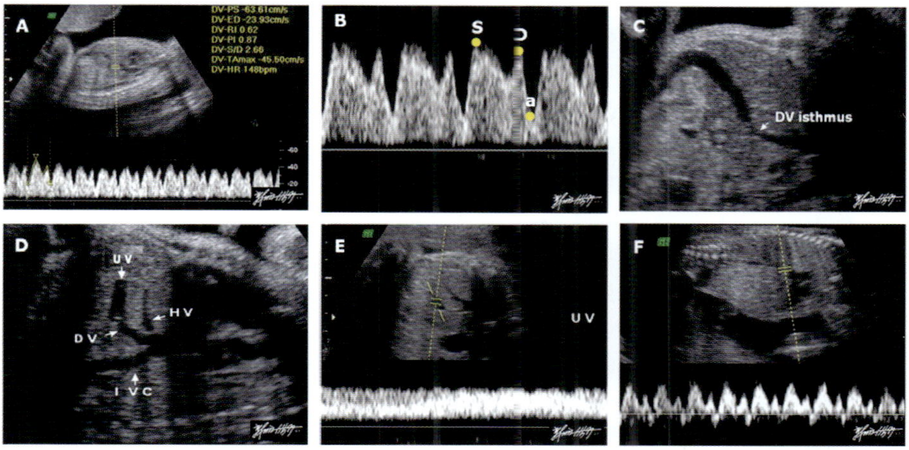

Figure IV-3. (A) Normal ductus venosus Doppler velocimetry measurement. (B) 'S'는 systolic peak flow, 'D'는 diastolic peak flow, 'a'는 atrial flow를 나타낸다. (C) DV는 trumpet 모양으로 umbilical vein에서 posterocranial 방향으로 heart 또는 IVC로 직접 drain 된다. (D) DV는 hepatic vein (HV)과 inferior vena cava (IVC) 사이에 있어 세 혈관이 삼지창 모양으로 보인다. DV는 (C) 또는 (D)와 같이 midsagittal plane에서 확인하는 것이 가장 편하고, Doppler wave는 (C) 그림과 같이 isthmus portion에서 측정한다. (E) Normal umbilical vein Doppler wave form. (F) Normal IVC Doppler wave form.

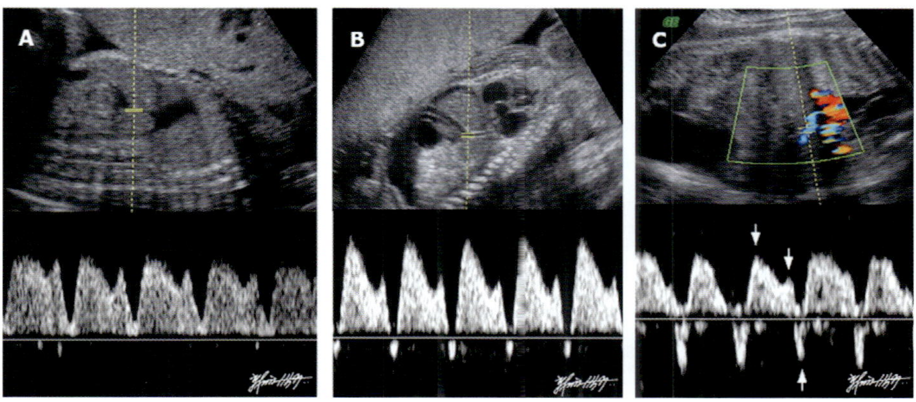

Figure IV-4. Abnormal DV Doppler. (A) Increased S/a ratio in IUGR fetus. (B) Mildly reversed 'a' flow in fetal hydrops with heart failure (EF=28%) (Figure XVII-1, [illegible]와 같은 case임). (C) Marked reversed 'a' flow in severe IUGR fetus. Figure IV-3의 (F) 그림의 normal IVC Doppler wave와 비슷하므로 반드시 두 혈관을 감별해야 한다 (CSJ).

6. Umbilical Vein

1) Umbilical vein Doppler는 extra-abdominal portion (free floating loop)이나 intra-abdominal portion (straight portion of UV in a transverse axial plane) 둘 다 측정 가능하다.
2) 정상적으로 임신 15주까지는 extra-abdominal portion의 UV에서 pulsation이 보일 수는 있으나 임신 주수가 증가할수록 pulsation이 나타나는 빈도는 감소하여 임신 23주 이후에는 5~8%에서만 나타난다.
3) 임신 후반기의 UV의 pulsation은 ominous sign이며, fetal congestive heart failure를 시사하는 소견이다.
4) UV pulsation은 특징적으로 end-diastole에서 forward flow의 감소를 보이고, 이는 atrial pressure가 DV를 통해 UV에 전달되기 때문이다.
5) 주의할 점은 fetal breathing movement로 인해 UV pulsation이 있는 것처럼 보일 수 있으므로 가급적 fetal apnea 시기에 검사를 해야 한다.

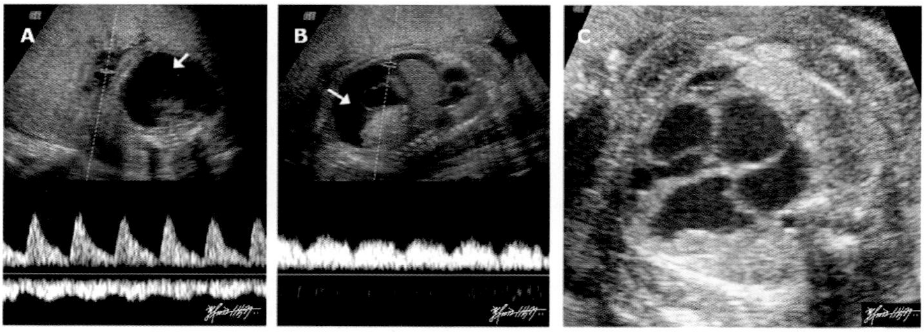

Figure IV-5. Abnormal UV Doppler in fetus with congestive heart failure with ascites (arrow). (A) Extra-abdominal portion의 Doppler 상 umbilical artery의 S/D ratio가 4.0 이상으로 증가되어 있고, UV의 pulsation이 관찰된다 (decreased forward flow during end-diastole). (B) Intra-abdominal portion의 UV Doppler에서도 pulsation이 관찰된다. (C) Cardiomegaly with pericardial effusion (Figure XVII-1, 2와 같은 case임).

7. IUGR and Doppler

1) Fetal surveillance
   ① To predict or detect fetal compromise
   ② To provide the best disease specific application of prenatal monitoring modalities
2) Hypoxemia and acidemia
   ① The most important prenatally detectable caused of fetal compromise
3) Acute changes in oxygenation: FT, FM, FHR variability
4) Glucose concentration and BP: FBM, cerebral blood flow dynamics
5) Other variables for impaired oxygenation
   ① Umbilical artery Doppler (placental blood flow resistance)
   ② Venous Doppler (forward cardiac function)
   ③ Amniotic fluid volume (renal plasma flow)

6) To estimate the risk for fetal compromise

① Elevations of uterine and umbilical artery Doppler indices: Early markers of placental dysfunction

② Brain sparing, loss of FBM & FHR variability: Intermediate findings that indicate the need for more detailed assessment

③ Absence or reversed UA EDF, elevation of venous Doppler: Advance to decompensation

④ Absence or reversed DV a-wave, loss of FM & FT: Late sign, precede stillbirth

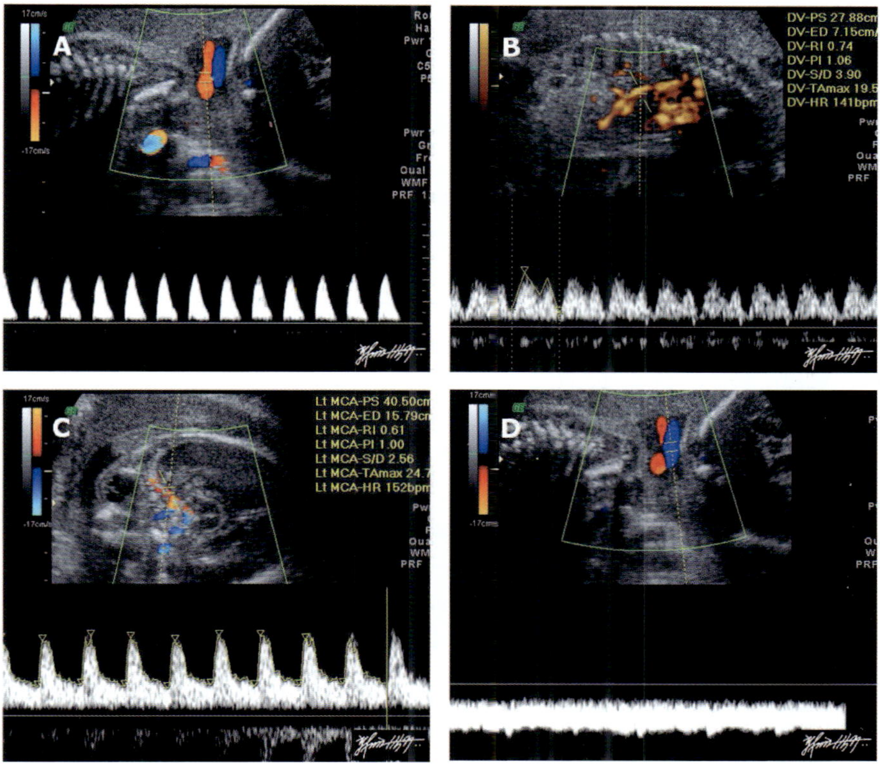

Figure IV-6. Abnormal Doppler in severe IUGR and oligohydramnios. (A) Absent UA end-diastolic flow. (B) Increased DV S/a ratio. (C) Decreased MCA PI. (D) Mild UV pulsation.

V. Uterus and Adnexa

편집자가 전공의 시절에도 그랬지만 산과 초음파 검사를 하는 전공의들을 보면 산모의 배에 초음파 probe를 대면서 태아의 머리를 가장 먼저 보고 presenting part와 BPD를 확인하는 경향이 있다. 그러나 편집자는 산과 초음파 검사를 할 때 가장 먼저 uterus, adnexa 그리고 placenta를 확인한다. 일반적으로 태아 우선으로 초음파를 보는 습관을 가지게 되면 uterus, adnexa 및 placenta에 대한 evaluation에 신경을 쓰지 않거나 잊어버려서 myoma, ovarian cyst, placenta previa 등 주요 finding을 놓치는 경우가 흔하게 발생한다. 이 chapter에는 임신 중 발견될 수 있는 uterine 또는 ovarian abnormality에 대하여 정리를 하였으나 자세한 사항은 개별 질환에 대한 textbook을 참조하기 바란다 (CSJ).

1. Myoma (Leiomyoma)

1) Incidence: 20~25% of all reproductive women, 0.1~3.9% of all pregnancies

2) Type: Subserosal, intramural, submucosal

3) USG findings

① Muscular component predominance: Hypoechoic solid concentric mass

② Fibrous degeneration: Increasing echogenicity

③ Cystic degeneration: Anechoic mass

4) Growth of myoma during pregnancy: 흔히 알려진 바와는 다르게 임신 중 자궁 근종의 크기는 유의한 변화를 보이지 않고, 크기가 증가하는 경우는 대부분 1st trimester에 일어나고, 개개인에 따라 자궁 근종 크기의 변화는 다양하므로 예측할 수 없다.

5) Red or carneous degeneration (hemorrhagic infarction) during pregnancy

① Sx & signs: Focal pain, tenderness, low-grade fever, leukocytosis, peritoneal friction rub (peritoneum overlying the infarcted myoma becomes inflamed)

② Treatment: Analgesics and observation, symptoms abate within a few days.

6) Effects on pregnancy

① 대부분의 myoma는 임신에 유의한 영향을 주지는 않으나 1st trimester bleeding, abortion, PTL, PPROM, placental abruption, pelvic pain, IUGR, fetal malpresentation, obstructed labor, operative delivery, C/S, postpartum hemorrhage, retained placenta 등이 증가한다는 보고가 있다.

② Two most important factors: Size and location

a. 3 cm 이상인 경우 malpresentation, PTL, abruption, pelvic pain, C/S 등이 증가한다는 보고가 있다.

b. 반면 10 cm 이상의 myoma가 있는 경우 10 cm 이하에 비해 malpresentation을 제외한 다른 complica-tion rate는 차이가 없다는 보고도 있다.

c. Submucosal 또는 retroplacental myoma인 경우 abortion, abruption, preterm labor, postpartum bleeding 증가한다.

d. Cervix 또는 low segment에 가까울수록 obstructed labor 등이 증가한다.

③ 임신 전 myomectomy의 적응증: Recurrent pregnancy loss, large submucosal myoma 이외에 다른 recurrent miscarriage의 원인이 없는 경우.

④ 임신 중 myomectomy의 적응증: 1st 또는 2nd trimester에 내과적 치료로 조절되지 않는 심한 통증을 동반한 subserosal 또는 pedunculated myoma.

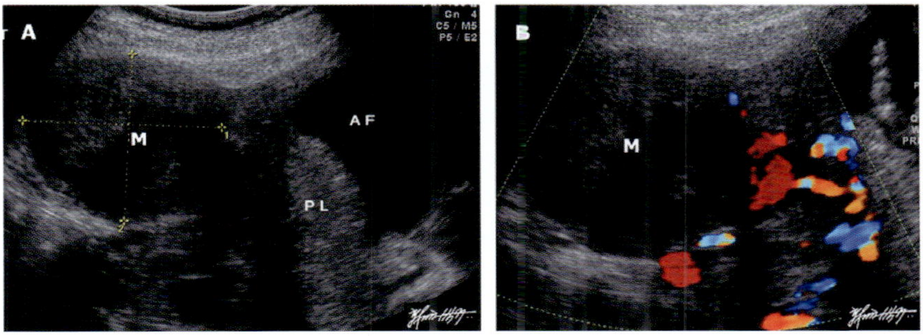

Figure V-1. Subserosal uterine myoma

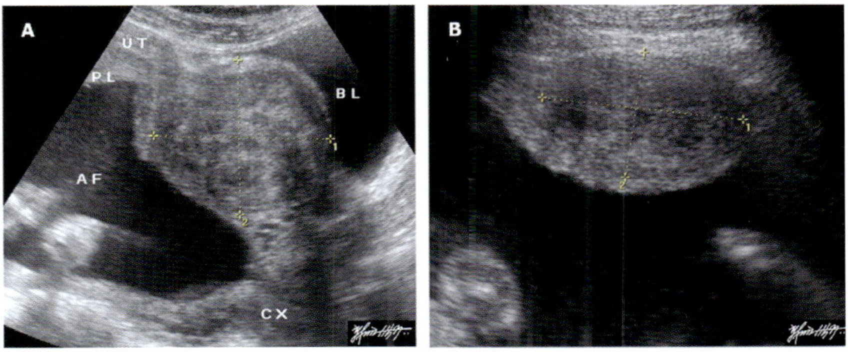

Figure V-2. Intramural uterine myoma.

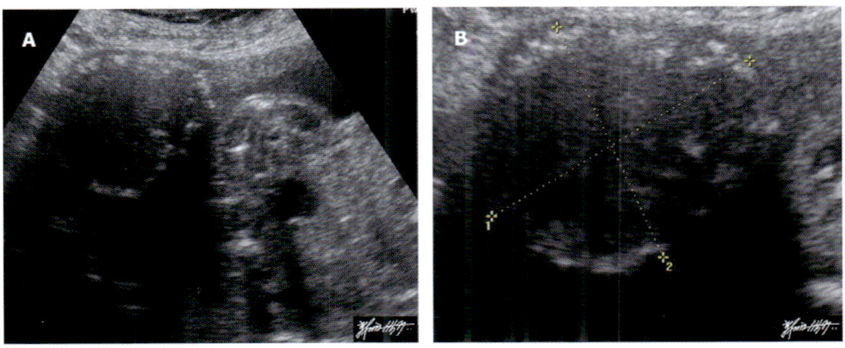

Figure V-3. Calcified uterine myoma.

2. Uterine Malformations

1) Miscarriage, ectopic pregnancy, rudimentary horn pregnancy, preterm delivery, fetal growth restriction, abnormal fetal lie, uterine dysfunction, uterine rupture 등의 risk 증가. (단, arcuate uterus는reproductive outcome에 큰 영향은 없다고 알려져 있다.)
2) Diagnosis: Pelvic exam, USG, MRI, HSG 등으로 하지만 정확한 진단이 어려운 경우가 많다. 최근 3D-USG를 이용한 산전 또는 임신 중 진단에 대한 연구가 많이 이루어지고 있다. 저자가 임신 중 진단한 uterine malformation case는 bicornuate uterus 밖에 없으므로 여기에는 müllerian Anomaly의 분류와 bicornuate uterus USG 사진만 정리하였다 (CSJ).

Table V-1. Classification of Müllerian Anomalies (American Fertility Society)

I	Segmental müllerian hypoplasia or agenesis A. Vaginal B. Cervical C. Uterine fundus D. Tubal E. Combined anomalies
II	Unicornuated uterus A. Communicating rudimentary horn B. Noncommunicating horn C. No endometrial cavity D. No rudimentary horn
III	Uterine didelphys
IV	Bicornuate uterus A. Complete (division to internal os) B. Partial
V	Septated uterus A. Complete (division to internal os) B. Partial
VI	Arcuate
VII	Diethylstilbestrol related

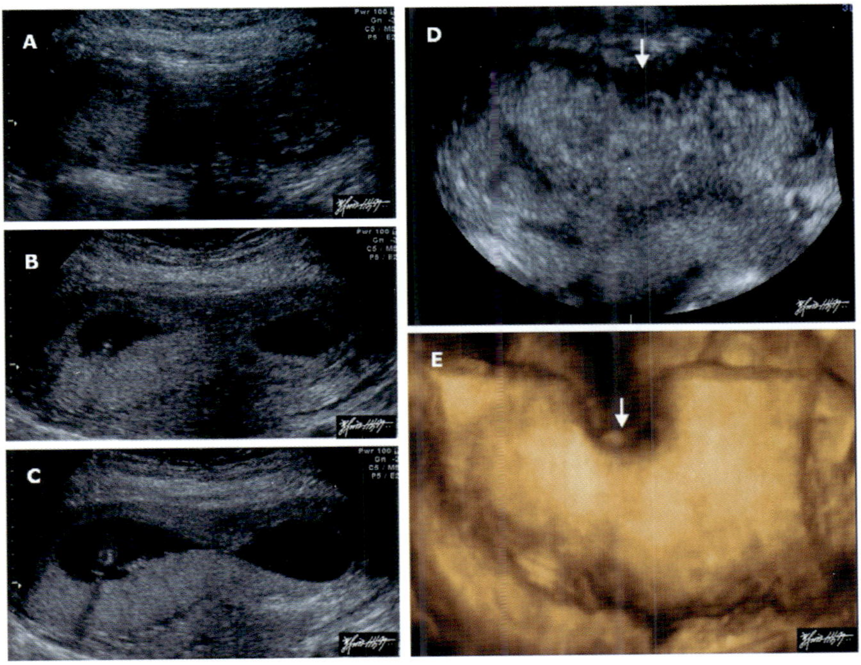

Figure V-4. Bicornuate uterus

3. Uterine Synechia

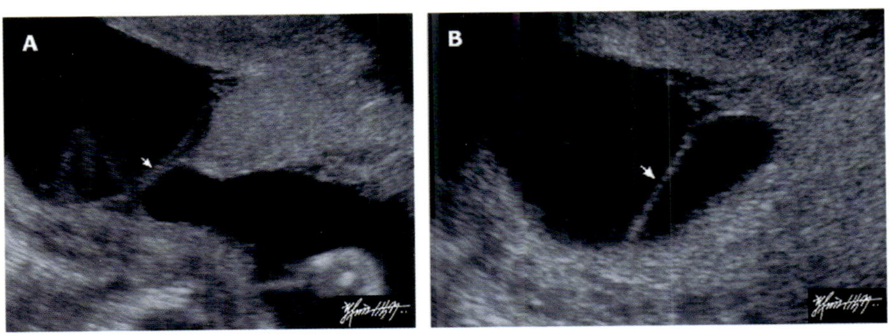

Figure V-5. Uterine synechia. Amniotic band는 **fetal part**와 붙어 있으므로 **fetal movement**와 동반되어 움직이는 양상을 관찰하는 것이 **synechia**와의 감별에 도움이 된다 **(CSJ).**

4. Ovary

A. Corpus Luteum Cyst

1) Thick, crenulated wall, usually echogenic content
2) 주름 잡힌 파형 모양의 두꺼운 hyperechoic 벽으로 둘러싸여 있으며, echogenic한 내용물을 가지고 있다 (**Figure XX-2** 참조).
3) Acute hemorrhage인 경우는 hyperechoic해서 cancer와 혼돈 된다. 그러나 color Doppler에서 vascularity가 없는걸 확인하면 된다.
4) 6주 후에 USG를 확인한다. (53~89%의 functional cyst는 spontaneous regression 한다.)

B. Follicular Cyst

1) Unilocular, 얇은 벽, 무 에코의 낭종, 후방에 acoustic enhancement가 동반된다.

C. Endometriosis

1) Location: Ovary, uterine ligament, rectovaginal septum, cul-de-sac, pelvic peritoneum
2) Reproductive age에서 prevalence: 15%
3) 15% of infertile women
4) USG findings: Anechoic cyst ~ diffuse low-level echoes
"Cystic pelvic mass with homogenous hypoechoic low-level echo"
5) Differentiation from functional cyst
   ① Multiple thick walls
   ② Homogeneity of the echogenic contents
   ③ Multiplicity of the lesions
   ④ Spontaneously regression (functional cyst)
   ⑤ Presence of punctuate or linear bright echogenic foci in the wall
   ⑥ Fluid-fluid level: Unusual finding
   ⑦ Solid appearance: Rare

D. Mature Cystic Teratoma

1) 5~25% of all ovarian neoplasms
2) Ectodermal elements predominating
3) 거의 대부분 benign, 약 2%에서 malignant transformation을 한다.
4) 8~15%는 양측성.
5) 90% 이상에서 15 cm 이하의 크기
6) USG findings
   ① Regional diffuse bright echoes with or without posterior acoustic shadowing
   ② Hyperechoic lines and dots (presence of hair, specific feature)
   ③ Fluid-fluid level (sebum layered on serous fluid).

E. Epithelial Ovarian Tumor

1) Serous Tumor
   ① Peak in fourth and fifth decades
   ② Bilateral tumors: 12~20%
2) Mucinous Tumor
   ① During the third to fifth decades
   ② Bilateral only in 2~3% of cases
   ③ Multiloculated, cystic tumors measuring up to 50 cm in diameter
   ④ USG findings
      a. Thicker and more numerous septations
      b. Gravity-dependent echoes produced by the thick contents

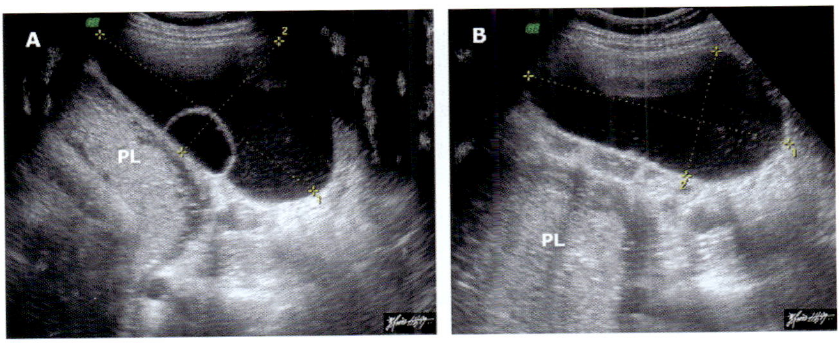

Figure V-6. Huge ovarian cyst. Pathologic result was benign mucinous cystadenoma

F. Ovarian Hyperstimulation Syndrome (OHSS)

1) Young, lean women and those with PCO: Increased risk for OHSS.
2) Response to conservative therapy.
3) Usually regress within 6 weeks.
4) USG findings
   ① Cystic ovarian enlargement (> 5 cm in diameter)
   ② Ascites
   ③ Pleural effusion

G. Hyperreactio Luteinalis

1) Characterized by ovarian enlargement with multiple large-follicle cysts, corpus luteum or both with marked edema of the stroma.
2) Etiology: Unknown
   ① High concentration of hCG + increased ovarian sensitivity to prolonged exposure to hCG → Exaggerated ovarian response → Theca lutein cyst formation

② hCG가 증가하는 상황에서 잘 발생한다. (e.g., gestational trophoblastic disease, multiple gestation etc.)

③ TTTS와 관련되어 발견된다는 case report들이 있고 (**Figure XVIII-15** 참조) fetal hydrops에서 발견되는 경우도 있다 (**Figure XVII-9** 참조)

3) Bilateral, rarely unilateral

4) 대부분 증상이 없으므로 routine USG나 cesarean section에서 우연히 발견되지만 일부에서는 ascites, hydrothorax 심지어 anasarca가 생겨 발견되기도 한다.

5) Symptoms: Dyspnea, abdominal discomfort or pain due to ovarian torsion or hemorrhage

6) Maternal hirsutism or virilization: 30%에서 발생, maternal serum testosterone ↑

7) Fetal masculinization은 보고된 바 없다.

8) 다음 임신에서 재발되는 경우가 있다.

9) 분만 후 저절로 없어진다.

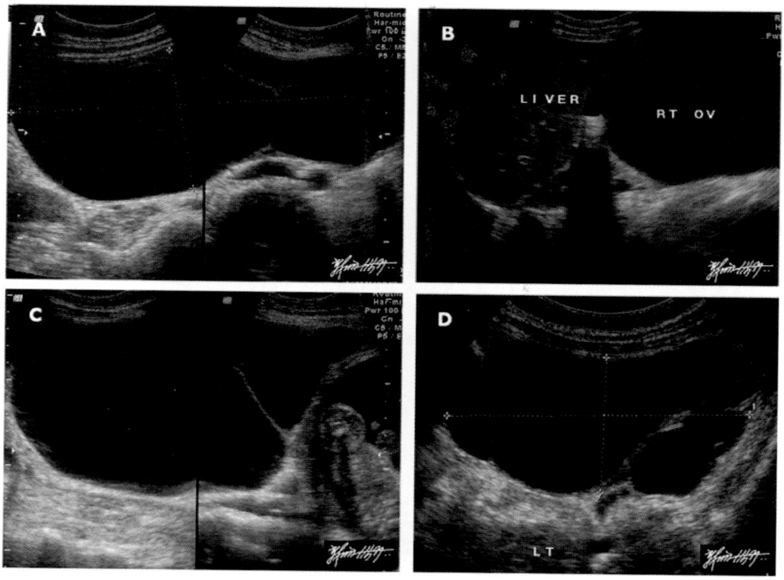

Figure V-7. Hyperreactio luteinalis

H. Ovarian Tumors and Pregnancy

1) 임신 중 ovarian cyst 또는 tumor는 매우 흔하게 발견된다. 그러나 이 중 cancer는 약 2~5%이고, 전체 임신 중 ovarian cancer의 incidence는 1/18,000~1/47,000 이다.

2) Evaluation of ovarian tumors

① 비임신 여성과 같다.

② USG, CA-125, MRI (avoided in the first trimester)

3) Complications: Rupture, hemorrhage, torsion (10~15%, 8~16 week or puerperium), obstructed labor

4) Management

① Serial USG

a. 가장 흔한 것은 corpus luteum cyst (<5 cm). 90% 이상이 14 주까지 없어진다.

b. 기타 benign simple cysts는 monitoring 하면 대부분 저절로 없어진다.

② Op indications

a. Persistent cysts larger than 5~10 cm: Rupture, torsion 등으로 응급수술 하는 것에 비해 elective surgery 가 fetal loss 등의 adverse outcome 이 적기 때문에 2nd trimester (16~18 주)에 elective surgical removal 하는 것이 좋다.

b. Symptomatic ovarian tumor

c. Features suggestive of malignancy

4) Ovarian cancer during pregnancy

① 약 1/25,000 delivery, 임신 중 adnexal mass 수술 중에서 1/1,000 (ACOG, 1990)

② 대부분 mature teratoma 또는 cystadenoma이지만 5%에서 cancer (이중 70%가 epithelial ovarian cancer)

③ 임신은 ovarian cancer의 예후에 영향을 미치지 않는다.

④ Laparoscopy 중 cancer 발견 시

a. Gestational age, stage, histologic type, grade에 따라 달라짐

b. 한쪽 난소에 국한: Complete surgical staging 필요

c. Advanced: TAH & BSO 해야 하지만, 상황에 따라 tumor만 제거하고 fetal lung maturation 될 때까지 chemotherapy 할 수도 있다.

⑤ CA-125: Too variable during pregnancy

⑥ 임신 중 수술은 perinatal morbidity를 증가시킬 수 있으므로 만삭 또는 분만 후로 수술을 delay 하는 것을 권장하기도 한다. 이 경우 ovarian cancer의 spread 또는 progression을 조장하여 완치의 기회를 놓칠 위험이 있기는 하지만, 젊은 여성에서 advanced-stage의 poorly differentiated epithelial ovarian cancer의 risk는 매우 낮다.

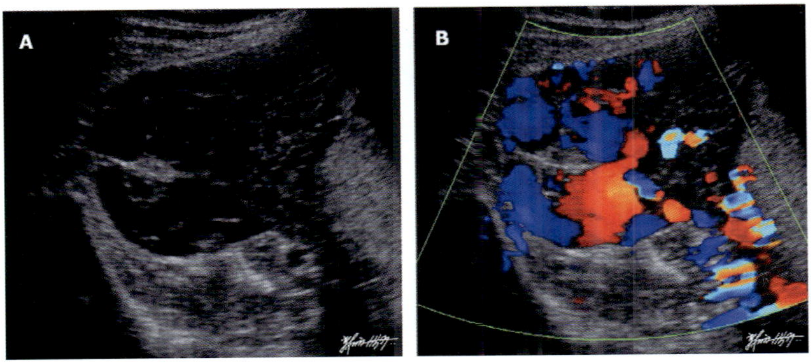

Figure V-8. Engorged uterine venous plexus at term. Doppler를 사용하면 간단하게 **ovarian tumor**와 감별할 수 있다 **(CSJ).**

VI. Placenta and Umbilical Cord

❖ Thickness: ≤ 3 cm (20주 이전), ≤ 5 cm (20주 이후), term placental thickness < 4 cm

❖ Gestational age (weeks) = placental thickness (mm) ± 10 mm

❖ Outer cell layer of blastocyst가 definitive placenta로 보이는 시기: 10~12주

❖ 14~15주에 hypoechoic retroplacental complex (decidua, myometrium vessel) 보이기 시작

1. Placentomegaly

1) Heterogeneous: Molar pregnancy, triploidy, placental hemorrhage, mesenchymal dysplasia

2) Homogenous: DM, anemia, hydrops, infection/villitis, aneuploidy

3) Placentomalacia (thin placenta): Chromosomal abnormalities, severe intrauterine infection, preconceptional DM, marked polyhydramnios

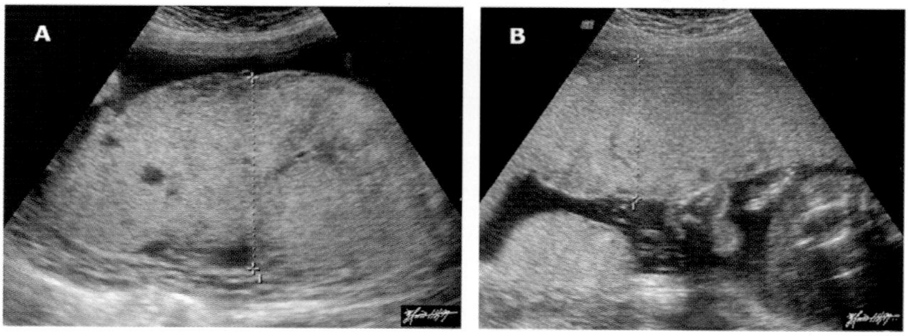

Figure VI-1. Placentomegaly. (A) Placental thickness was 7.1 cm, but no definite abnormal finding was found. (B) Placental thickness was 6.7 cm, accompanied by fetal hydrops (Figure XVII-1, 2와 같은 case).

2. Globular Placenta

1) Hyperechoic, thick, highly vascular placenta with edges without "tapering" appearance

2) Clinical significance는 아직 잘 알려져 있지는 않으나 spontaneously normalized되는 경우는 perinatal outcome이 좋은 반면, persistent globular placenta는 fetal demise, severe IUGR, oligohydramnios, PPROM, placental abruption 등이 증가한다는 보고가 있다.

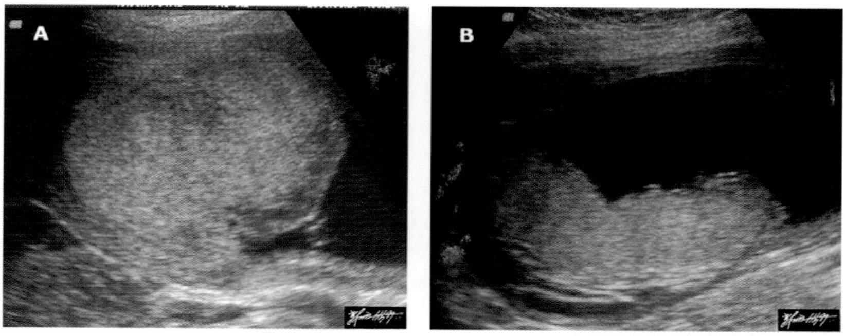

Figure VI-2. Globular placentas.

3. Placental Calcification

1) Placenta는 maturation되면서 calcification이 일어난다 (sonographic sign of 'aging').
2) Fetal lung maturity와는 유의한 상관 관계가 없고 placental grading도 유용하지 않다.
3) Premature or accelerated calcification을 보이는 경우
   ① Maternal cigarette smoking
   ② Maternal thrombotic disorders taking heparin or aspirin

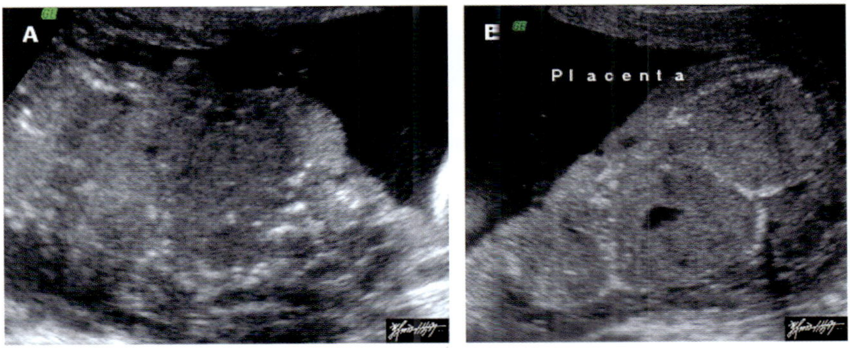

Figure VI-3. Placental calcification. A case with SGA (<10 percentile) at 26 weeks of gestation.

4. Intervillous Thrombosis

1) 1~2 cm sized focal mass consisted of coagulated maternal blood in the intervillous space, often surrounded by compressed or infarcted villi.
2) 아래의 두 사진은 severe preeclampsia and severe IUGR의 태반에서 발견된 intervillous thrombosis 소견이지만 이러한 소견은 30-50%의 정상 임신에서 발견되며, preeclampsia와는 관계가 없고, placental function이나 fetal health에 영향이 없다고 알려져 있다.
3) 단, Rh isoimmunization에서 발생이 증가한다.

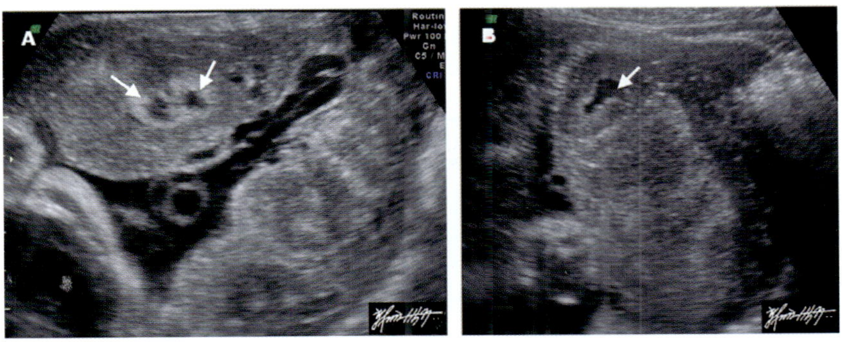

Figure VI-4. Intervillous thrombosis and increased calcification associated with severe IUGR and severe preeclampsia at 35 weeks of gestation.

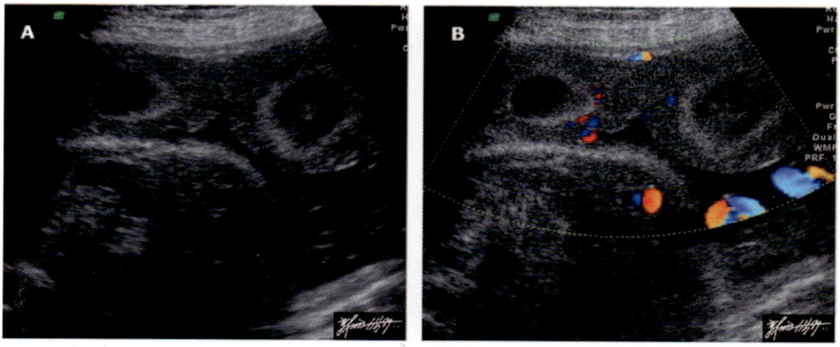

Figure VI-5. Another case of intervillous thrombosis associated with severe IUGR and severe preeclampsia at 36 weeks of gestation. Cystic lesion 주위의 echogenic ring은 compressed villi이다.

5. Placental Lake

1) Anechoic or hypoechoic focal lesions in the placenta
2) Villous free nodular focus of coagulated blood in the intervillous space
3) Doppler에서 slow flow를 보이는 경우도 있다.
4) 임신 주수가 증가하고 태반의 maturation이 증가하면서 placental lake도 많아진다.
5) Clinical significance는 없으나 placental previa에서는 accreta를 시사하는 소견이다.

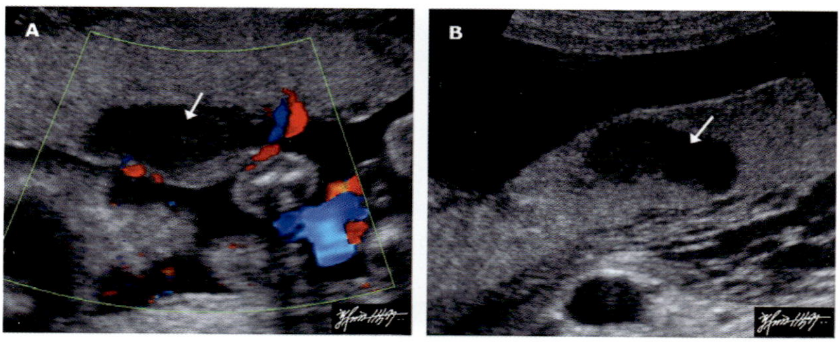

Figure VI-6. Placental lake.

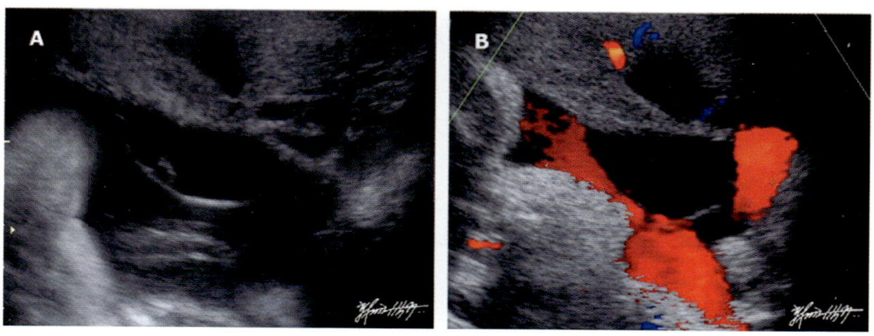

Figure VI-7. Subchorionic cyst는 pregnancy outcome에 영향을 주지 않는다.

6. Placental Infarct

1) Localized area of ischemic villous necrosis, more common in the peripheral part of placenta
2) Roughly triangular in appearance at pathologic examination
3) Postterm pregnancy, hypertension, antiphospholipid syndrome과 관계가 있다.
4) Uteroplacental artery의 thrombotic occlusion에 의해 발생한다.
5) 대부분 초음파로 보이지 않으나 출혈이 오래되면 echogenic하게 나타날 수 있다.
6) 대부분의 infarction은 태반의 5% 미만에서 일어나므로 clinical significance가 없지만 30% 이상 침범되면 IUGR, preterm delivery, fetal death의 위험이 증가한다.

7. Subchorionic Hematoma (= Marginal Hematoma) (2%)

1) Placenta의 lateral margin에 흔히 발생한다.
2) Placenta가 inferior or low segment에 있을 때 자주 생긴다.
3) Venous bleeding (Cf. abruptio는 arterial bleeding)
4) Miscarriage, preterm labor와 관계될 수 있다.
5) 80%는 normal term delivery 가능
6) Hematoma volume이 60 ml 이하면 예후가 좋고, 태반 뒤쪽으로 있으면 예후가 나쁘다.
7) Acute Hemorrhage: 0~48 hour – hyperechoic, 3~7 day - isoechoic (placenta)
   1~2 week – hypoechoic, > 2 week - anechoic

8. Placental Abruption

1) Retroplacental hypoechoic complex (normal finding)
   ① Uteroplacental vessels (predominantly veins) and myometrium
   ② 1~2 cm을 넘지는 않는다.
2) 1~2cm이 넘는 경우 retroplacental hemorrhage나 uterine contraction을 의심해야 한다.

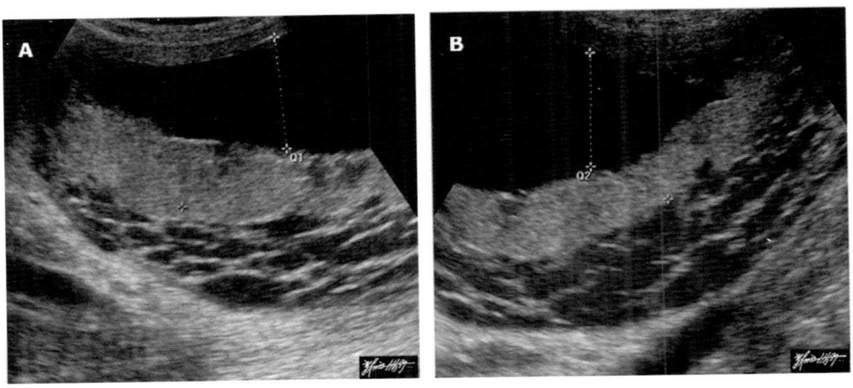

Figure VI-8. Retroplacental venous plexus. Placenta아래의 **decidua**와 **myometrium**에 정상적으로 보일 수 있는 **venous plexus**를 **abruption**으로 오인하지 말아야 한다 **(CSJ).** 이런 경우 위 사진에는 없지만 **Doppler**를 이용하면 쉽게 감별할 수 있다.

3) Acute placental abruption은 임상 양상으로 진단하고 초음파로 진단하기는 어렵다.

4) Chronic course로 가는 premature placental separation의 경우에는 초음파에서 ill-defined echogenic retroplacental collection과 apparent placenta thickening으로 나타나고, 시간에 따른 변화는 **7. Subchorionic Hematoma**의 **7)**번 항목과 같다.

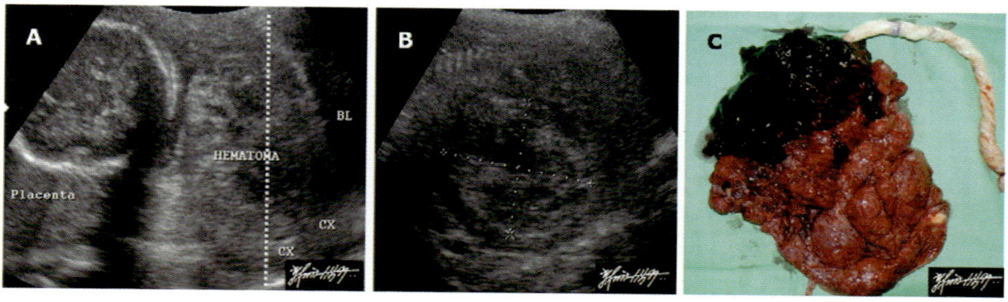

Figure VI-9. Placental abruption. (A) Placenta의 lower margin에서 cervical internal os 위의 low segment에 large (6.8 X 5.9 cm), heterogenous isoechoic mass가 관찰된다. (B) Axial plane of the hematoma. (C) Gross appearance of the placenta.

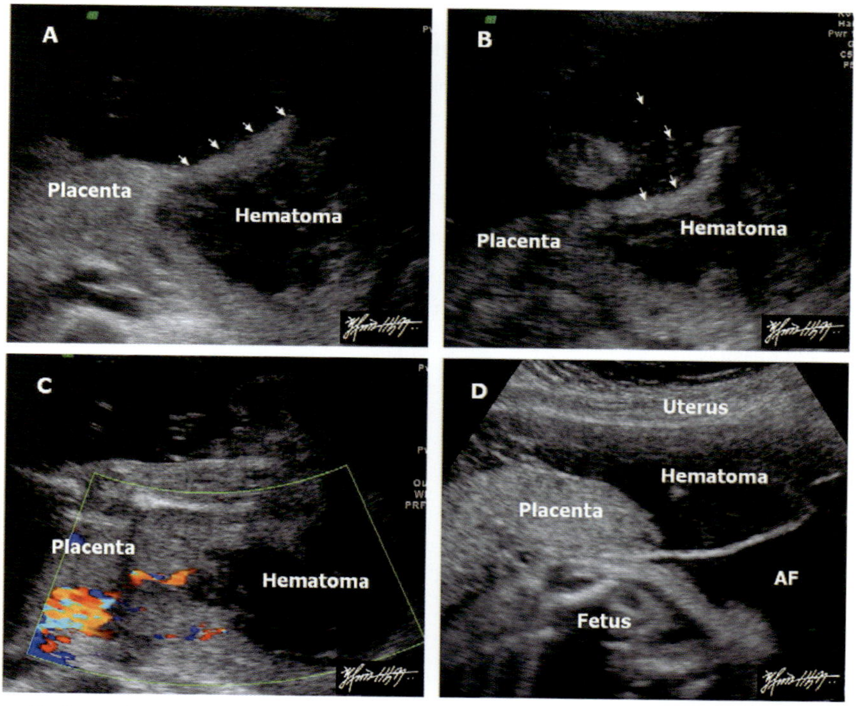

Figure VI-10. (A-C) Placental abruption diagnosed at 22 weeks of gestation. (A) Placenta의 lower margin에 8X7 cm 크기의 huge hematoma가 관찰되고, amniotic cavity 내에도 blood clot (small arrows)이 고여 있는 것이 보인다. (B) 태아의 움직임에 따라 blood clot들이 휼날리는 것이 관찰된다. (C) Color Doppler에서 hematoma 쪽으로 venous bleeding이 관찰된다. (D) Another case of small marginal SCH.

9. Placenta Previa

1) Incidence: 0.5~1%
2) Risk factors: Old age, multipara, prior C/S, prior abortion, weakly associated with maternal smoking history
3) Low-lying placenta: Internal cervical os로부터 placental margin이 2 cm 이내
4) Low-lying placentas의 95%는 3rd trimester에 nonprevia로 된다.
5) Low-lying 또는 potential placenta previas는 2nd trimester에는 흔하지만 이 중 3rd trimester까지 지속되는 경우는 적다 (1~5%).
6) 만삭에 placenta가 internal os에서 2 cm 이내인 경우 labor시 출혈의 위험이 높으므로 C/S이 권장된다.
7) Bladder의 overdistension이나 uterine contraction (myometrium thickness가 2 cm 이상이면 uterine contraction이나 myoma를 시사하는 소견임)으로 인해 false-positive 진단을 내릴 수 있으므로 주의해야 한다.

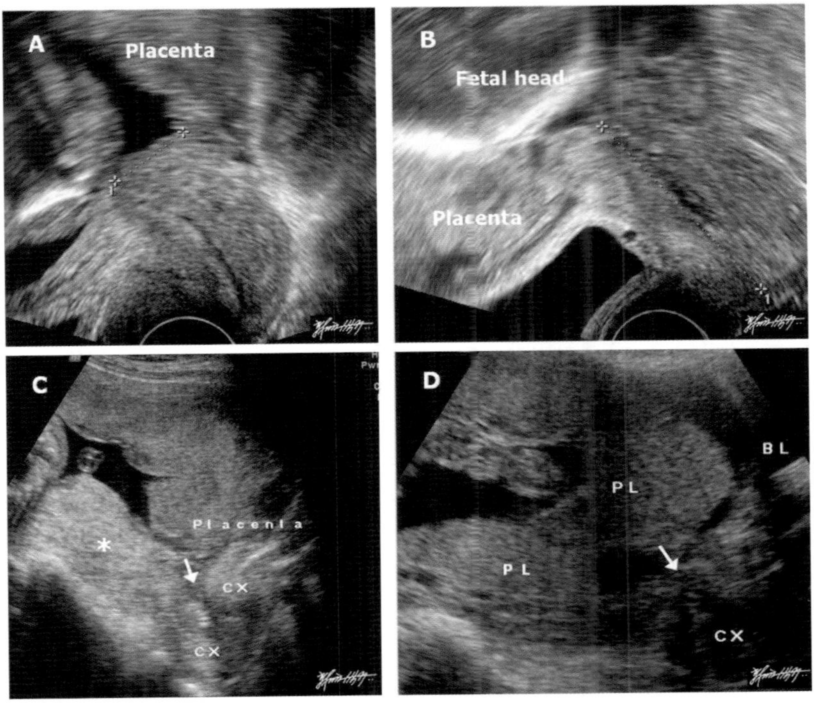

Figure VI-11. (A) Low lying placenta, placental tip to internal cervical os was 1.4 cm. (B) R/O placenta previa marginalis. (C) Placenta previa partialis. PPM과 PPP는 placental tip이 dilated cervix의 internal os (arrows)의 경계에 있느냐 부분적으로 덮고 있느냐에 따라 구분하기 때문에 실제로 둘을 초음파로 감별하는 것은 거의 불가능하다. **(C)** 그림의 ***는 uterine posterior low segment의 contraction**이고, **placenta**는 아니다 **(CSJ). (D) Placenta previa totalis.**

10. Placenta Accreta

1) Abnormal adherence of the placenta to the uterus with subsequent failure to separate after delivery of the fetus.
2) Incidence: 1/2,500 (10% in placenta previa)
3) USG findings
   ① Absence or abnormally thin (≤ 2 mm) of retroplacental complex
   ② Loss of the normal decidual interface between the placenta and myometrium
   ③ Prominent or multiple hypoechoic-anechoic spaces (lacunae) in the placenta
   "Swiss cheese appearance"
   ④ Marked periplacental vascularity on color Doppler

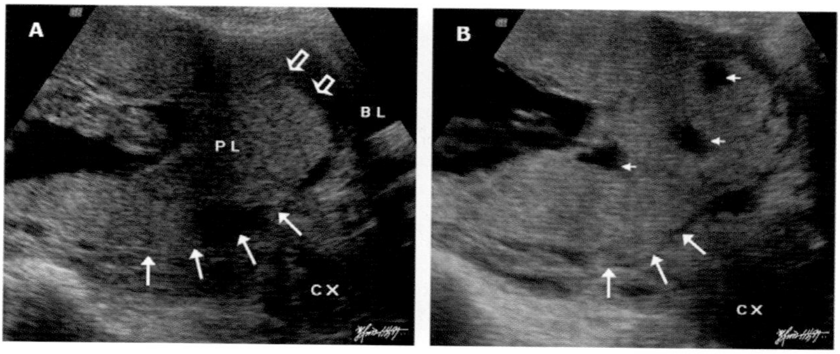

Figure VI-12. Placenta previa totalis with suspicious accreta on antenatal ultrasound at third trimester. (A) Bladder 뒤에는 정상적으로 보이는 retroplacental complex (open arrows)가 posterior uterine low segment는 매우 얇거나 보이지 않는다 (long arrows). (B) Multiple lacunae in the placenta (short arrows).

11. Circumvallate Placenta

1) Extrachorial placentation: Chorionic plate (fetal side) < basal plate (maternal side)
2) Extrachorial placentation은 circumvallate placenta와 circummarginate placenta로 구분.
3) Circumvallate placenta
   ① Central depression surrounded by a thickened, grayish-white ring, the ring is composed of a double fold of amnion and chorion, with degenerated decidua and fibrin between
   ② USG findings
      a. Irregular, rolled-up edge of placenta (placental sheet, band or shelf처럼 보임)
      b. Upturned edge에 hemorrhage나 infarction이 생기면 hypoechoic or cystic space처럼 보일 수 있다.
   ③ Congenital anomaly, preterm delivery, perinatal mortality, postpartum bleeding 등 증가.
4) Circummarginate placenta
   ① When the ring dose not have the central depression with the fold of membranes.
   ② Adverse clinical outcomes are less well defined.

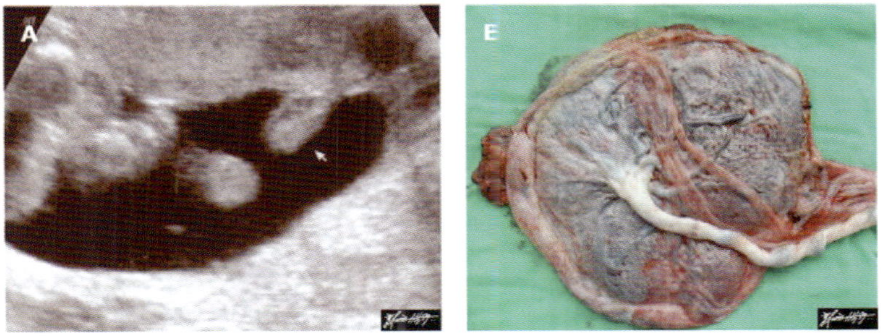

Figure VI-13. Circumvallate placenta. (A) Ultrasound reveals a thickened finger-like projection at the peripheral margin of the placenta. (B) Gross appearance of the placenta.

12. Succenturiate Placenta

1) One or more small accessory lobes that develop in the membranes at a distance from the periphery of the main placenta
2) 대부분 fetal origin의 vascular connections을 가지고 있다.
3) Incidence: 5%
4) Retained placenta또는 vasa previa로 인한 postpartum bleeding, infarction, velamentous insertion of UC, vasa previa (most serious complication) 등의 위험 증가

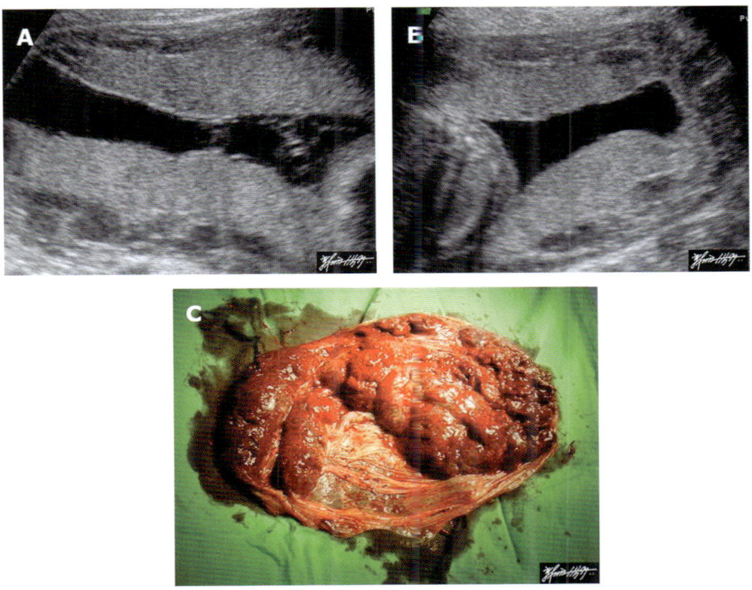

Figure VI-14. Separate placenta seen in sagittal (A) and axial (B) plane of the uterus. 산전에 초음파로 **succenturiate placenta**를 발견하는 것은 쉽지 않다. 특히 두 **placental mass**가 완전히 분리되어 있는 것을 확인하기가 사실상 어렵다. **(C) Horse-shoe-like placenta**도 초음파 상 위의 두 그림처럼 보일 수 있다 **(CSJ). Doppler**로 두 **mass** 사이를 연결하는 **vessel**을 확인하는 것이 도움이 된다 **(CSJ).**

13. Chorioangioma (Chorangioma)

1) Hamartomatous malformation of primitive chorionic mesenchyme

2) Incidence: 1% (at pathologic examination)

Large Chorangioma (> 5 cm) – 1/500 ~ 1/16,000 live birth

3) USG findings

① Well-circumscribed, rounded, predominantly hypoechoic lesion near the chorionic surface, often around the cord insertion site.

② Hyperechoic lesion: hemorrhage, infarction, fibrosis, calcification (very infrequently)

4) 대부분은 문제 없으나 5 cm 이상의 large chorangioma는 30%에서 maternal 또는 fetal complication 발생할 수 있다.

① Hydramnios, FDIU, PTL, previa, abruption, preeclampsia, IUGR, congenital anomaly

② A-V shunt in fetal circulation → Congestive heart failure/cardiomegaly

③ Hemolysis → Fetal anemia → Congestive heart failure/cardiomegaly

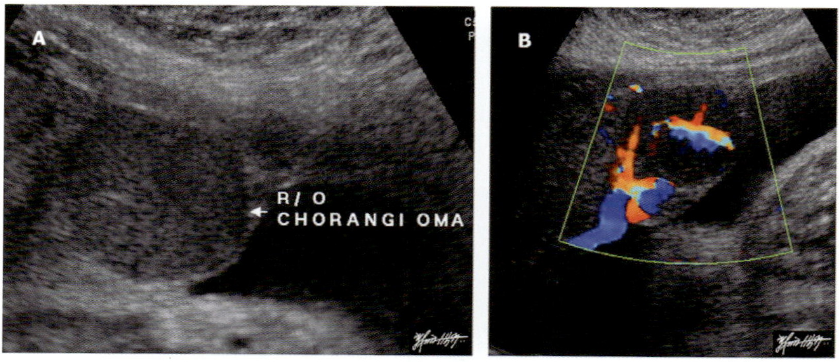

Figure VI-15. 3.8 cm sized chorioangioma diagnosed at 24 weeks of gestation. 이 case 에서는 obstetrical complication이 동반되지 않았다.

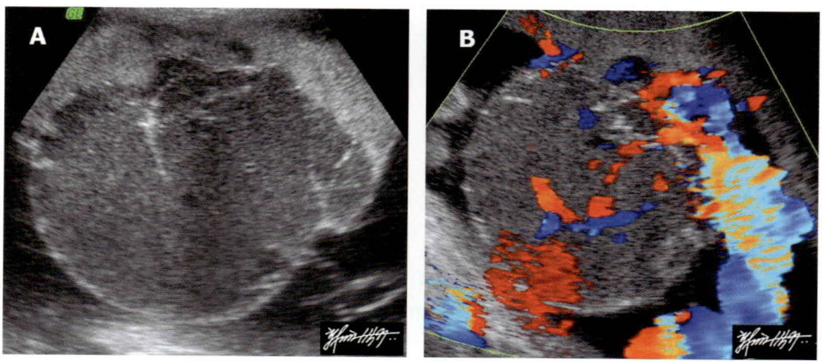

Figure VI-16. 10 cm sized huge chorioangioma diagnosed at 28 weeks of gestation, (A) Hypoechoic mass at chorionic surface of placenta. (B) Color Doppler에서 umbilical cord가 chorioangioma의 margin 쪽에 insertion 하는 것을 볼 수 있고, chorioangioma 내부로 blood flow shunting이 되는 것을 관찰할 수 있다.

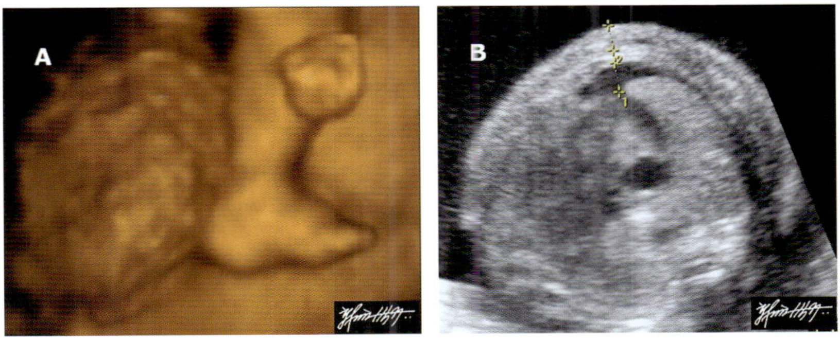

Figure VI-17. Same case of the Figure VI-16. (A) 3D image. 태아 다리 옆에 보이는 **round**한 구조물이 **chorioangioma**임. **(B) Pleural effusion and skin edema.** 이 태아는 **severe fetal hydrops (pericardial effusion, pleural effusion, ascites, skin edema, hemoglobin 5 mg/dL in fetal blood sample by cordocentesis)**와 **polyhydramnios (AFI 51 cm)**가 동반되었고, **anemia**가 매우 심하여 **cordocentesis**로 **transfusion**을 하였는데, **umbilical vein**으로 **transfusion**된 **blood**가 위의 **Doppler** 그림에서 보이듯 일부는 **chorioangioma** 내부로 흘러 들어가는 것이 관찰되었다 **(Figure XII-66, Figure XIV-23, XVII-3**와 같은 **case**임**).**

14. Single Umbilical Artery (SUA)

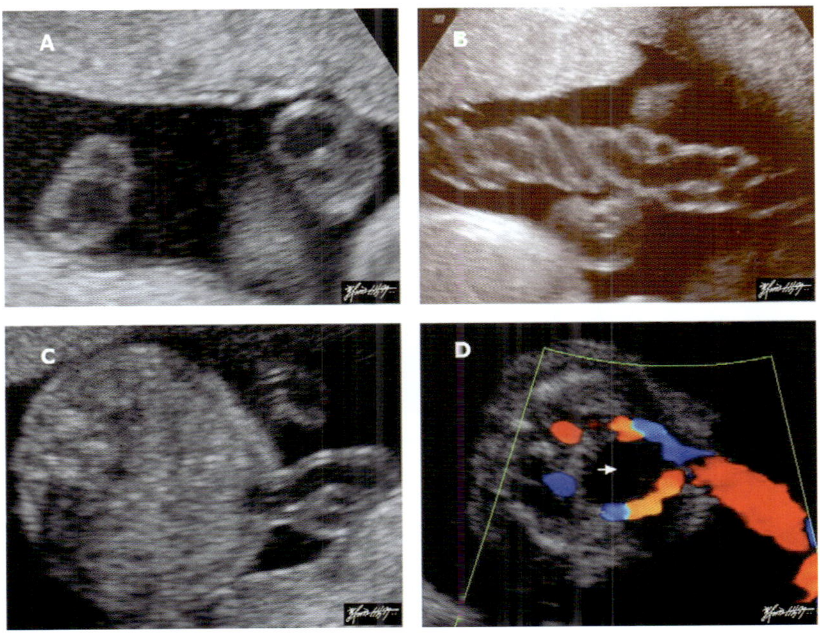

Figure VI-18. (A) Normal umbilical cord with two arteries and one vein (개구리 또는 코알라 얼굴 모양). **(B) Normal coiling of UC. (C) Normal abdominal UC insertion. (D) Color Doppler.** 두개의 **umbilical artery**가 **bladder** 옆으로 주행하는 것을 관찰할 수 있다.

1) Incidence: 1%
2) UC는 임신 7주 경이면 관찰이 가능하다. SUA는 처음부터 하나인 경우는 드물고, 정상적인 umbilical artery 하나가 thrombosis에 의해 atrophy되어 발생하는 것으로 여겨진다.
3) 25~50% (30-60%)에서 다른 태아 기형 (kidney and heart anomalies)을 동반 한다.
4) Chromosomal abnormality (minimal), perinatal mortality, IUGR과 연관될 수 있다.
5) Isolated SUA라도 IUGR의 위험은 증가한다는 보고가 있다.

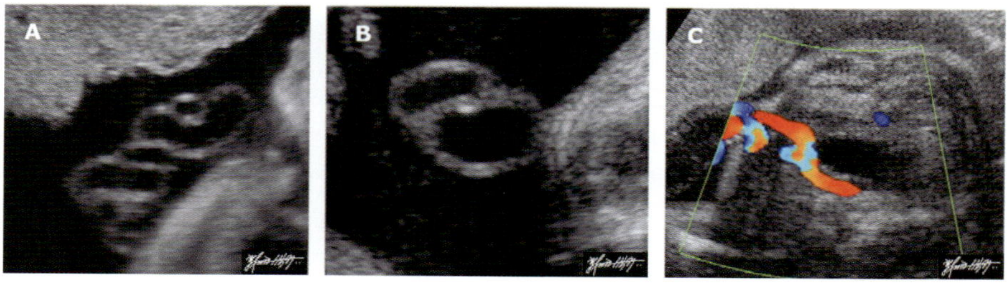

Figure VI-19. Single umbilical artery. (A, B) Umbilical cord with only one artery and one vein. (C) Color Doppler에서 bladder 옆으로 지나가는 vessel이 하나만 관찰된다..

15. Nuchal Cord

1) Incidence: 20-34% of deliveries. (2 loops: 2.5-5%, 3 loops: 0.2-0.5%)
2) Uncommon cause of antepartum fetal death or neurological damage.
3) Intrapartum에 fetal heart rate deceleration이나 lower umbilical artery pH와 관계가 있다는 보고도 있으나 대부분 심각한 문제를 일으키지는 않고, antepartum 또는 intrapartum에 nuchal cord를 초음파로 진단하는 것은 유용성이 없다.

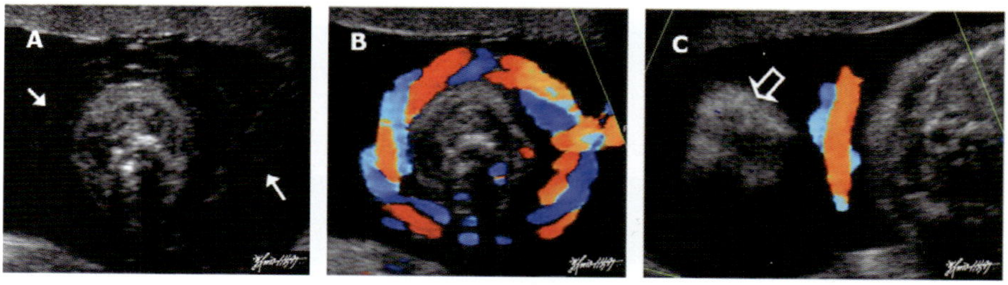

Figure VI-20. (A) Nuchal cord (arrow) found at 28 weeks of gestation. (B) Color Doppler image on axial plane. (C) Coronal plane. Open arrow indicates the occiput of the fetus.

16. Insertion of Umbilical Cord

1) Normal UC는 태반의 중앙 부위에 insertion한다.
2) Eccentric insertion: 7% of pregnancy
3) Marginal insertion (Battledore placenta): No clinical significance
4) Velamentous insertion
   ① UC insertion beyond the placental edge into the free membranes of the placenta

② Unprotected by Wharton's jelly → Rupture and thrombosis of the umbilical vessels

③ IUGR (특히 MC twin, **Figure XVIII-7** 참조) due to reduced blood flow & nutrition

5) Vasa previa: UC crosses the cervical os (velamentous insertion, succenturiate lobe 등)

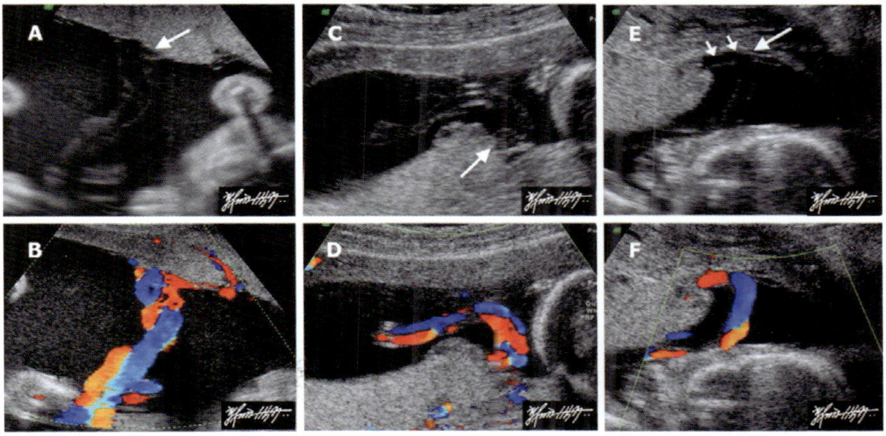

Figure VI-21. (A, B) Normal UC insertion. (C, D) Marginal UC insertion in monochorionic twin pregnancy. (E, F) Velamentous insertion. Fetal membrane을 따라 placenta로 연결되는 vessel (small arrows)이 보인다.

17. Umbilical Cord Cyst

1) 임신 7~13주 사이에 3.4% 정도 나타남.

2) 염색체나 구조적 이상의 soft tissue markers 중 하나이므로 유전학적 상담이 필요하다.

3) 1st T: More likely normal, transient cyst의 13%에서 연관된 기형이 있다.

4) 2nd, 3rd T: 50%에서 fetal anomaly 및 aneuploidy와 연관

→ Fetal chromosomal analysis 시행!

5) Persistent cyst의 26%에서 기형과 연관되고, 낭종이 태반이나 태아에 가까우면 기형의 확률이 올라간다.

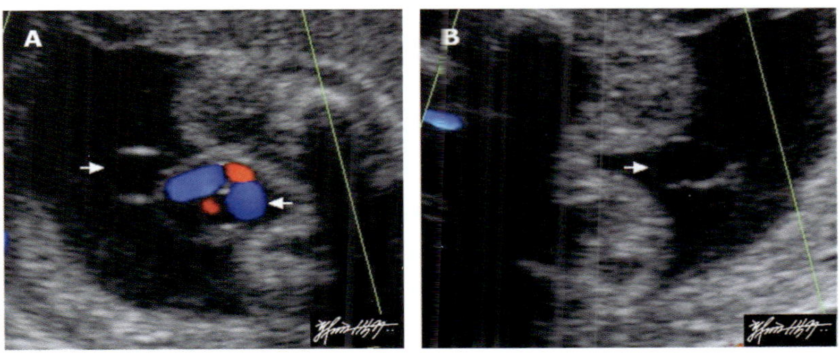

Figure VI-22. An umbilical cord cyst (1.2 X 0.9 X 0.8 cm sized) diagnosed at 25 weeks of gestation, combined with fetal multiple anomalies (Figure X-8, 9, 10의 D-W malformation 참조, Figure XII-50, 51의 CoA 참조, SUA etc.).

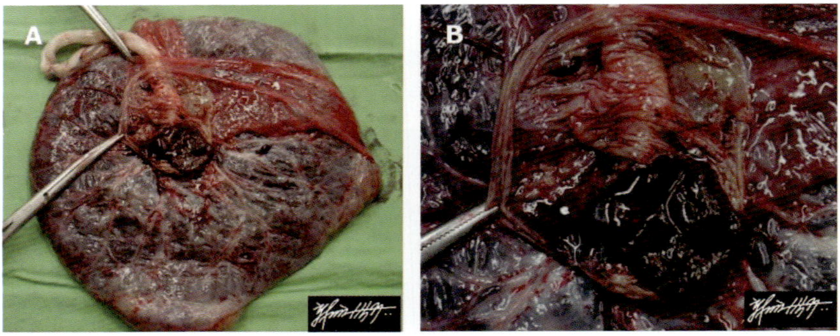

Figure VI-23. Gross appearance of another case of umbilical cord cyst at the placental insertion site. The latter case had normal fetal karyotype and the women delivered a healthy baby vaginally at term (CSJ).

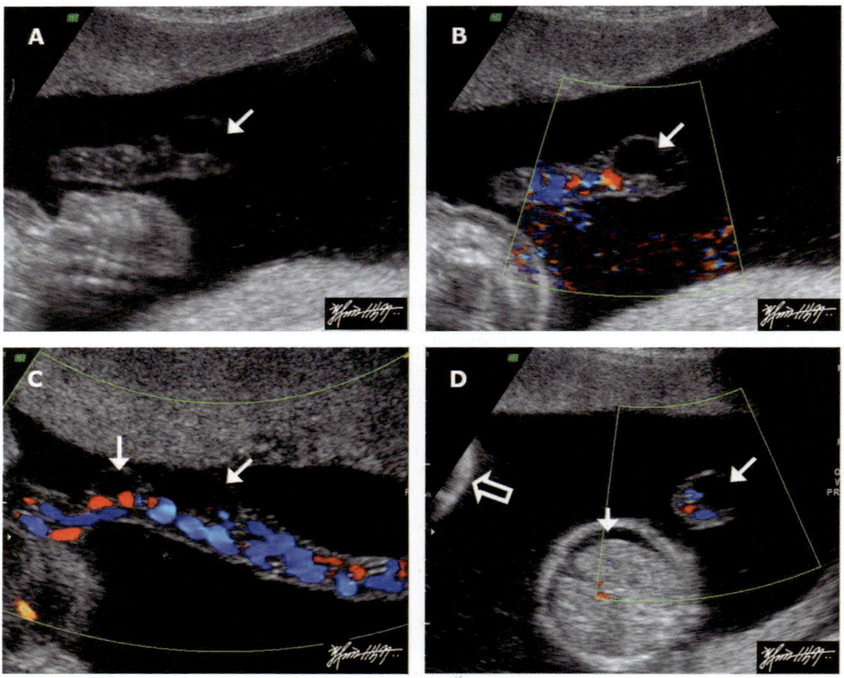

Figure VI-24. Another case of umbilical cord cyst. (A) Anechoic cyst in UC. (B) Doppler image에서 cyst 내에 blood flow는 관찰되지 않는다. (C) Multiple UC cysts (arrows). (D) 이 case는 Figure XVIII-10, 11, 12, 13의 TTTS의 recipient twin으로 ascites (short arrow)가 관찰되고, 화면 왼쪽에 stuck twin의 일부 (open arrow)가 보인다 (CSJ).

18. Coiling of Umbilical Cord

1) Absence of coiling

① 4% of fetus

② Perinatal morbidity and mortality 증가

③ Trisomy 21, velamentous cord insertion, CoA, FDIU, preterm delivery와 관계 있다.

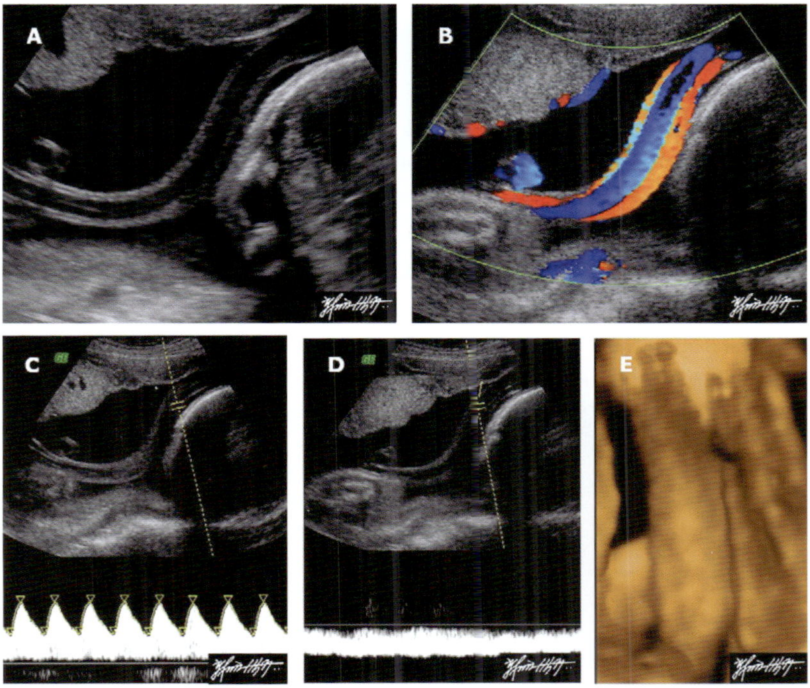

Figure VI-25. Uncoiled umbilical cord.이 case는 만삭에 특별한 문제 없이 분만하였다 (CSJ).

2) Hypercoiled UC

① 아래의 두 예와 같이 UC의 coiling이 비정상적으로 심한 경우들이 종종 있으나 이에 대한 clinical significance는 아직 알려져 있지 않다.

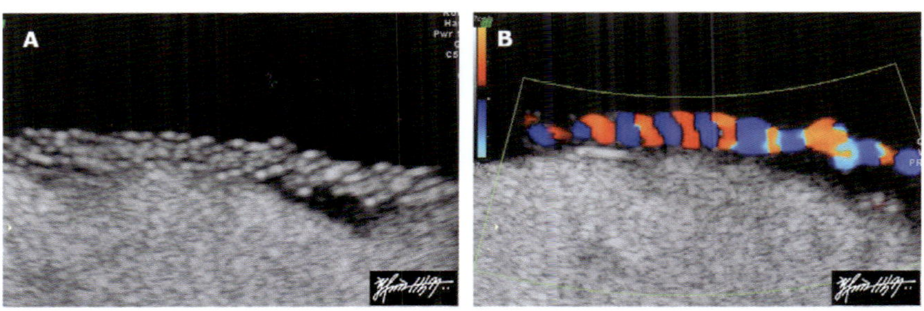

Figure VI-26. Hypercoiled UC and SUA associated with an omphalocele (Figure XIV-33, 34, 35 참조)

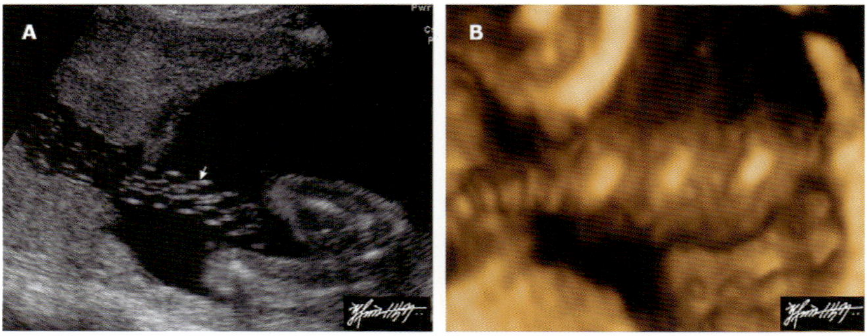

Figure VI-27. Hypercoiled UC associated with duodenal atresia (Figure XIV-2, 3).

19. Umbilical Cord Edema

1) Diffuse enlarged cord는 diabetes, hydrops, diffuse hematoma와 관계가 있고, 정상 임신에서도 3 cm 이상의 diameter를 가지는 diffuse enlarged UC가 보고된 바 있다.
2) TTTS에서 recipient twin의 UC는 blood flow의 증가로 인해 hydrops가 있는 경우 Wharton's jelly의 superimposed edema가 발생하여 UC가 diffuse enlargement될 수 있다.

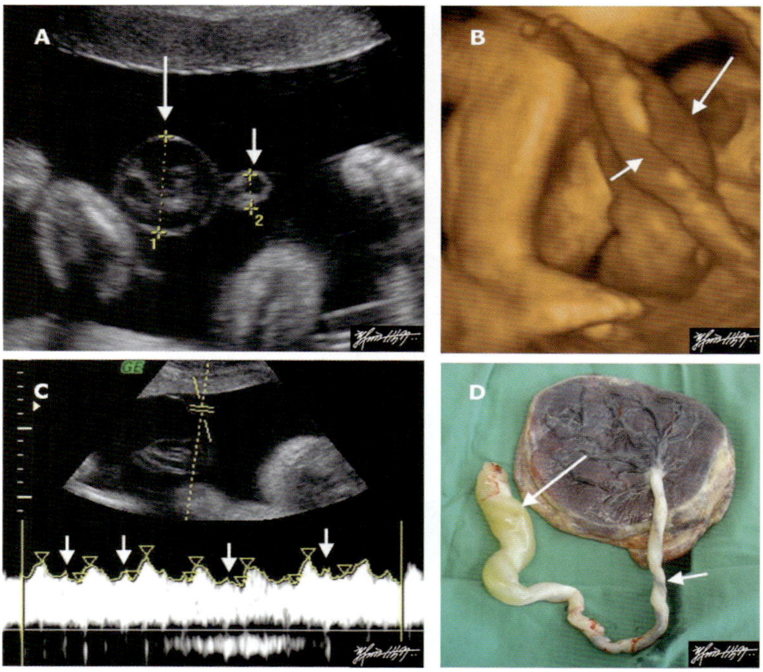

Figure VI-28. Umbilical cord (Wharton jelly) edema. (A) Umbilical cord size가 discrepancy를 보임. Fetal insertion site의 UC (long arrow)의 diameter 2.76 cm, placental insertion site의 UC (short arrow) diameter는 0.98 cm. (B) 3D image. (C) Umbilical artery Doppler wave form에서 end-diastolic notch가 관찰됨. (D) Gross appearance of the placenta.

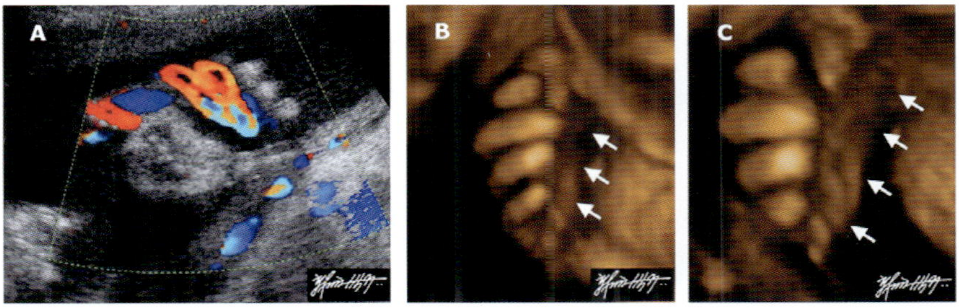

Figure VI-29. Fetus is grasping the umbilical cord. (A) Color Doppler mode. 손바닥과 손가락 사이에 **umbilical cord**가 지나가고 있다. **(B) 3D mode. Umbilical cord (arrows).**

VII. Amniotic Fluid

1. Amniotic Fluid Index (AFI) in Singleton Pregnancy

1) 32~35주에 가장 많다.
2) Sum of vertical depths of the largest pocket in each four equal uterine quadrants.
3) Maternal supine position에서 transducer를 maternal sagittal plane과 평행하게, coronal plane과 수직 방향으로 하여 측정.
4) Caliper는 화면의 수직 방향으로 놓고 측정하고, AFI가 8 미만인 경우에는 3번 반복하여 측정한 뒤 평균을 구한다.

Table VII-1. Cut-off Value of Normal and Abnormal AFI

	Oligohydramnios	Polyhydramnios
AFI (amniotic fluid index)	< 5 cm	> 24 cm
MVP (maximal vertical pocket)	< 1-2 cm	> 8 cm

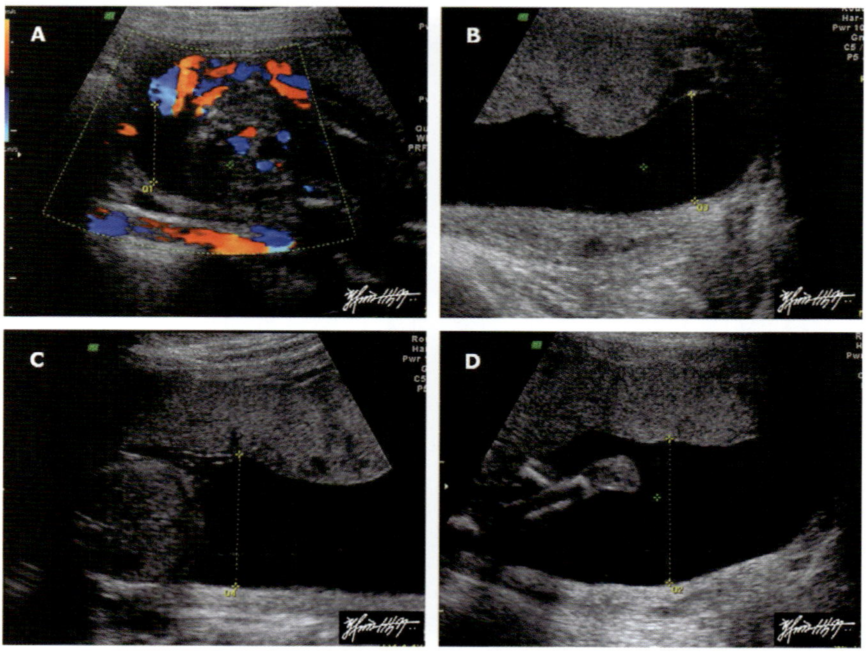

Figure VII-1. Measurement of AFI. (A) RUQ. (B). LUQ. (C) RLQ. (D) LLQ. Umbilical cord나 fetal part는 제외하고 측정해야 한다.

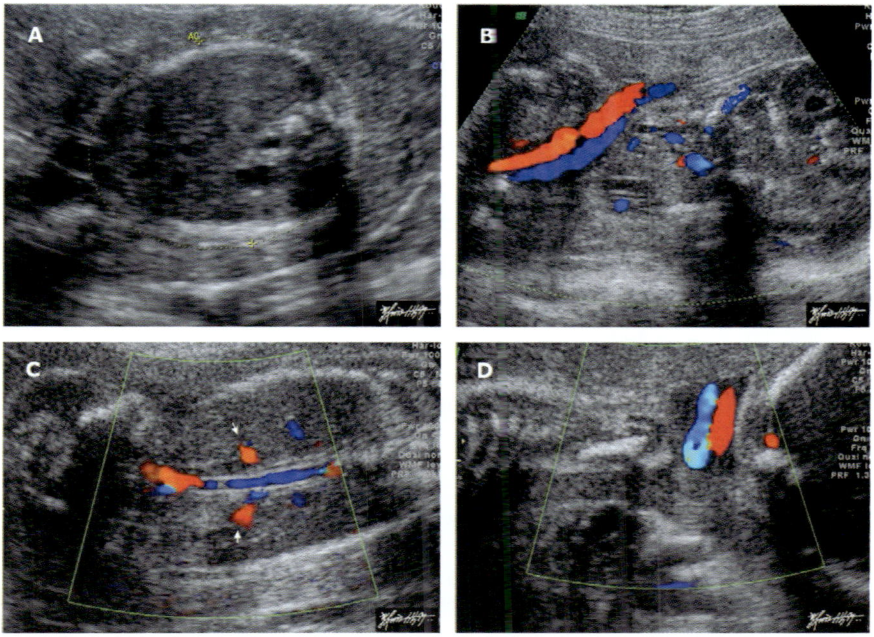

Figure VII-2. Oligohydramnios complicated by severe IUGR (Figure IV-6와 같은 case 임). (A) AC 주위를 비롯하여 자궁 내 양수가 거의 보이지 않았고, AFI는 3.5 cm, deepest pocket 1.2 cm이었다. (B) Umbilical cord가 태아에 밀착되어 있다. (C) Bilateral renal artery 및 kidney는 정상이었고, membrane rupture를 의심할 증상이나 징후는 없었다. (D) 이런 경우 AFI 측정 시 Doppler flow를 관찰하여 umbilical cord가 AFI에 합산되지 않도록 주의해야 한다 (CSJ).

2. Amniotic Fluid Index (AFI) in Twin Pregnancy

1) Maximal vertical pocket (MVP) in each sac

① < 2 cm – oligohydramnios, >8 cm - polyhydramnios

2) Sac이 위아래로 겹쳐 있으면 singleton AFI 재듯이 측정 (membrane과 관계 없이).

① Normal 8~24 cm (5~95 percentile)

VIII. Cervix

1. Cervical Length

1) Cervical length 측정법

① Transvaginal USG로 측정. (상황에 따라 TA-USG로도 확인이 가능하다.)

② 방광을 비우고 3-5분 동안 관찰한다.

③ Internal os가 flat dimple 또는 isosceles triangles처럼 보이게 한다.

④ Probe를 좌우로 움직여 cervix의 정중앙을 찾아 전체 cervix 길이가 보이도록 한다.

⑤ External os가 대칭적으로 보여야 한다.

⑥ Anterior lip의 두께와 posterior lip의 두께가 비슷해야 한다. Probe로 anterior lip을 너무 깊이 누르면, 특히 presenting part가 많이 내려와 있는 경우나 cervical length가 짧아져 있는 경우, cervical length가 실제 길이보다 더 길게 측정되는 경향이 있으므로 주의해야 한다.

⑦ 검사하는 동안 cervix의 dynamic changes가 관찰되면 (**Figure VIII-4**) maximum funneling과 shortest residual cervical length를 측정치로 삼아야 한다.

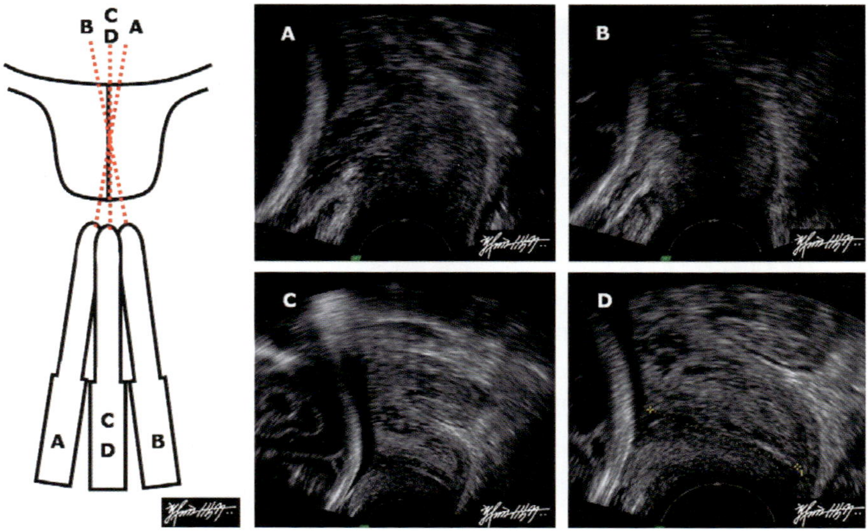

Figure VIII-1. Good and bad measurement of the cervical length. 가장 정확한 **cervical length measurement**를 하기 위한 **tip** 중 하나는 초음파 **probe**를 좌우로 돌려 보아 정중앙 화면을 찾아 측정하는 것이다 **(CSJ). (A)**와 **(B)**는 각각 초음파 **probe**가 오른쪽, 왼쪽으로 치우쳐진 상태에서 측정한 것이다. **(C)**는 정중앙에서 측정하기는 했지만 **cervix**를 너무 작게 잡았다. **(D)**와 같이 보고자 하는 구조물이 화면을 가득 채우게 하는 것이 바람직하다 **(CSJ).**

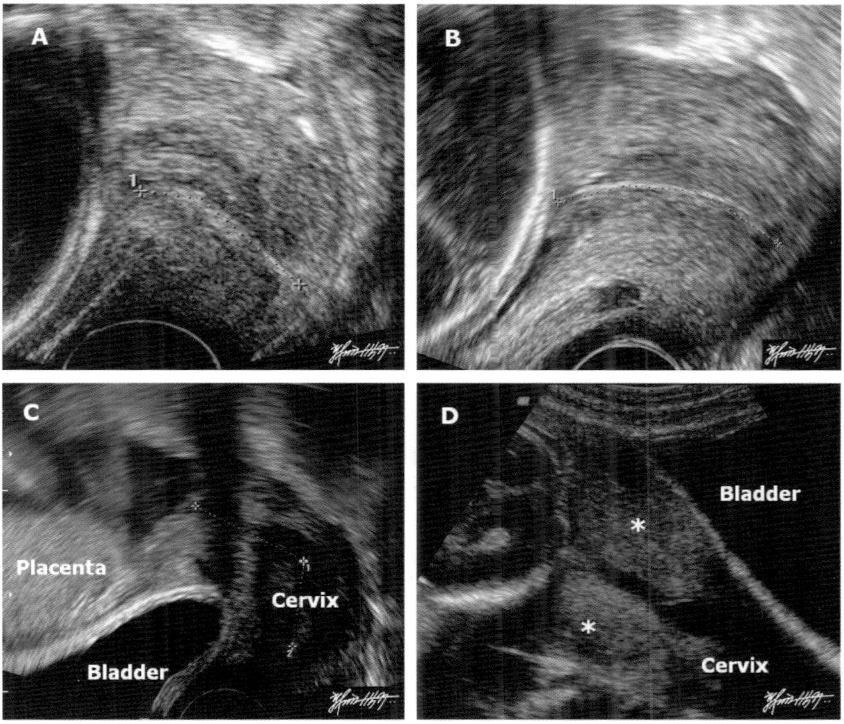

Figure VIII-2. (A, B) Normal cervical length measurement. (C) Bladder가 채워져 있는 경우에는 **bladder**가 **cervix**를 눌러서 실제 길이보다 더 길게 측정될 수 있다. **(D) TA-USG**로도 **cervical length**를 측정할 수는 있으나 **bladder**를 채워야 잘 보이므로 정확한 측정이 어려운 경우가 많다. 특히 **uterine low segment**의 **contraction (*)**을 **cervix**로 오인하지 않아야 한다 **(CSJ).**

2) Cervical fibronectin과 함께 preterm delivery risk를 평가하는데 가장 유용한 방법.
   ① Asymptomatic patient에서 PTD risk 평가: Cervical length가 가장 유용
   ② Symptomatic patient에서 PTD 평가: Cervical fibronectin이 가장 유용
3) Cervical length measurement는 전반적으로 specificity는 높으나 sensitivity와 positive predictive value는 비교적 낮다. 다만 high-risk에서는 cutoff를 25 mm 미만으로 잡을 때 비교적 sensitivity와 PV가 증가하여 preterm delivery의 2nd trimester screening test로 유용한 것으로 여겨진다.

2. Funneling

1) Avoid: Over distended bladder, contraction of the lower segment, undue pressure on the cervix using TV-USG.

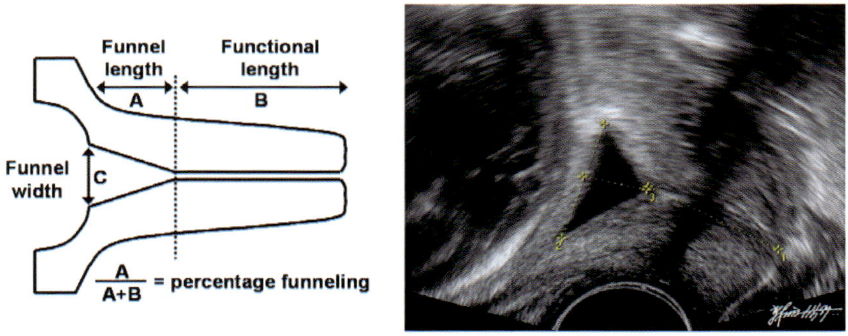

Figure VIII-3. Measurement of the uterine cervix with funneling (From Berghella et al. Ultrasound Obstet Gynecol 1997). Shortened cervical length (2.3 cm) with funneling (width = 2.15 cm, length = 1.05 cm) at 27 weeks of gestation. Percentage = 31.3%

➢ **TYVU**: Cervical length shortening & funneling의 단계 (**T**rust **Y**our **V**aginal **U**ltrasound)

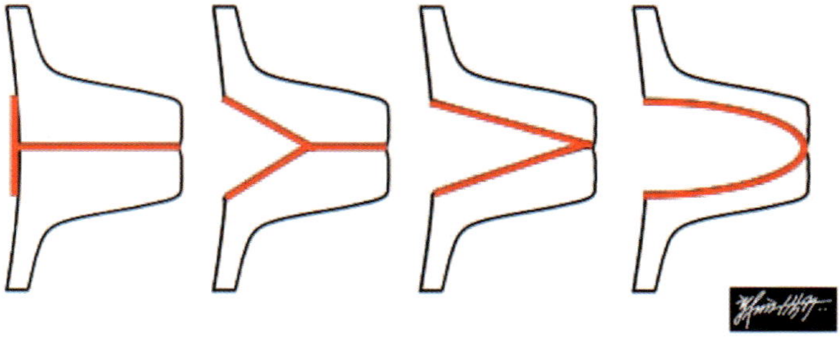

Figure VIII-4. TYVU. Modified from Zilianti et al. J Ultrasound Med 1995.

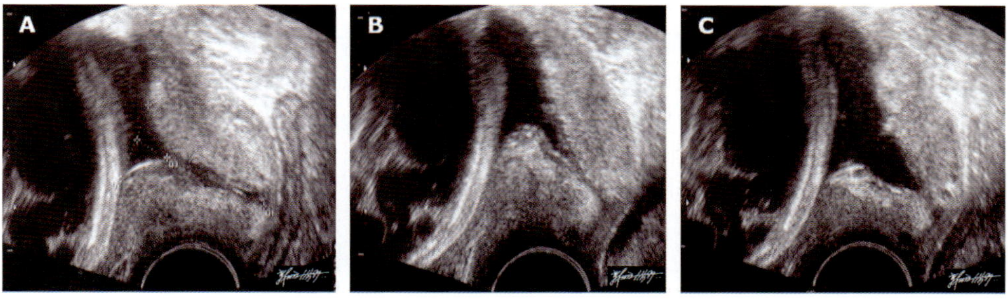

Figure VIII-5. Progressive shortening of cervical length during uterine contraction in real-time. Amnionic sac이 dilated cervix 내로 밀고 내려오는 것을 관찰할 수 있다 (CSJ).

3. Cervical Arteriovenous Malformation (AVM) (A case)

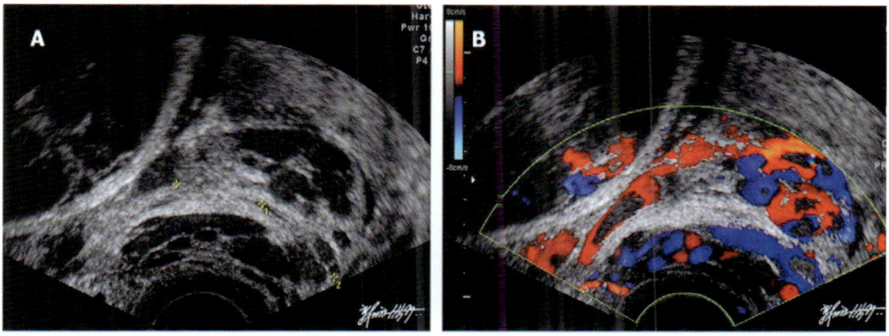

Figure VIII-6. Cervical AVM diagnosed at 35+4 weeks of gestation. (A) Multiple anechoic lesions in the cervix. (B) Color Doppler에서 **(A)** 초음파 소견은 **flow velocity**가 높은 **vessel**들임이 관찰되었다. 이 **case**는 **low-lying placenta**로 **C/S**을 하였는데, **postpartum hemorrhage**가 발생하여 **bilateral uterine artery embolization**을 시행하였다. 그러나 **vaginal bleeding**이 지속되어 확인한 결과 **cervical AVM**에서 **rupture**된 **vessel**에서 **bleeding**이 계속되어 **vaginal approach**로 **vessel**을 **direct puncture** 한 후 **glue**와 **Lipiodol**을 **mix** 한 용액을 **injection**하여 **embolization**을 시행 후 **bleeding**이 멈추었다 **(CSJ).**

IX. Normal Fetal Anatomy (Fetal Anomaly Screening)

이 Chapter에는 임신 중기에 시행하는 fetal anomaly screening ultrasound 시에 확인해야 하는 normal fetal anatomy를 저자가 평소 초음파를 볼 때의 순서에 따라 설명하였다. 단, normal fetal heart evaluation 등 일부는 각 system 또는 organ 별 chapter의 비정상 소견과 함께 기술되어 있다.

1. Head and Neck

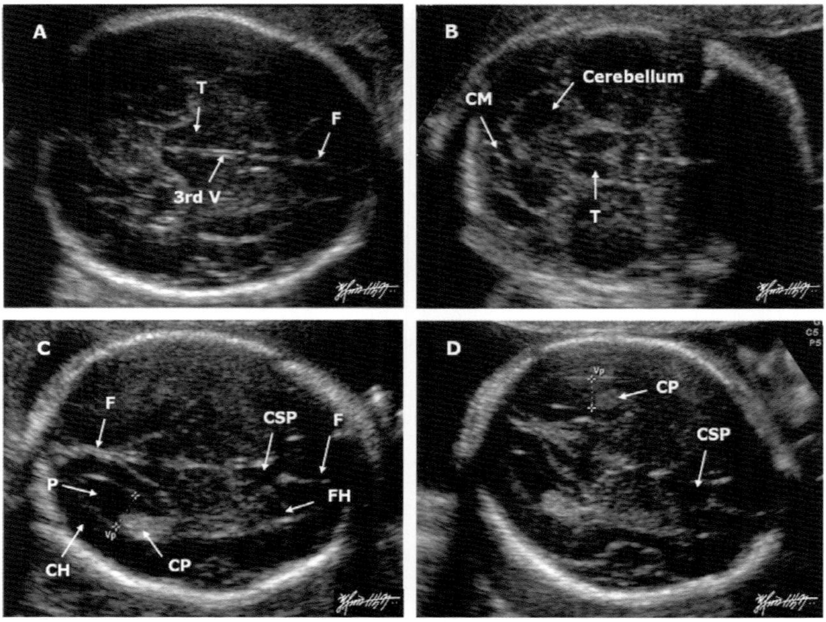

Figure IX-1. Normal transverse cerebral views. Uterus, adnexa, placenta, amniotic fluid evaluation을 끝내고 fetus에게로 넘어가면 가장 먼저 확인하는 것이 fetal brain이다. Fetal brain ultrasound에서 가장 중요한 세가지 plane은 (A) transthalamic plane, (B) transcerebellar plane 그리고 (C) transventricular plane이다. 가장 먼저 transthalamic plane에서 BPD와 HC를 측정하고 약간 cranial 방향으로 plane을 올려서 transventricular plane에서 lateral ventricle의 posterior horn (P)에서 AP diameter를 측정한다.

측정법> ① Transventricular view에서 lateral ventricle의 atrium의 transverse diameter를 측정.

② USG transducer의 distal atrium에서 choroids plexus (CP)의 glomus level에서 측정.

③ Caliper를 ventricle wall의 내측에 위치하게 하여 cavity에 직각이 되도록 한다.

이때 proximal lateral ventricle의 atrial diameter는 (C)와 같은 화면에서는 proximal skull의 shadowing (NRA; near-calvarial reverberation artifact) 때문에 측정이 어렵다. 이런 경우 (D)와 같이 interhemispheric fissure의 axis를 화면에서 30° 가량 비스듬하게 돌리면 잘 보인다 (CSJ). 위 세가지 plane과 FigureIX-2의 coronal 및 sagittal plane에서 cavum septum pellucidum (CSP), third ventricle, thalamus (T), interhemispheric fissure (falx; F), cerebral hemisphere (CH) 등에 이상은 없는지 확인한다.

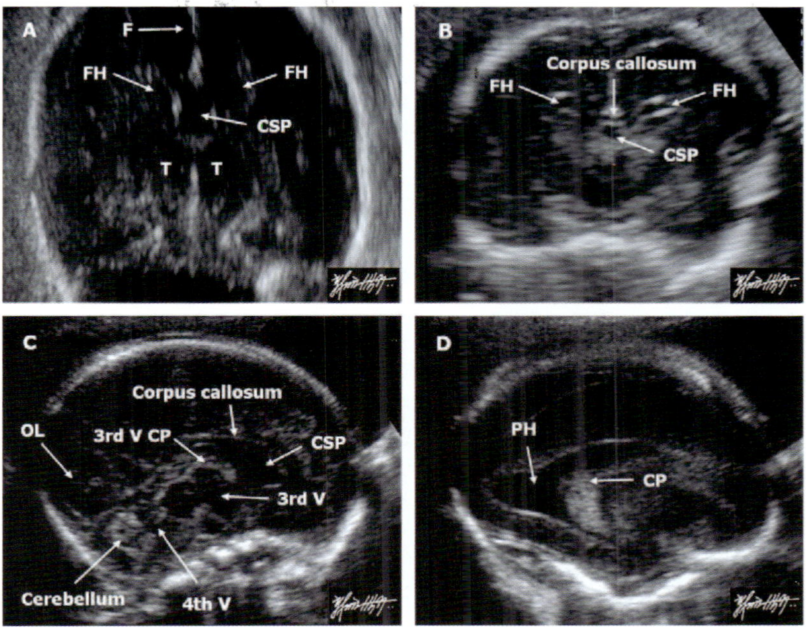

Figure IX-2. Normal coronal and sagittal cerebral views. (A, B) Coronal planes. (C) Midsagittal plane. (D) Parasagittal plane. Corpus callosum이나 **CSV**는 **coronal plane**이나**sagittal plane**에서 확인하기 쉽다. 단, **coronal plane**이나 **sagittal plane**은 초음파 **beam**이 태아의 **cranium** 위에서 들어가게 해야 위의 사진과 같이 비교적 선명하게 보인다. **(CP: choroid plexus, CSP: cavum septum pellucidum, F: falx, FH: frontal horn of lateral ventricle, PH: posterior horn of lateral ventricle, OL: occipital lobe, T: thalamus, V: ventricle)**

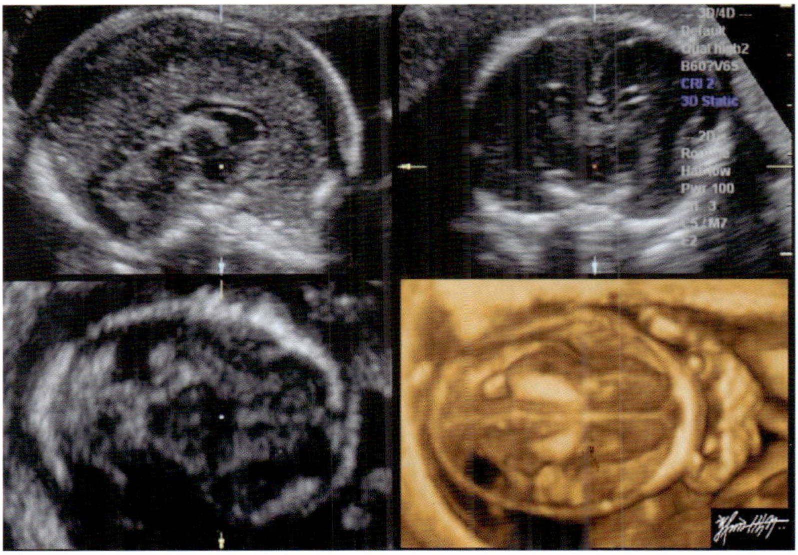

Figure IX-3. 3D sectional images of the normal fetal brain. 태아가 두 손으로 얼굴을 가리고 있다 **(CSJ).**

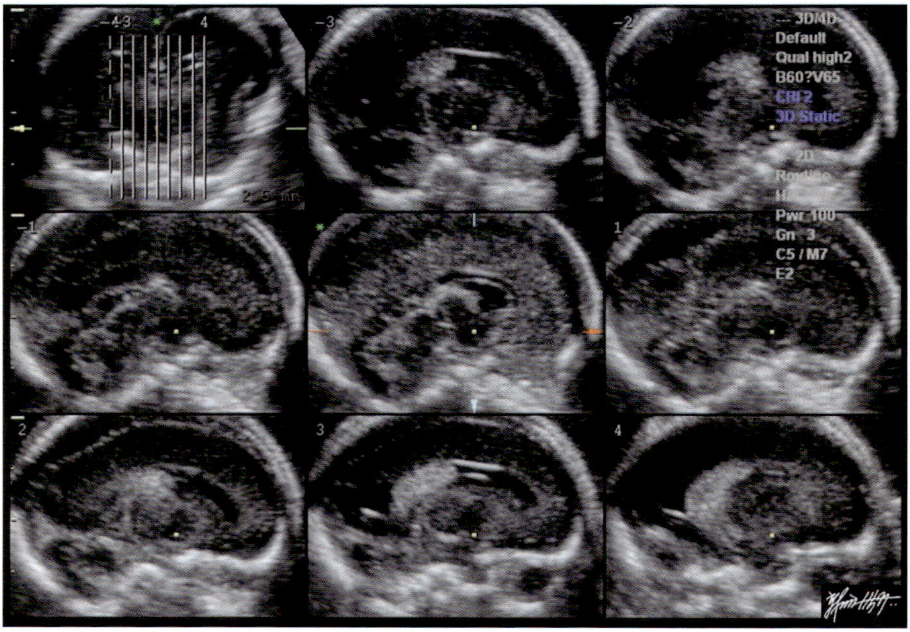

Figure IX-4. 3D TUI images of the normal fetal brain in sagittal view.

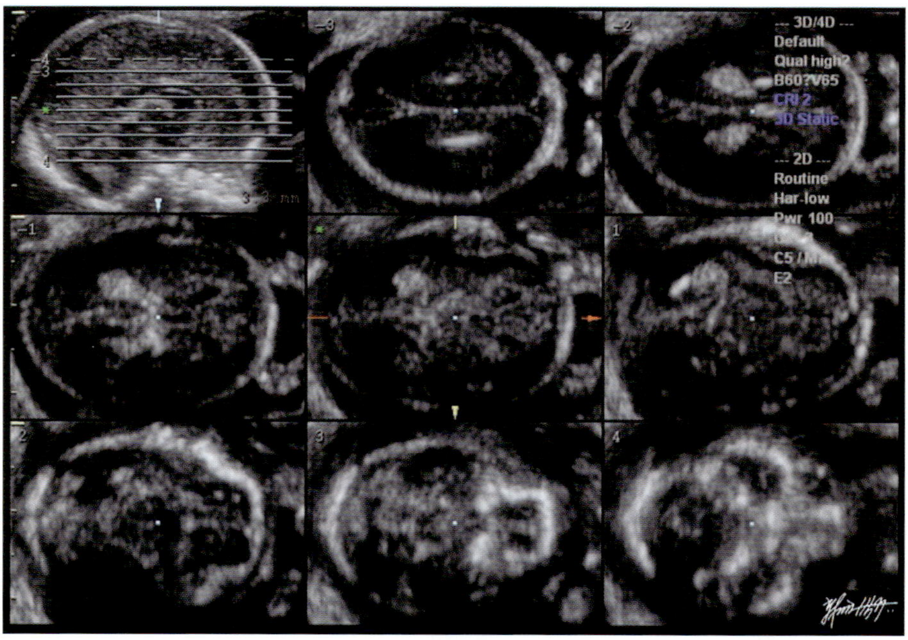

Figure IX-5. 3D TUI images of the normal fetal brain in transverse view.

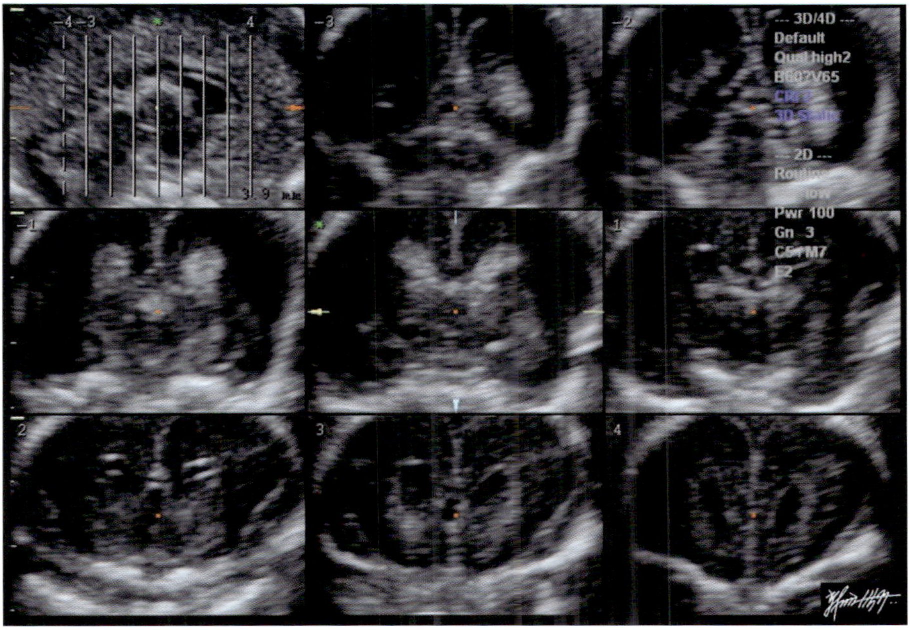

Figure IX-6. 3D TUI images of the normal fetal brain in coronal view.

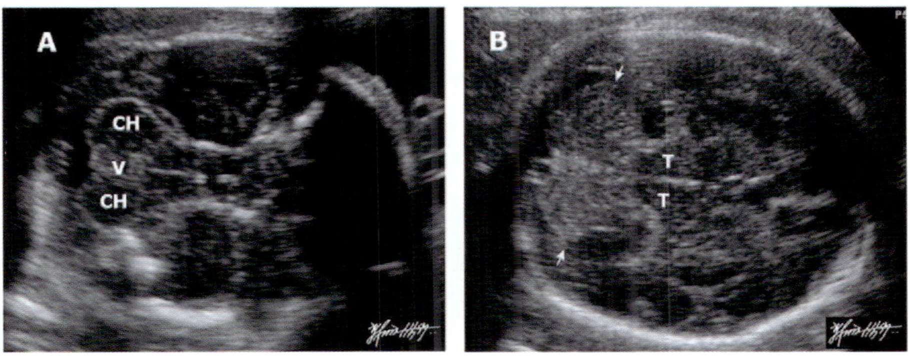

Figure IX-7. (A) Normal cerebellar hemispheres (CH) and vermis (V). (B) Cerebellar hemisphere gyrus. Cerebellar vermis (V)는 9주에 midline-fusion에 의해 superior에서 inferior 방향으로 발생하기 시작하여 15주에야 완성된다. 14~20주에서는 임신 주수와 cerebellar diameter (mm)가 같다.

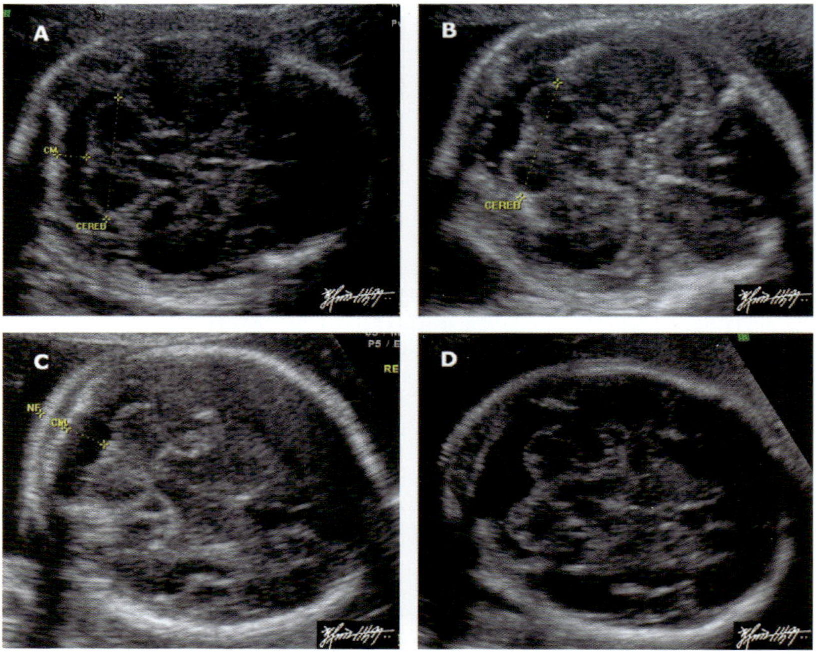

Figure IX-8. Normal cerebellum, cisterna magna (CM) and nuchal fold (NF) thickness. 보통 **20**주 전후 **screening USG** 시 **CM**과 **NF thickness**를 같은 화면에서 동시에 측정하는 것이 편하다. 이 때 주의할 점은 **(A)**처럼 **interhemispheric fissure**가 **horizontal**한 **plane**보다 **(B)**처럼 **10-15°** 가량 **oblique**한 **plane**에서 보면 **CM**의 경계와 **NF**의 경계가 분명해져서 길이 측정이 훨씬 용이하다. 단, **(C)**처럼 너무 기울이면 정상 크기의 **CM**이 크게 측정되는 경향이 있고, **NF**는 반대로 얇게 측정되는 경향이 있다 **(CSJ)**. **(D)**와 같이 **cerebellum**의 하단에서 **CM**을 측정하면 **CM**이 너무 크게 측정되어 **MCM**이나 **D-W malformation**으로 오인될 수 있으니 주의해야 한다 **(CSJ)**.

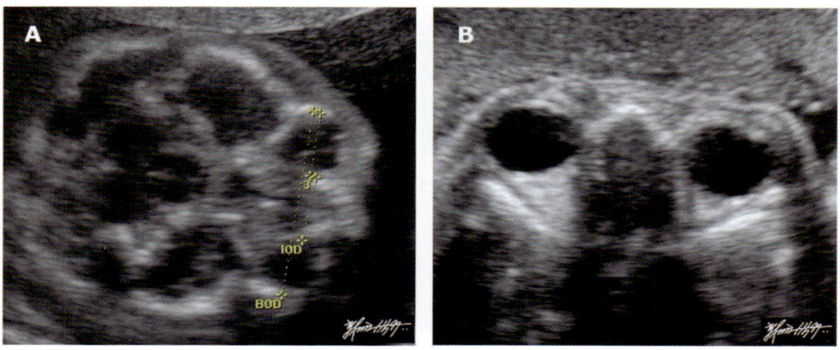

Figure IX-9. Transthalamic plane에서 **caudal** 방향으로 약간 내려가면 **fetal orbits**을 관찰할 수 있다. **(A) Axial plane**에서 **biocular diameter (BOD), interocular diameter (IOD) and intraocular diameter**를 측정한다. **Interocular distance**와 **ocular diameter**는 서로 비슷하지만 **interocular distance**가 약간 크다. **(A)**보다 **(B)**와 같이 **fetal face**가 초음파 **transducer** 방향으로 보고 있을 때 더 쉽게 측정할 수 있다 **(CSJ)**.

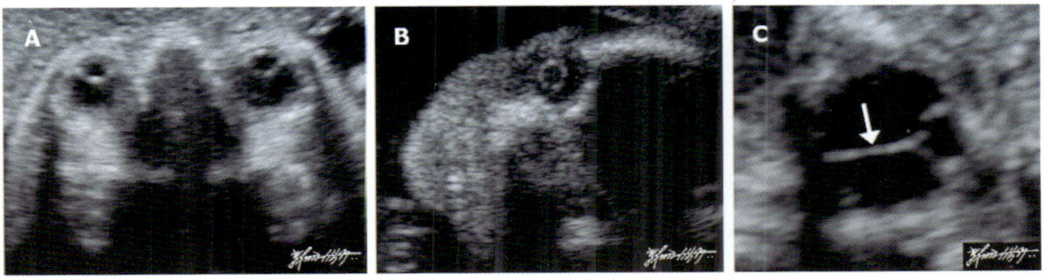

Figure IX-10. Normal fetal lens. (A) Transverse plane. (B) Coronal plane. (C) Hyaloid artery (arrow). 정상 **fetal lens**는 **margin**의 **echo** 때문에 반지 모양으로 보인다. 만약 동전처럼 내부의 **echo**가 증가되어 있으면 **cataract**를 의심해야 한다 **(CSJ).**

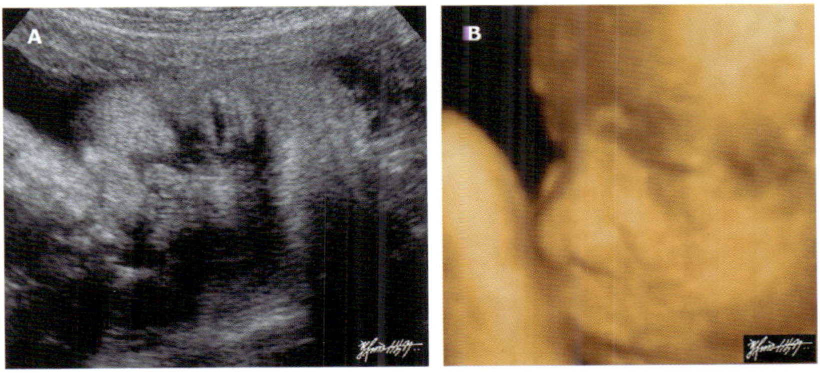

Figure IX-11. (A) Normal Palpebral fissure(s). (B) Opening of the eyelids (3D image)

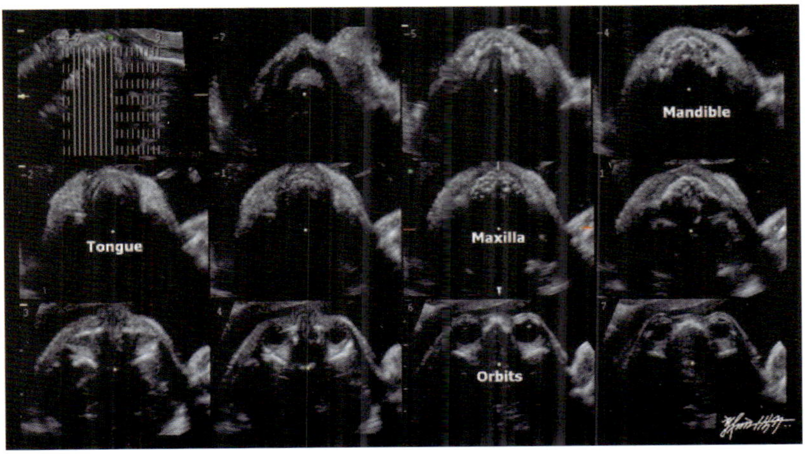

Figure IX-12. Fetal orbit evaluation이 끝나면 그 **plane**에서 약간 아래로 내려가면 **maxillary arch**의 **tooth socket**들이 보이고, 여기에서 더 아래로 내려가면 **mandibular arch**가 보인다. 이 **TUI scan**은 태아의 턱에서 **orbit**방향으로 **mandible, tongue, maxilla, orbit**을 **serial**하게 관찰하는 법을 보여준다.

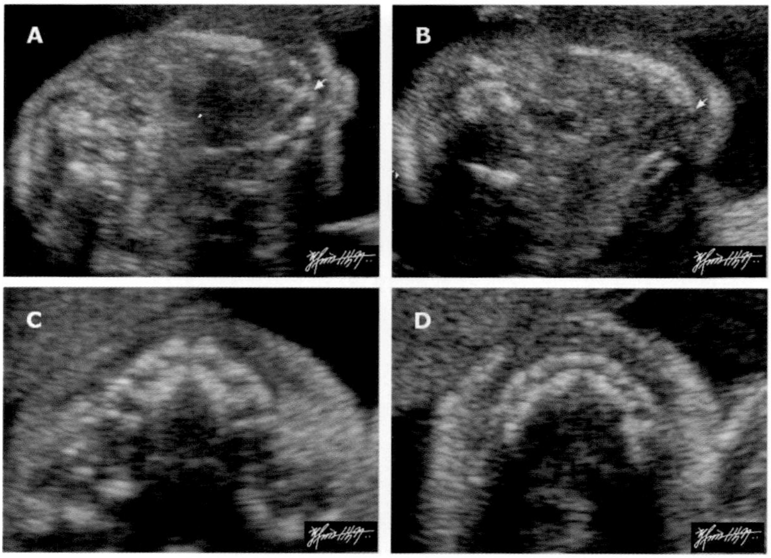

Figure IX-13. Normal maxilla (A, C) and mandible (B, D). Fetal orbit과 마찬가지로 **(C, D)**처럼 **fetal face**가 **USG probe**를 향해 누워 있을 때 훨씬 보기 편하다. 반면, **(A, B)**처럼 **fetal face**가 측면을 보고 있는 경우에는 **posterior acoustic shadowing** 때문에 **false positive cleft**로 보일 수 있으니 주의해야 한다 **(CSJ).**

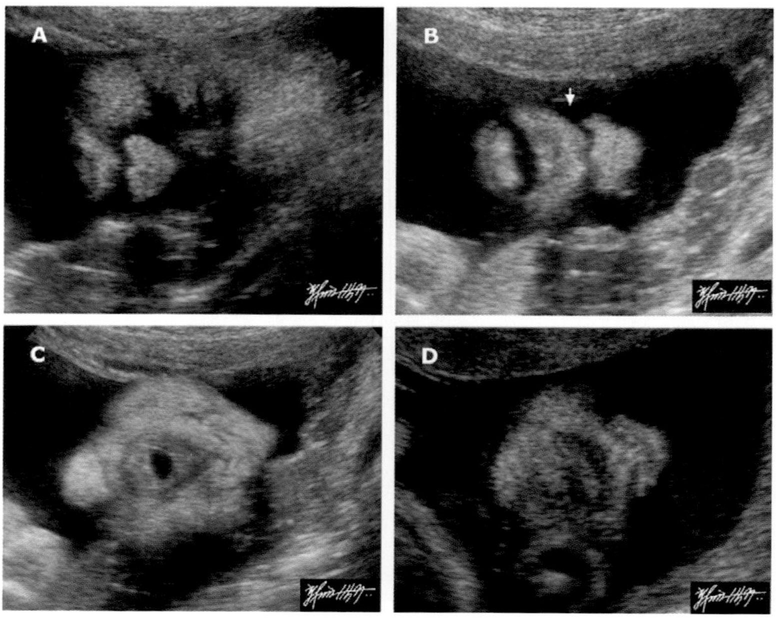

Figure IX-14. Normal face and lips. Transverse cerebral plane에서 **probe**를 **90°**로 돌려 전진시키면 **fetal face**를 쉽게 볼 수 있다. **(A, B)** 두 콧구멍과 윗입술을 확인함으로써 **cleft lip** 유무는 쉽게 알 수 있다. 단 **(C, D)**와 같이 위 아래 입술의 양쪽 끝이 다 보이고 입술의 두께까지 확인 될 수 있도록 화면을 잡는 것이 바람직하다 **(CSJ).**

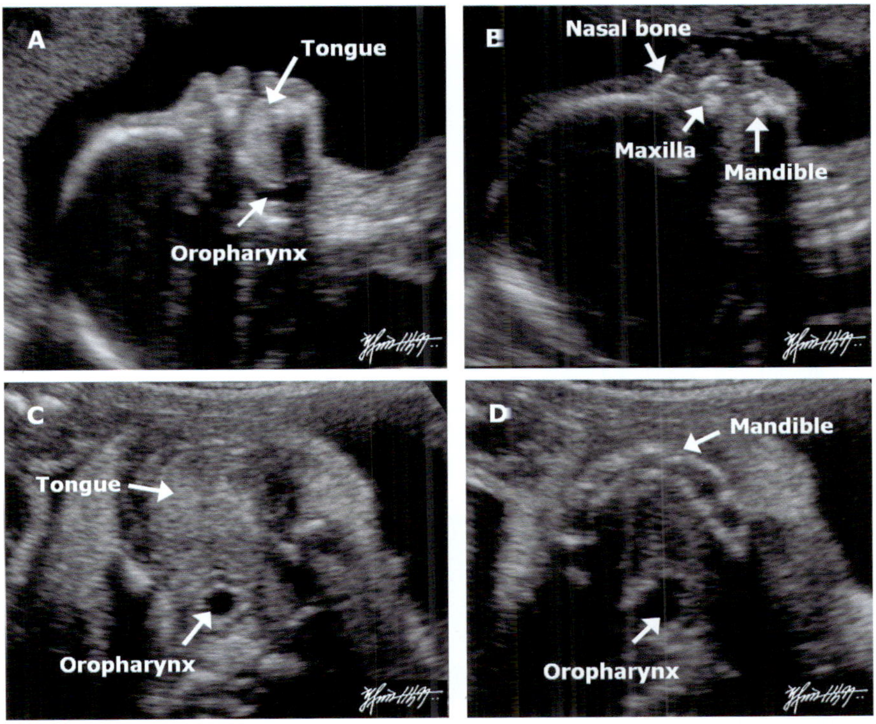

Figure IX-15. (A, B) Sagittal plane에서 **fetal nose and nasal bone, lips, maxilla, mandible and jaw, tongue, oropharynx, anterior neck** 등을 확인할 수 있다. **(C, D) Axial plane**에서 **fetal tongue (*), mandible** 및 **oropharynx**를 확인할 수 있다 **(CSJ).**

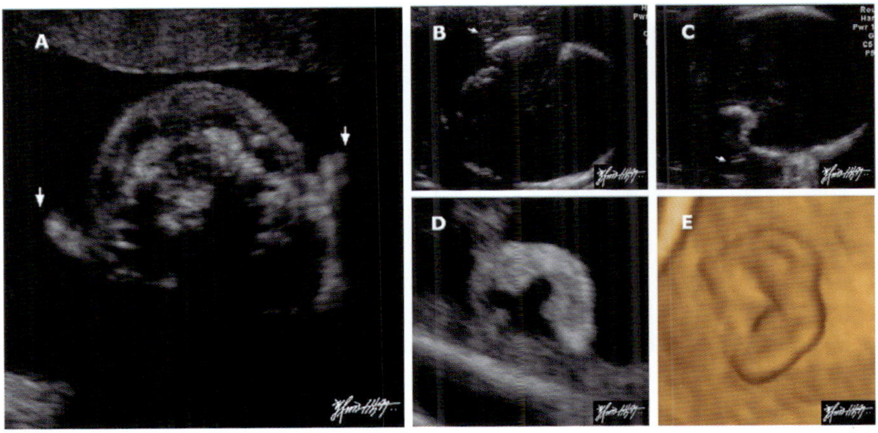

Figure IX-16. Normal fetal ear(s). 태아의 귀는 **(A)**처럼 태아의 정면 또는 뒤통수가 **USG beam**을 향하고 있는 경우가 확인하기 쉽다. **(B, C)**처럼 태아의 머리가 옆으로 누워 있는 경우에는 태아의 귀가 자궁이나 태반에 가려서 잘 보이지 않지만 태아가 머리를 움직일 때는 위의 사진처럼 보여주기도 한다. **(D) Sagittal plane. (E) 3D image.**

2. Chest (Heart는 Chapter XII. Heart의 1. Normal Heart 참조)

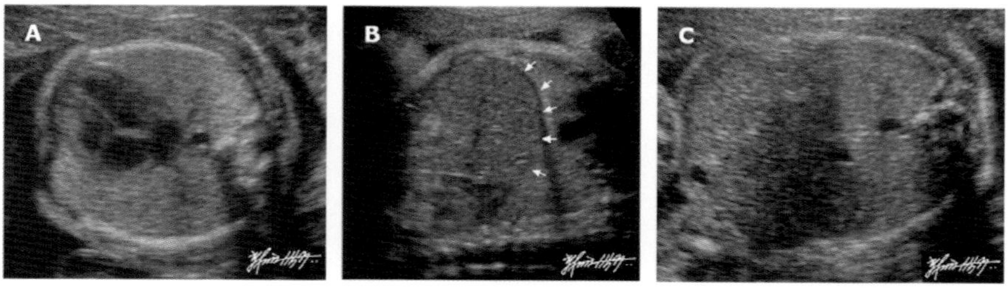

Figure IX-17. Normal fetal chest. (A) 4CV level에서의 scan이 chest size와 lung status를 평가하기에 가장 좋다. 정상 fetal lungs은 symmetric하고homogenous medium-level echogenicity를 보이며 임신주수가 증가할수록 echogenicity가 증가한다. (B) Diaphragm은 sagittal view에서 관찰하기 편하고, fetal lung과 liver 또는 spleen 사이에 smooth, hypoechoic muscular margin으로 나타난다. (C) Coronal view.

3. Abdomen

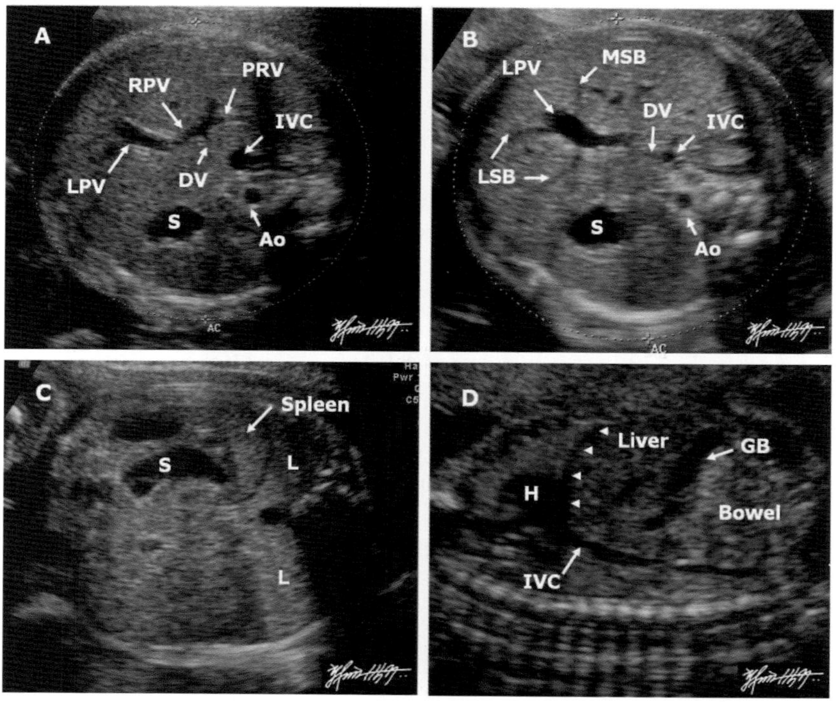

Figure IX-18. Normal abdomen. (A, B) Liver and portal circulation (Ao: Aorta, DV: ductus venosus, IVC: inferior vena cava, LPV: left portal vein, LSB and MSB: lateral and medial segmental branches, PRV: posterior division of RPV, RPV: right portal vein, S: stomach). (C) Spleen은 stomach 뒤에 있고, liver와 거의 isoechoic하다 (L: lung base). (D) Sagittal image에서 diaphragm (arrow heads)이 intact 한지 확인한다 (GB: gall bladder, H: heart). IVC, DV, hepatic vein의 관계는 Figure IV-3를 참조할 것.

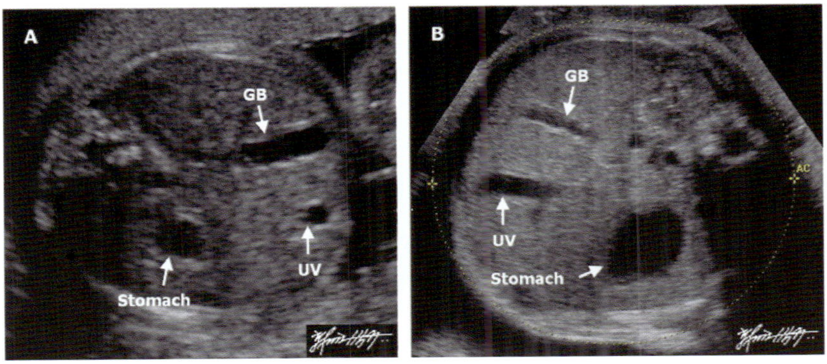

Figure IX-19. Normal gall bladder (arrow). 20주 이상에서는 대부분에서 타원형의 무 에코의 담낭을 볼 수 있는데 안 보여도 비정상은 아니다.

4. Genitourinary System

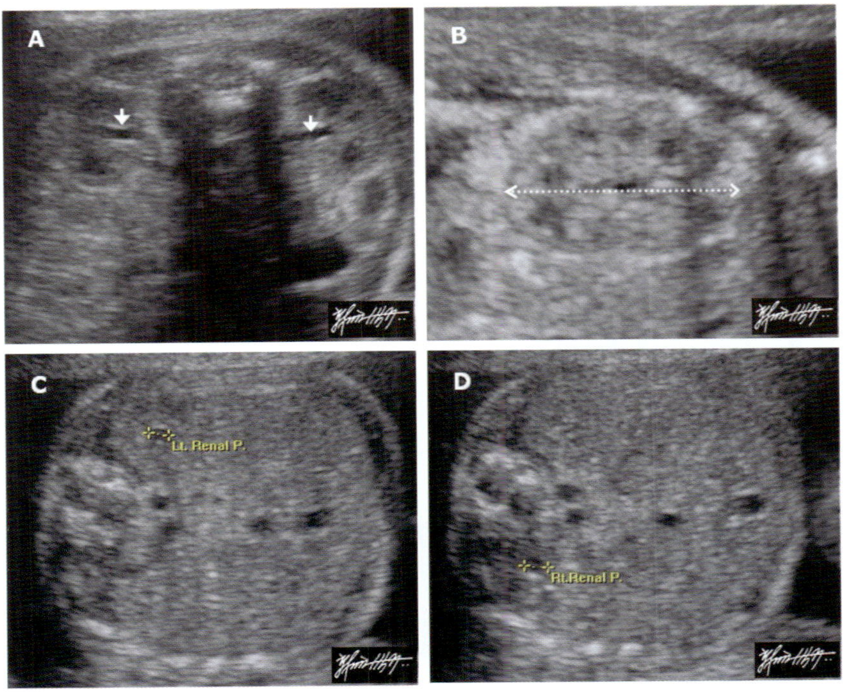

Figure IX-20. Normal kidneys and measurement of renal pelvis. (A) Fetus가 임산부의 등쪽으로 엎어져 있는 **prone position**일 때 **spine** 양 옆으로 **kidney**가 가장 잘 보이고, **renal pelvis (arrows) AP diameter** 측정이 편리하다. **(B) Longitudinal diameter of kidney. (C, D) Fetus**가 곁으로 누워 있는 **lateral position**에서는 **USG probe**에 가까운 **kidney**는 쉽게 보이나 먼 쪽 **kidney**는 **spine shadow**를 피해서 봐야 하고, **(A)**와 같이 태아의 등쪽에서 본 **plane**보다 **renal pelvis AP diameter**가 약간 **overestimation** 되는 경향이 있다 **(CSJ).**

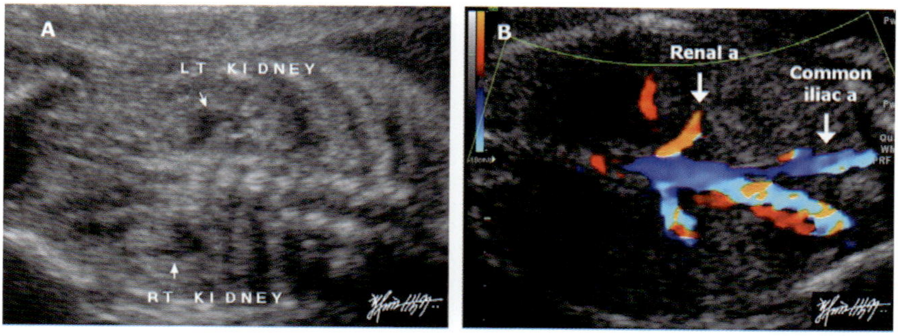

Figure IX-21. (A) Fetus가 옆으로 누워 있어서 **USG probe**에 먼 **kidney** 확인이 쉽지 않을 때는 **coronal view**가 도움이 된다. 단, **renal pelvis AP diameter**를 측정할 수는 없으나 **coronal plane**에서의 **renal pelvis** 모양만으로 **hydronephrosis** 유무는 쉽게 알 수 있다. **(B) Kidney evaluation**에서 가장 큰 문제는 **kidney**가 잘 보이지 않는 상태에서 다른 **artifact**를 **renal pelvis**로 착각하는 것이고, 실제 **unilateral renal agenesis** 태아의 산전 초음파에서 양측 **kidney**와 **renal pelvic AP diameter** 측정치가 적혀 있는 것을 본적이 있다. **Fetus**의 위치 때문에 어떻게 해도 **kidney**가 잘 보이지 않을 때는 **color Doppler**로 **bilateral renal artery**를 확인하는 것이 좋은 방법이다.

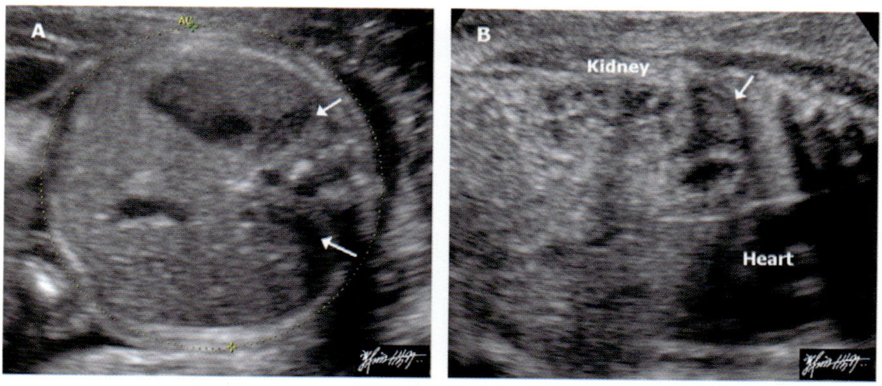

Figure IX-22. Normal adrenal glands (arrows) (A) Axial view. (B) Sagittal view.

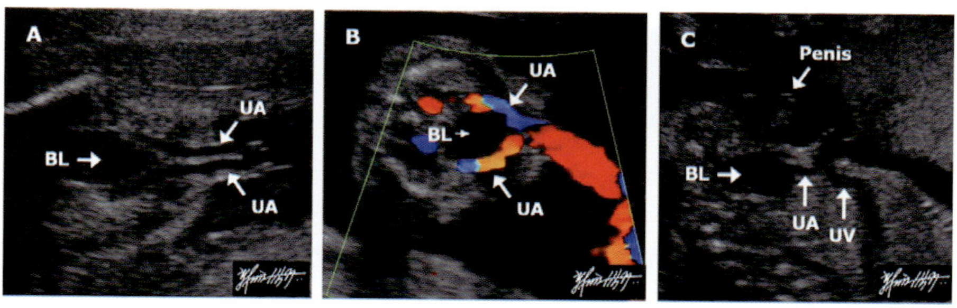

Figure IX-23. (A) Normal bladder and two umbilical arteries (UA). 두 **umbilical arteries**가 **bladder** 양 옆으로 갈라지는 모습이 정상이다. **(B) Color Doppler image and (C) Sagittal image of the normal UC insertion.**

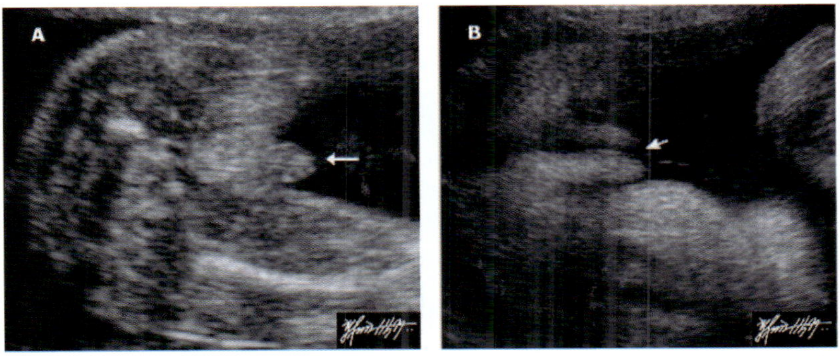

Figure IX-24. External genitalia. (A) Male (penis). (B) Female (labium major). External genitalia는 태아가 다리를 벌리고 잘 보여주는 경우 빠르면 early 2nd trimester부터 볼 수 있다.

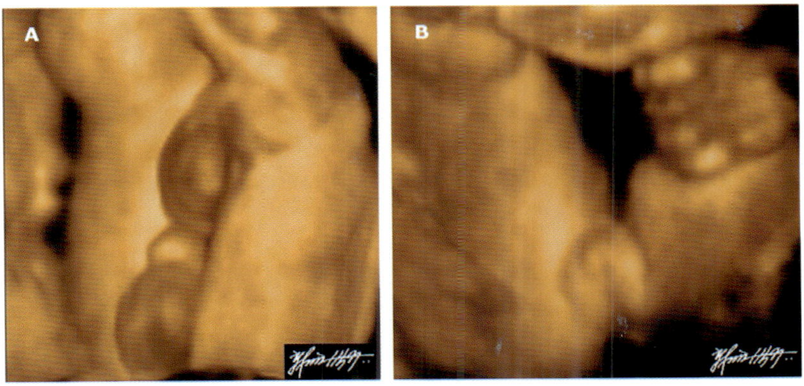

Figure IX-25. 3D images of fetal external genitalia. (A) Penis and scrotum. (B) Labium major.

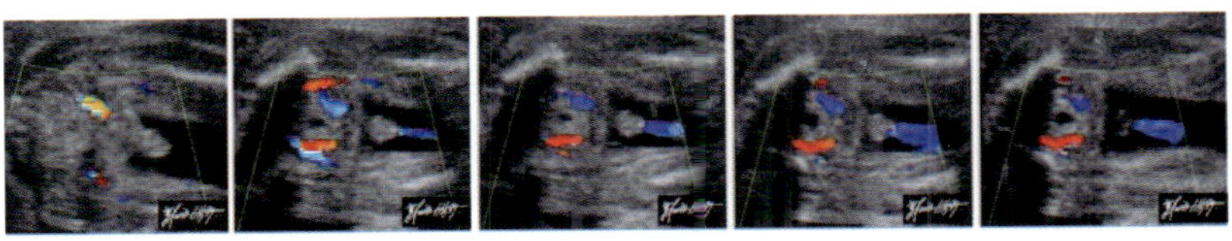

Figure IX-26. Urination in real-time

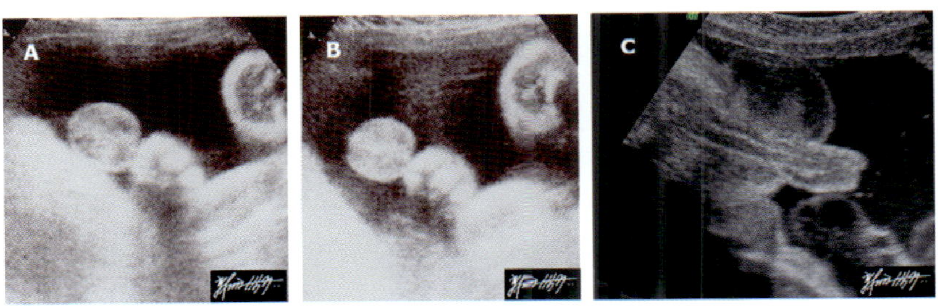

Figure IX-27. Precocious fetus. (A, B) Fetus is grasping the penis. (C) Erected (?) penis. Just a joke (CSJ)!

5. Extremities and Spines

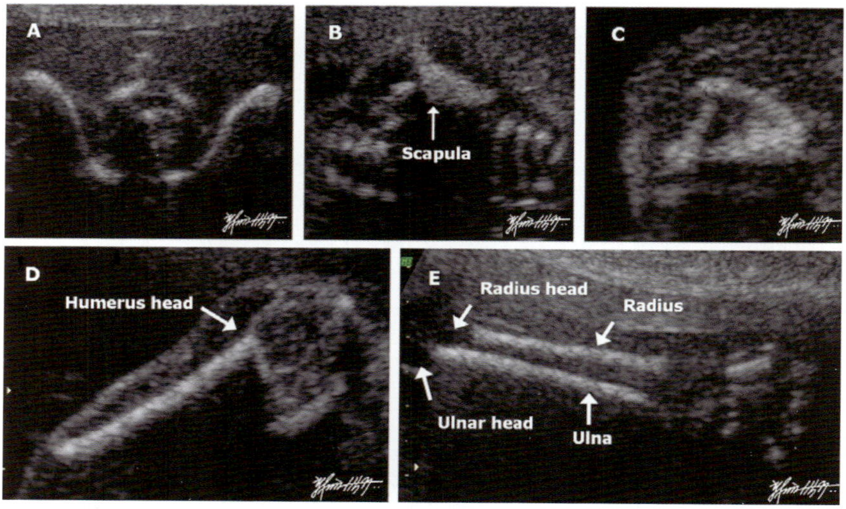

Figure IX-28. Normal clavicles, scapula and upper extremity. (A) Clavicles. (B, C) Scapula. (D) Humerus. (E) Radius and ulna.

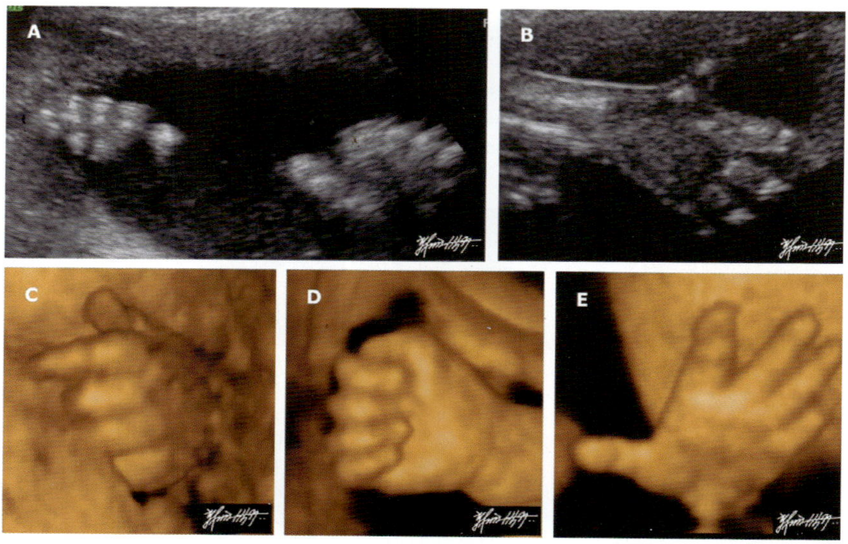

Figure IX-29. Normal fetal hands. (A) Both hands and ten fingers. 태아가 주먹을 쥐고 있는 경우에는 위의 사진과 같이 다섯 손가락을 한꺼번에 보기가 쉽지 않다. 이런 경우에는 손등 쪽에서 네 개의 손가락을 확인하고 엄지를 따로 확인 하는 것이 편리하다. **(B)** 태아가 손바닥을 펴고 있는 경우에는 다섯 손가락을 확인하기 편하다. **(C-E)** 가위, 바위, 보!

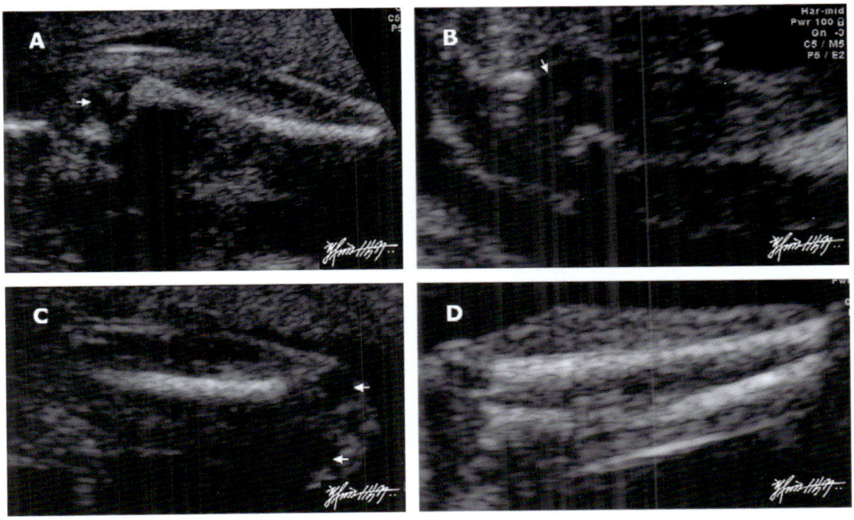

Figure IX-30. Normal lower extremity. (A, B) Femur and femoral head (small arrow). (C) Distal femur and heads of tibia and fibula (small arrows). (D) Tibia and fibula.

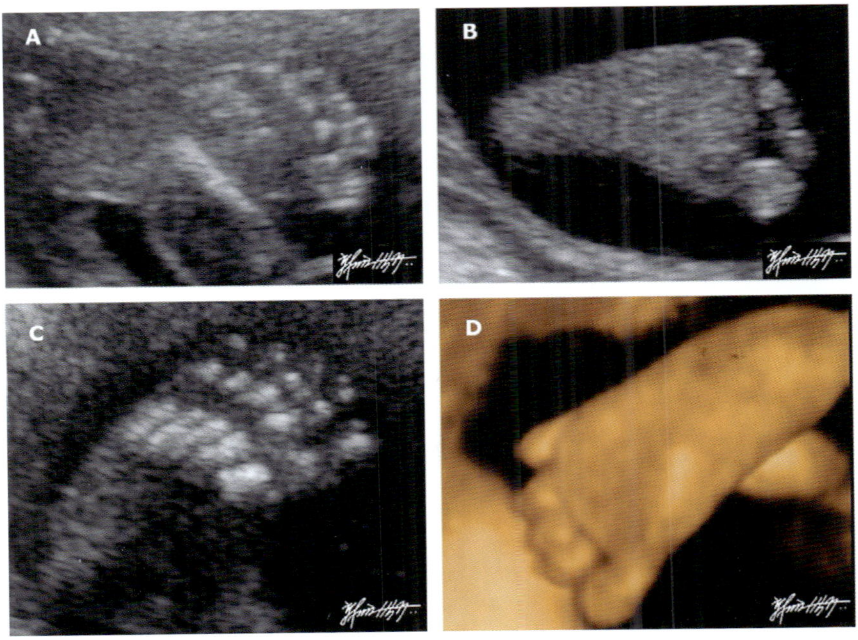

Figure IX-31. Normal fetal feet. (A, B) 발바닥이 초음파 화면에서 수평을 이룬 경우 발가락의 모양과 개수를 확인하기 편하다. **(C)** 발바닥이 초음파 화면에서 수직 방향에 있는 경우에는 **metatarsal bone**과 **phalanges** 확인이 더 편하다. **(D) 3D image of the sole.**

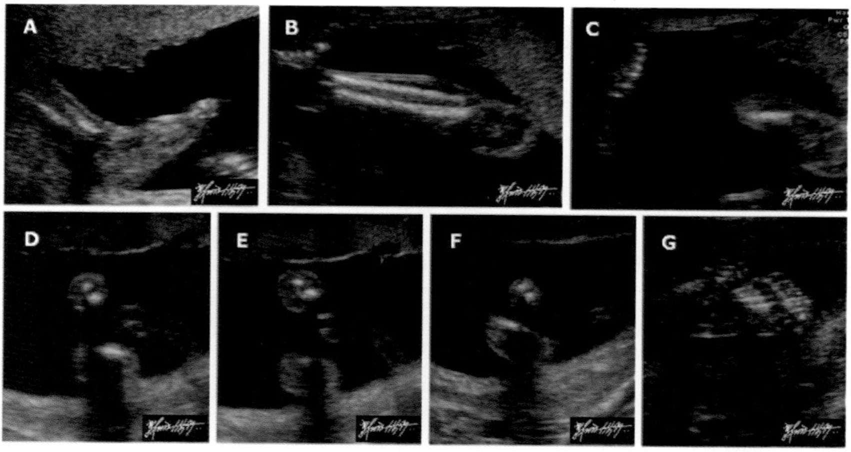

Figure IX-32. Normal tibia, radius and foot. Clubfoot 여부를 확인하기 위한 방법. ① **Sagittal image**에서 **lower leg**와 **foot**의 각도가 **90°**를 이루는지 확인한다. ② **(B)**와 같이 **tibia**와 **fibula**를 **coronal plane**에서 확인하고 초음파 화면을 앞쪽으로 이동하여 **(C)**처럼 발가락의 단면이 **tibia**와 **fibula**와 수직을 이루는지 확인한다. **(B)**에서 보이는 발가락은 반대쪽 발가락이다. ③ **Tibia**와 **fibula**의 **axial plane (D-F)**에서 발바닥 방향으로 내려오다가 **(G)**와 같이 발바닥 평면을 확인한다 **(CSJ).**

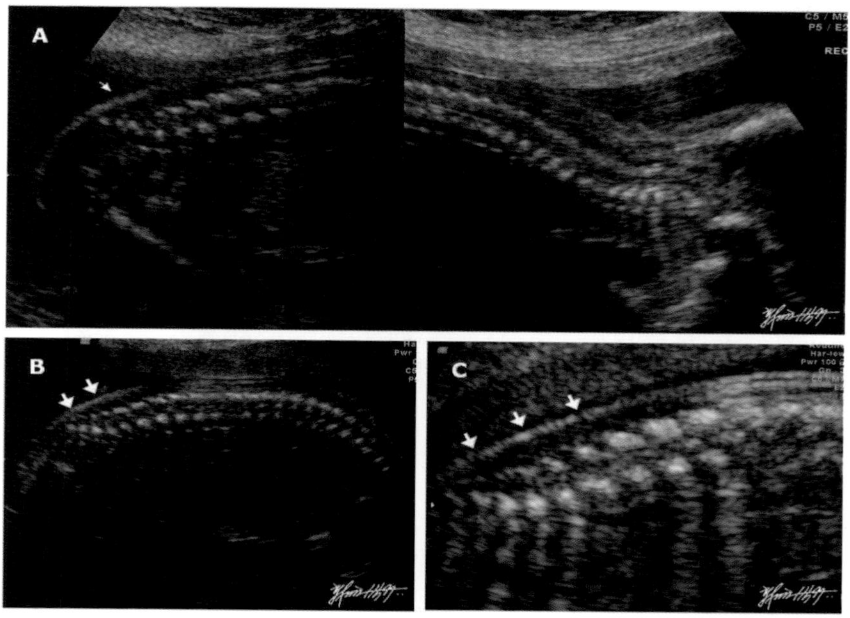

Figure IX-33. Normal spine. (A) Cervical and thoracic spine의 **sagittal image**와 **lumbar and sacral spine**의 **sagittal image**를 합성한 사진. 두 개의 평행선 **(anterior**의 **vertebral body**와 **posterior**의 **lateral process ossification center)**으로 보이는 것이 정상이다. **(B, C) Spina bifida** 여부를 확인하기 위해서는 **spine** 뿐 아니라 **spine**을 덮고 있는 **skin (arrows)**의 **integrity**도 확인해야 한다 **(CSJ).**

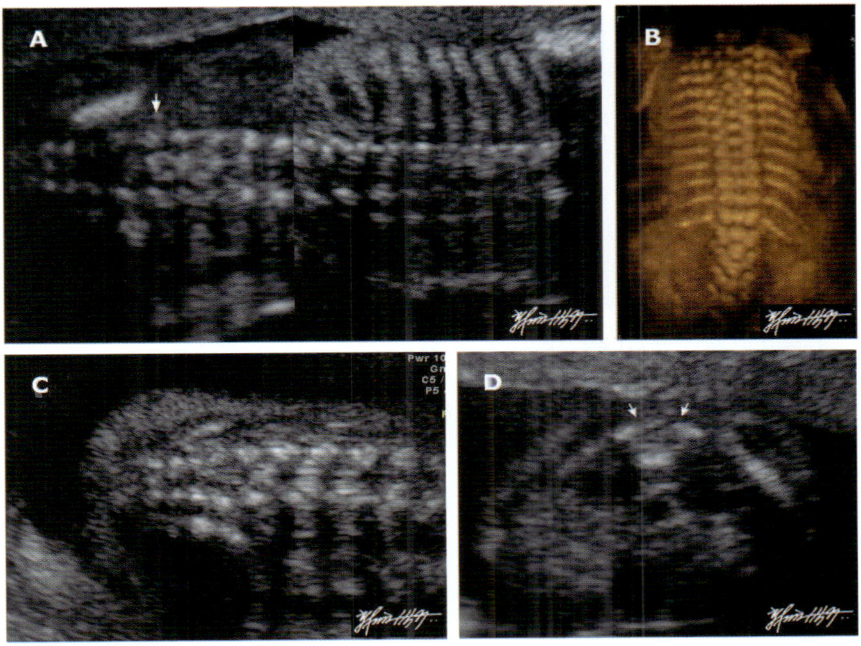

Figure IX-34. Normal spine. (A) Thoracic spine의 coronal image와 lumbar and sacral spine의 coronal image를 합성한 사진. (B) 3D image of the normal spine. Spine과 rib의 detailed configuration은 3D USG를 이용하면 쉽게 확인할 수 있다. (C) Normal lumbosacrum은 caudal 방향으로 갈수록 좁아진다. 이때 iliac bone에 의한 shadowing을 적절히 피해서 image를 얻어야 한다. (D) Normal axial image of the spine. Lateral processes가 한자 팔(八)처럼 보이는 것이 정상적이다.

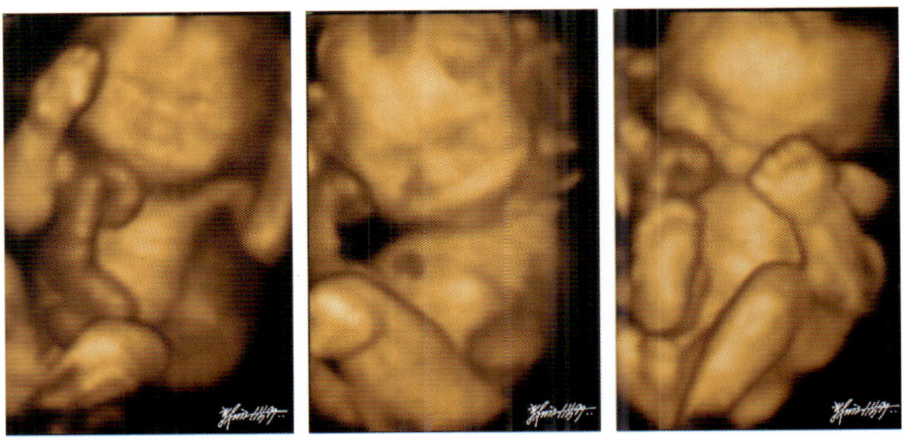

Figure IX-35. Dancing fetus at 22 weeks of gestation.

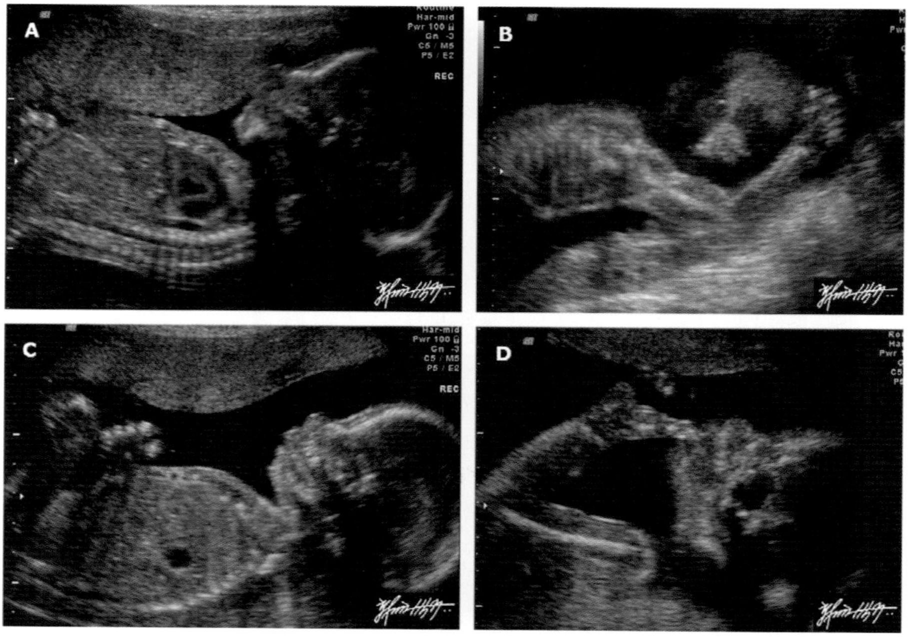

Figure IX-36. 지금까지의 초음파 사진과 설명 이외에 **uterus, adnexa, placenta, umbilical cord, fetal presenting part, amniotic fluid index, biometry (BPD, HC, AC, FL, HL etc.), fetal heart evaluation**까지 포함하면 **midtrimester routine fetal anomaly screening ultrasound**가 완료된다. 태아의 위치가 좋고 임산부가 **obese**하지 않은 경우 **screening ultrasound**에 걸리는 시간은 약 **20**분 내외이지만, 태아의 위치가 항상 좋은 것은 아니어서 **30**분 이상 걸리는 경우도 흔하다. 보통 상기 초음파 사진 순서와 마찬가지로 태아의 머리에서 발 쪽, 즉 위에서 아래의 순서대로 태아의 **anatomy**를 확인하는 것이 좋기는 하지만, 태아의 위치가 적합하지 않은 경우에는 다음의 **tip**을 사용하면 시간 절약도 되고 편하다.

(A)처럼 태아가 누워 있을 때 먼저 확인 할 것들: **orbit, maxilla, mandible, nasal bone, heart apical 4CV, 3VV, aortic arch view, ductal arch view, ductus venosus Doppler**

(B)처럼 태아가 엎드려 있을 때 먼저 확인 할 것들: **ears, spine, kidney and renal pelvis, aortic arch view, ductal arch view**

초음파 검사가 끝나면 예쁜 태아 사진을 임산부에게 챙겨 주는 것도 잊지 말자. 보통 중기 초음파를 시행하는 **18-22**주에는 **fetal face**의 **volume**이 충분하지 않아 예쁜 얼굴 사진을 찍기는 어렵다. 이 시기가 지나면 태아의 전부를 한 화면에 나타낼 수도 없으니 태아의 전신 또는 얼굴을 **(C)**와 같이 옆 모습으로 찍어 주는 것이 좋다 **(CSJ)**. **(D)** 초음파 검사를 끝낼 무렵, 태아가 엄지손가락을 펴고 **"Good work!~"**

X. Brain

1. Ventriculomegaly

1) Definition: Enlargement of the cerebral ventricles without specifying a cause

Cf. Hydrocephalus: More severe cases of ventriculomegaly, usually obstructive etiology

- Hydrocephalus (수두증): 뇌실 내의 CSF 증가, 두개강 내압 항진
- Ventriculomegaly (뇌실확장증): 단순히 뇌실이 늘거나 보이는 상태

2) Incidence: 0.3~1.5/1,000 birth - probably underestimated

3) Male ≥ Female

4) 원인 (myelomeningocele이 35~36%로 가장 흔한 원인)

① Obstructive hydrocephalus: D-W malformation, aqueductal stenosis

a. Non-communicating: Blockage of flow of CSF is within the ventricle

b. Communicating: Blockage of flow of the CSF is outside the ventricular system

c. 태아는 대부분 non-communicating type이다.

② In utero destruction of cerebral cortex (뇌 발달은 되었으나 이후 파괴된 경우)

a. Viral infection (CMV – most common), vascular accident → Brain atrophy

→ Secondary ventriculomegaly

③ Abnormal development of brain (뇌 실질이 제대로 발달 되지 못한 경우)

a. ACC, holoprosencephaly → Secondary ventriculomegaly

④ 산전에 원인을 밝힐 수 있는 경우는 6~46% 정도밖에 되질 않는다.

5) 비정상적 뇌 발달의 general marker로 간주될 수 있다.

6) Diagnosis criteria

① Ventricular atrial diameter > 10 mm

② Free floating or dangling choroid plexus (CP)

③ CP separation from the ventricular wall ≥ 3 or 4 mm

(Atrium이 10 mm 이하여도 ③이 있으면 진단 가능)

7) 측정법

① Transventricular view에서 lateral ventricle의 atrium의 transverse diameter를 측정.

② USG transducer의 distal atrium에서 choroids plexus의 glomus level에서 측정.

③ Caliper를 ventricle wall의 내측에 위치하게 하여 cavity에 직각이 되도록 한다.

8) Normal lateral ventricular atrial diameter at 14 ~ 40 weeks

① 6~9 mm at 15 wks ~ term

② Mean value 6~7 mm (SD = 1 mm) → 임신주수의 증가에 따라 변하지는 않는다.

9) Ventriculomegaly가 있으면 다음을 확인해야 한다.

① Increased or decreased HC

② Bilateral or Unilateral

③ Diffuse or focal

④ Periventricular calcification 유무

A. Mild (or borderline) Ventriculomegaly

1) Incidence: Uncertain, 1/50 ~ 1/1,600
2) Atrial width of 10~15 mm

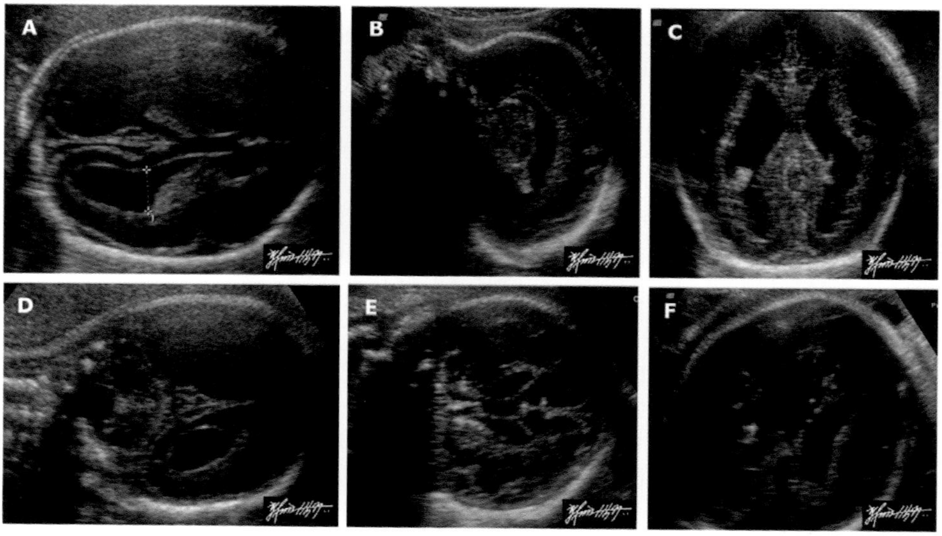

Figure X-1. Bilateral mild ventriculomegaly (atrial diameter = 11.4 mm) diagnosed at 26 weeks of gestation. (A) Transventricular plane. (B) Sagittal plane. (C) Transverse plane. (D) Coronal plane at posterior horn level. (E) Coronal plane at frontal horn level. (F) Oblique plane.

3) Etiology & pathology
   ① 대부분 normal variant (특히, 2nd trimester에 LGA 태아에서)
   ② Other cases: Only obvious sign of an underlying fetal anomaly
4) Associated abnormalities
   ① Ventriculomegaly의 25~50%는 동반기형이 없는 mild ventriculomegaly로 발견된다.
   ② 다른 기형을 동반할 위험도는 대략 43%이다.
   ③ 염색체 이상이 나타나는 빈도는 3~12.6% (Trisomy 21 – most common).
   단독성인 경우에는 약 4%로 보고된다.
5) DDx: Isolated vs. complex brain abnormalities (ACC, spina bifida, fetal infection etc.)
6) Prognosis
   ① Normal karyotype의 isolated borderline ventriculomegaly (10~12 mm)인 경우 정상적인 신경학적 발달을 보이므로 reassuring counseling한다.
   ② 진행성인 경우 예후 불량. 소멸되는 경우 예후 양호
   (29% - 임신 중 소멸, 57% - 변화 없음, 14% - 더 진행함)
   ③ Unilateral ventriculomegaly는 bilateral에 비해 임상적 예후가 좋다는 보고가 있으나 아직은 controversial하다.

④ More abnormal outcome: female, ≥ 11 mm

⑤ 약 20%에서 neurological abnormality가 나타난다. 그러나 적은 경우이긴 하지만 이런 소견은 hypoxia, infection으로 인한 destructive lesion / maldevelopmemt를 나타내는 초기 증후일 수도 있다. 9~36%에서 발달장애가 나타난다는 보고가 있다.

7) Management: Uncertain

① Fetal chromosomal analysis, level II sono

② TORCH screen, fetal MRI

③ Serial USG F/U!!

④ 만약 progression하면 태아 폐 성숙을 확인 후 분만을 고려!

⑤ Increased risk for developmental delay: indication for early childhood intervention

B. Overt (moderate and severe) Ventriculomegaly

1) >15 mm in 2nd, 3rd trimester.

2) Synonym: Hydrocephalus, aqueductal stenosis, communicating hydrocephalus

3) Incidence

① Congenital cerebral lateral ventriculomegaly: 0.3 ~ 1.5 in 1,000 births

② Isolated ventriculomegaly: 30~60% of fetuses with enlarged lateral cerebral ventricles

4) Etiology: genetic, infectious, teratogenic, neoplastic causes

① Genetic: syndromes with clinical overlap

(X-linked hydrocephalus spectrum or L1 spectrum etc.)

② Infection: toxoplasmosis, syphilis, CMV, mumps, influenza

5) Pathology

① 출생 후 aqueductal stenosis or communicating ventriculomegaly가 주로 발견된다.

② Communicating hydrocephalus may derived from acute events

e.g., subarachnoid hemorrhage, overproduction of CSF by choroid plexus papilloma

③ Communicating ventriculomegaly가 aqueductal stenosis로 progression하는 경우도 보고 되었다.

④ Thinning of the cortex, macrocrania, intracranial HTN에 의한 증상이 잘 나타난다.

6) DDx

① Holoprosencephaly, porencephaly, ACC, intraventricular hemorrhage, infectious etiology

7) Associated anomalies

① Other cerebral anomalies: NTD, midline anomalies etc.

② Extracranial abnormalities: 30%

③ Chromosomal aberration: 11%

④ X-linked hydrocephalus

a. Abduction of the thumb, abnormal face, absence of the septum pellucidum

b. 만삭 가까이 또는 출생 후 진단되기도 한다.

c. 이전 임신 시 hydrocephalus가 있었으면 genetic counseling이 필요

8) Prognosis

① X- linked hydrocephalus spectrum

: 62% survival rate at 10 year, 50% low development, 29% normal academic level

② Isolated (aqueductal stenosis or communicating hydrocephalus in the absence of other sonographically demonstrable CNS anomaly)

: 70% survival rate, 59% normal development

③ Moderate severe hydrocephalus with more specific aqueductal stenosis

: 60% survival rate, 10% normal development, 73% severe developmental delay

④ Communicating hydrocephalus: Better prognosis

9) Management

① Fetal chromosomal analysis, level II sono, fetal MRI (underlying brain abnormality 확인)

② TORCH screen

③ Serial USG F/U

④ In utero shunting: Perinatal mortality 18%, 생존자의 66%에서 handicap 발생

10) Recurrence risk: 4%

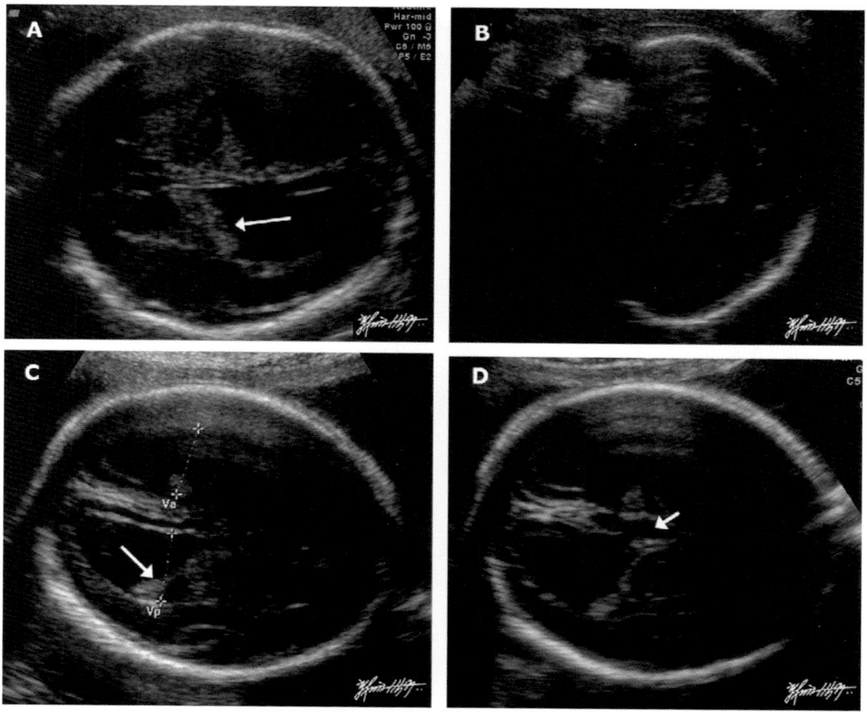

Figure X-2. Overt ventriculomegaly. (A) Increased atrial diameter (16 mm) of posterior horn of lateral ventricle and dangling sign of choroid plexus (long arrow) on transventricular plane. (B) Parasagittal plane. (C) Bilateral overt ventriculomegaly with dangling choroid plexus (long arrow) (D) Dilated 3rd ventricle (short arrow) suggesting aqueductal stenosis.

2. Choroid Plexus Cyst (CPC)

1) Incidence: 1% in low-risk pregnancy in midtrimester

2nd trimester에 3%의 fetus에게 나타나지만 대부분 24주까지는 사라진다.

2) Size: 2~20 mm

3) USG findings: Sonolucent space within the choroid plexus with well-defined walls

4) Prognosis

① Large (> 1 cm), bilateral, persist beyond 22 weeks: 동반 기형 유무와 관계

② Associated chromosomal abnormality: Trisomy 18 (CPC의 1%에서 trisomy 18)

③ 동반 기형이 없으면 CPC는 normal variant로 봐야 한다.

④ Almost always benign and transient finding이므로 brain development나 function에 영향을 주지 않는다고 한다.

⑤ CPC는 임신 중 시간이 경과하면 언제나 사라지기 때문에 CPC의 변화를 보기 위해 초음파 검사를 통해 추적 관찰하는 것은 임상적 의미가 없으며, 다만 이전에 발견하지 못했던 다른 기형을 찾아내는데 도움을 줄 수는 있다고 하였다.

5) Management

① "CPCs are an IX for a detailed evaluation of fetal anatomy, including echocardiography."

② 동반기형 있으면 fetal chromosomal analysis 할 것!

동반기형 없으면 fetal chromosomal analysis 할 필요 없다. Isolated CPC가 있을 때 Trisomy 18 하나를 발견하기 위해 478명을 amniocentesis 해야 하는 반면, Trisomy 18은 80~90% 이상 초음파로 발견이 가능하기 때문이다.

③ 32세 이상은 fetal chromosomal analysis를 해야 된다고 주장하는 연구도 있다.

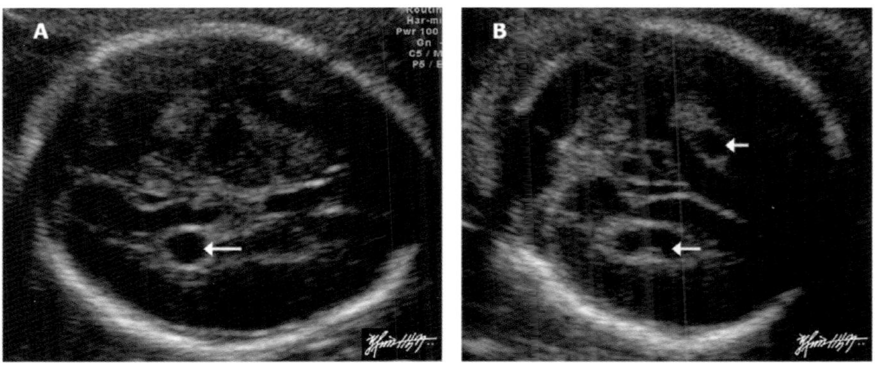

Figure X-3. (A) Unilateral CPC (arrow) found in transventricular plane. (B) Bilateral CPC (small arrows) found in coronal plane.

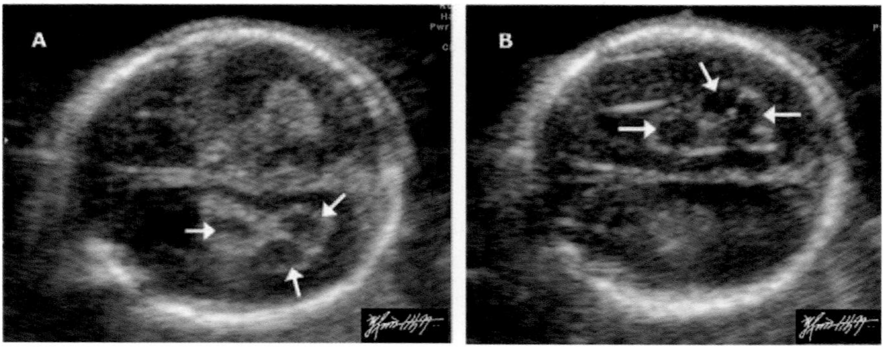

Figure X-4. Bilateral multiple CPCs (arrows) diagnosed at 16 weeks of gestation. (A) Right choroid plexus. (B) Right choroid plexus. 이 plane에서는 보이지 않지만 가장 큰 것은 1.2 cm였다. Amniocentesis에서fetal karyotype은 정상이었다.

3. Midline Structures

"CSP and corpus callosum 확인하면 midline을 지나는 abnormality는 거의 없다."

A. Holoprosencephaly

1) Failure in the diverticulation of the embryonic prosencephalon
   → Forebrain & midface의 발달 장애
   ① Alobar: Total absence of interhemispheric fissure and falx cerebri
   Single primitive ventricle (holoventricle)
   Thalami는 midline에서 fusion
   Absence of 3rd ventricle, neurohypophysis, olfactory bulb and tract
   ② Semilobar: Two cerebral hemispheres partially separated posteriorly
   Single ventricular cavity
   ③ Lobar: Interhemispheric fissure well developed anteriorly and posteriorly
   Variable degree of fusion of cyngulate gyrus & lateral ventricle
   "Square roof"
   Absence of CSP (cavum septum pellucidum)
2) ① ② ③: Facial anomalies (hypoplasia of midfacial structures)
   Cyclopia ~ hypotelorism. median cleft lip/palate, absent nose, proboscis or flattened nose
3) ① ②: Thela choroidea (roof of the ventricular cavity) which is normally enfolded within the brain
   → Balloon out between the cerebral convexity and skull
   → 다양한 크기의 cyst (**"dorsal sac"**) 형성

4) USG findings

① 10주 경에도 진단 가능

② Monoventricular cavity

③ Fused thalamus in midline

④ Absent CSP and falx cerebri

5) Chromosomal abnormalities와 연관 (trisomy 13, polyploidy)

Anencephaly, D-W malformation, encephalocele, DiGeorge & Meckel syndrome

6) 동반 기형이 많으므로 fetal chromosomal analysis, TORCH, level II sono 시행!!

7) 생존력이 없을 때는 termination을 option으로 들 수 있음.

B. Agenesis of the Corpus Callosum (ACC)

1) Definition: Partially or completely absence of the structure that connects the two hemispheres of the brain (corpus callosum), generally affecting the posterior aspect of the structure

2) Incidence: 0.3~0.7%

3) Causes

① Heterogeneous, predominantly genetic factors (AD, AR, X-linked), partly of many Mendelian SD

② Complete: may occur after inflammatory or vascular lesions occurring after 12 weeks

③ Partial: Dysgenesis of corpus callosum, caudate portion이 missed된 형태

Malformation (임신 기간 동안의 disruptive event)

원래 정상으로 발달하던 corpus callosum이 임신 중 다른 원인에 의해 partial agenesis가 될 수 있고, 이런 경우에는 대부분 posterior portion만 침범된다.

4) Associated anomalies

① 50%에서 anatomic anomaly, 20%에서 chromosomal abnormality (ex> trisomy 18)

② Brain: D-W malformation, Andermann syndrome, schizencephaly, holoprosencephaly,

③ Others: abnormalities of the face and of the cardiovascular (CHD), genitourinary, gastrointestinal, respiratory, and musculoskeletal systems

5) USG findings

① Corpus callosum은 12~18주에 발생한다. 그러므로 ACC는 20주 이전에 진단이 가능한 경우도 있지만, 18주 이전에는 진단하기 어렵다.

② Absent CSP (CSP 있으면 ACC 아니다.) ACC는 coronal 또는 sagittal plane에서 더 잘 보이므로 (**Figure IX-2**) TA-USG로 잘 보이지 않으면 TV-USG로 확인할 수도 있다.

③ **"Teardrop sign":** Lateral ventricle의posterior horn의 확장. ACC의 90% 이상에서 나타나고 다른 질환에서는 나타나지 않는 매우 specific한 소견이다.

④ 3rd ventricle: dilated & upward displacement towards the interhemispheric fissure

⑤ Absent cyngulate gyrus: Cyngulate gyrus가 형성되었다면 corpus callosum도 형성되므로 complete ACC는 아님.

⑥ 정상적으로 corpus callosum이 있어야 할 자리에 lipoma나 cyst가 차지하고 있는 경우도 있음.

⑦ Color Doppler: Anterior cerebral artery의 abnormal branch

⑧ Fetal MRI가 정확한 진단에 도움이 된다.

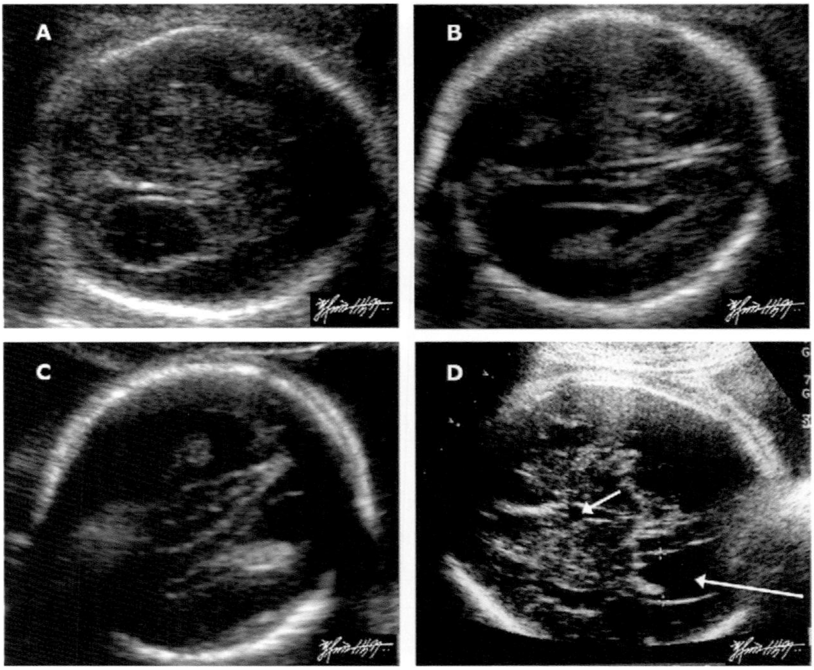

Figure X-5. Agenesis of corpus callosum. (A) Teardrop sign diagnosed at 23 weeks of gestation. (B) Another case of ACC with teardrop sign diagnosed at 20 weeks of gestation. (C) Follow up USG at 24 week of case B. 첫 case는 follow up loss 되었고, 두 번째 case는 postnatal brain USG에서 ACC가 확진되었다. (D) Another case of ACC diagnosed at 30 weeks of gestation. CSP는 관찰되지 않고, dilated 3rd ventricle (short arrow)이 inter-hemispheric fissure 방향으로 upward displacement 되어있고, ventriculomegaly (long arrow) 소견을 보인다 (SCJ).

6) Prognosis

① Isolated ACC의 경우 87%에서 normal or borderline development

② Associated brain abnormalities에 따라 예후가 매우 다양하다. (subtle or mild ~ severe)

③ Intelligence may be normal with mild compromise of skills requiring matching of visual pattern.

④ Most severe brain malformations: intellectual retardation, seizures, hydrocephalus, spasticity.

7) 동반 기형 유무 확인 위해 level II sono & fetal chromosomal analysis!!

8) Treatment

① ACC는 표준화된 치료법이 없다.

② Seizure 등의 증상이 있는 경우 증상에 따른 치료를 한다.

9) Genetic counseling

① ACC의 recurrence risk는 underlying cause에 따라 달라진다.
(isolated vs. inborn errors of metabolism vs. genetic syndromes)

② Aneuploidy와 관계된 경우 recurrence risk는 1%이다.

③ 원인불명의 isolated ACC는 대부분 sporadic하게 발생하지만 가족력이 있는 경우가 보고되고 있고 이런 경우 recurrence risk는 약 2 to 3%이다.

④ 예후가 불분명하므로 prenatal counseling이 매우 어렵다.

C. Dandy-Walker Complex

1) Definition: Group of posterior fossa (PF) malformation characterized by dysgenesis of cerebellar vermis and cystic dilatation of 4th ventricle

2) Incidence: 1/30,000, 4~12% of all cases of infantile hydrocephalus

3) Dandy-Walker syndrome의 triad

① Ventriculomegaly

② Large cisterna magna (Megacisterna magna > 10 mm)

③ Defect in the cerebellar vermis through which the cyst communicates with 4th ventricle.

4) Classification: Spectrum of anomalies of the posterior fossa, classified by CT.

① **Classic Dandy-Walker Malformation** (a, b, c triad)

a. Cystic dilatation of 4th ventricle

b. Complete or partial agenesis of the cerebellar vermis

c. Enlarged posterior fossa

d. Others: Elevated tentorium, MCM, ventriculomegaly

② **Dandy-Walker Variant**

a. Variable hypoplasia of the cerebellar vermis with or without enlargement of the PF

b. Thin communication between the 4th ventricle and the CM

c. Hydrocephalus이 없는 경우가 많아서 진단을 놓칠 수 있다.

③ **Megacisterna Magna (MCM)**

a. Enlarged cisterna magna with normal cerebellar vermis and 4th ventricle

✱ 임신 3분기의 cisterna magna 확장은 정상 태아에서도 흔한 소견이다!!

b. D-W spectrum의 가장 경한 형태로 여겨진다.

d. Long-term study는 없지만 대부분 normal variant로 간주된다.

5) Diagnosis

① 18주 이전에는 normal cerebellum도 D-W complex처럼 보일 수 있으므로, D-W complex의 진단은 18주 이후에야 가능하다.

② 약간의 vermian dysgenesis는 정상에서도 나타날 수 있다.

③ D-W malformation 과 D-W variants는 너무 비슷해서 구분하기 어렵다.

④ Hydrocephaly (75%): Classic D-W malformation에서도 출생 후 (흔히 첫 달에 많이 발생)에야 확실한 ventriculomegaly가 나타나는 경우가 있다.

⑤ Fetal MRI가 정확한 진단과 intracranial associated anomaly detection에 도움이 된다.

6) Associated malformation

① Other CNS (50~70%): Ventriculomegaly, ACC, encephalocele, NTD, holoprosencephaly → Level II sono!

② Other anomalies (35%): PCKD, cleft lip/palate, CHD, polydactyly etc. → Level II sono!

③ Chromosomal (30%): Most common - trisomy 13, 21, 18 → Fetal chromosomal analysis!

7) Prognosis

① Classic Dandy-Walker malformation: Mortality 24-55%, 대부분 정신 지체 동반.

② D-W variant도 단독으로 존재하는 경우 출생 후 50% 정도에서 정상적인 발달.

③ Isolated MCM & image suggestive of a small vermian defect: 출생 시 모두 정상

8) Treatment: Ventricular and/or cyst shunt after delivery

9) Recurrence risk: 1-5% (in the absence of a recognizable syndrome)

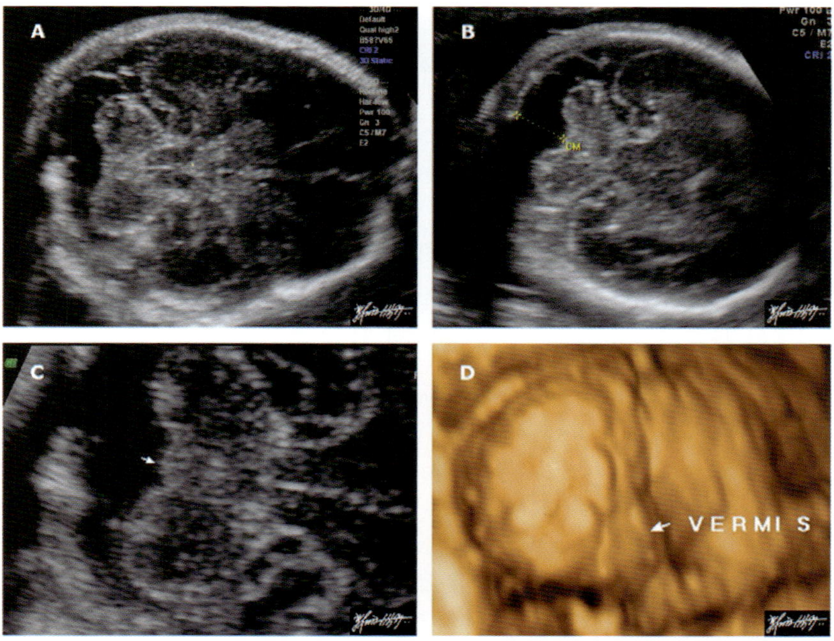

Figure X-6. Megacisterna magna (A) Enlarged CM (11 mm) (B) 같은 **case**이지만 너무 **oblique plane**으로 잡아서 **CM**이 **15 mm**로 측정된다. **(C) MCM**이 있는 경우 **D-W malformation** 또는 **D-W variant**를 **R/O** 하기 위해 **cerebellar vermis**를 확대해서 관찰하는 것이 좋다. **(D) 3D USG**로 **vermis**가 **intact** 한 지 확인하였다 **(CSJ).**

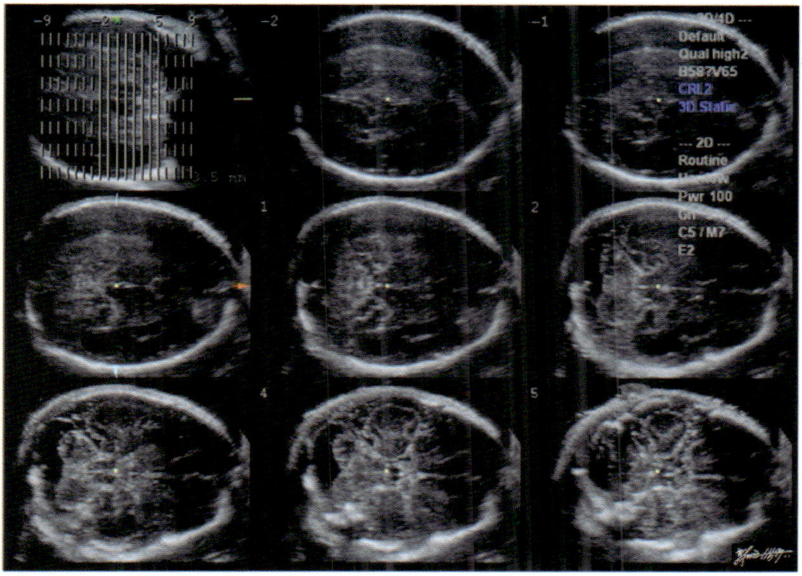

Figure X-7. TUI view of Figure IX-6.

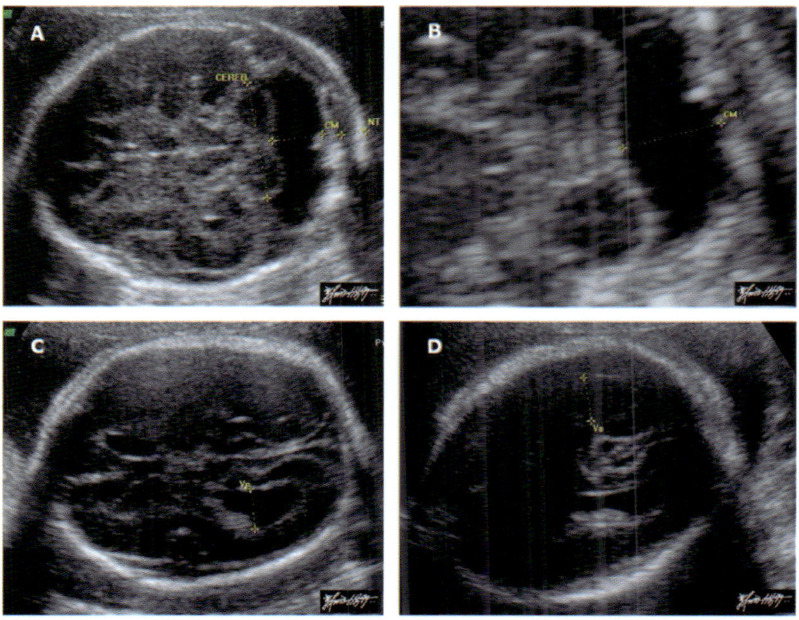

Figure X-8. D-W malformation. (A) Megacisterna magna (11.9 mm). (B) 확대한 사진에서 cerebral vermis는 intact해 보였다. (C, D) Bilateral ventriculomegaly (atrial diameter = 11 mm) 이 case는 partial trisomy로 umbilical cord cyst (Figure VI-22) CoA (Figure XII-50, 51)를 비롯한 multiple anomaly case로 24주에 처음 발견 되었을 때의 brain 소견이다 (CSJ).

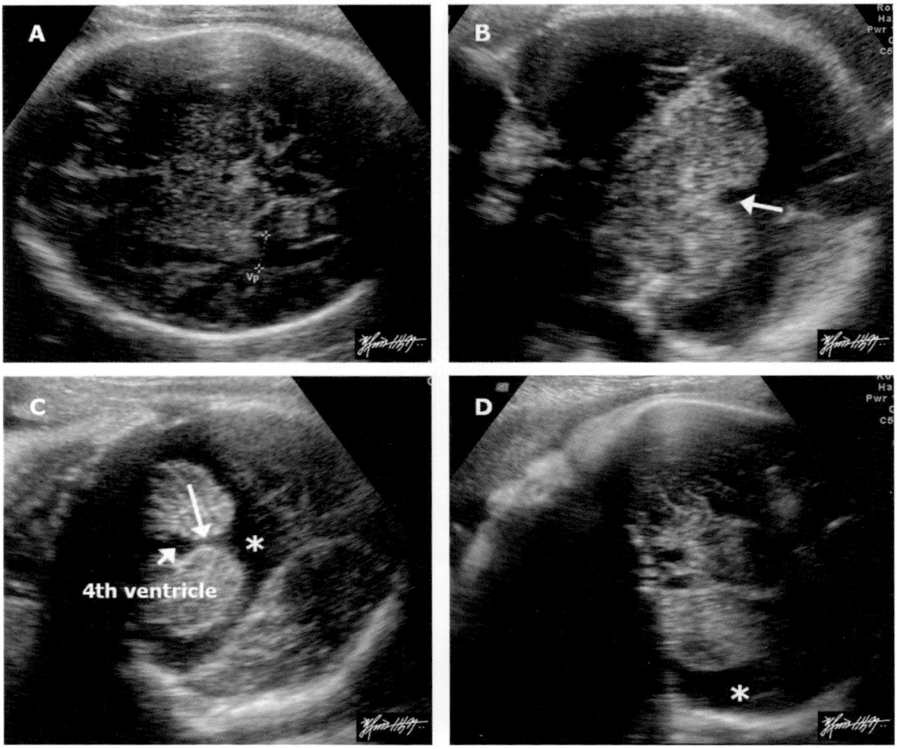

Figure X-9. Follow up brain ultrasound of the case in the Figure X-8. (A) Ventriculomegaly (11 mm)는 변화가 없다. **(B) Vermian defect (arrow)**가 **axial plane**에서 이전과 달리 확연하게 관찰된다. **(C) Coronal plane**에서도 **vermian defect**와 **posterior fossa enlargement (*)**가 확연히 관찰된다. **(D) Sagittal plane.**

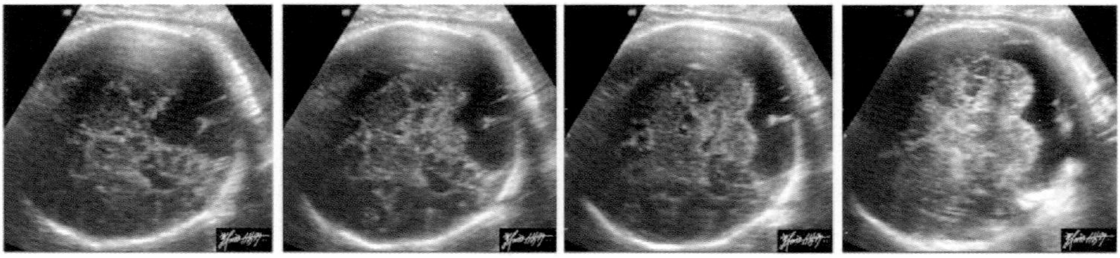

Figure X-10. Serial images of posterior fossa enlargement of the case in the Figure X-8, 9.

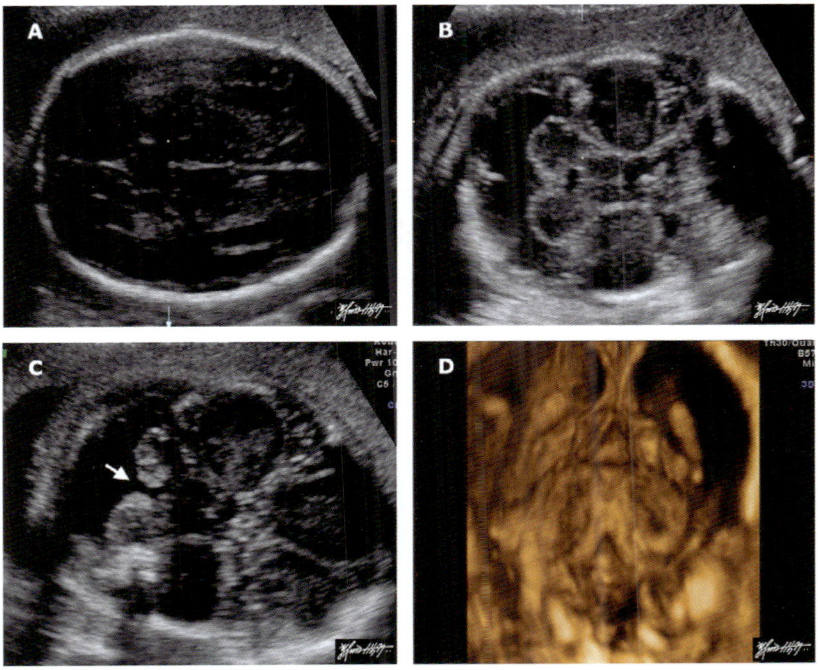

Figure X-11. Dandy-Walker variant. (A) Normal ventricles. (B) Megacisterna magna (14 mm). (C) Absent cerebellar vermis with communication (arrow) between the 4th ventricle and CM. (D) 3D demonstration of absent cerebellar vermis.

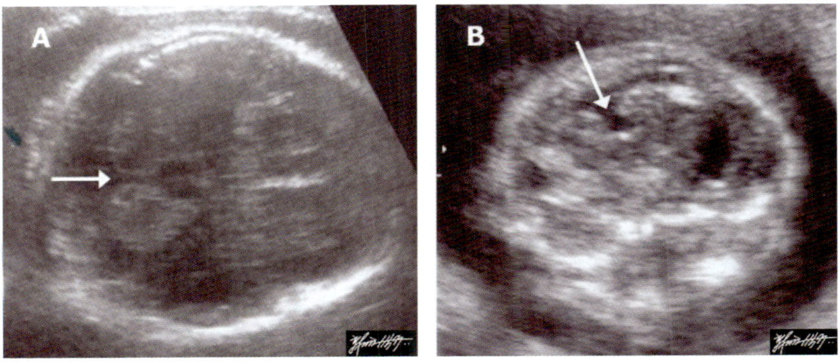

Figure X-12. (A) Dandy-Walker variant. Thin communication (arrow) is found between the 4th ventricle and the CM. (B) Classic D-W malformation. Cisterna magna와 4th ventricle이 large cerebellar vermian defect를 통해 연결됨이 관찰된다. 두 번째 case는 termination 후 holoprosencephaly와 proboscis가 발견되었으나 산전에는 태아가 엎드려 있어 확인이 불가능하였다 (CSJ).

4. Destructive Cerebral Lesions

A. Porencephaly

1) Rare congenital cerebral anomaly
2) Presence of the cystic cavities within the brain matter, which communicate with either ventricular system, subarachnoidal space or both.
3) Pathogenesis
   ① Consequence of and intrauterine disruption (MCA occlusion and infarction)
   ② Birth trauma, inflammatory disease, vascular insults, amniocentesis 중 cranial trauma
   ③ Familial and chromosomal type도 있다.
4) Diagnosis
   ① Almost always lateralizing lesion
   ② Cystic cavity in the brain that communicates with the ipsilateral ventricle
   ③ Ventricle에서 멀어질수록 cyst의 size가 커진다.
   ④ Ipsilateral calvaria는 반대쪽에 비해 작고, mass effect는 별로 없다.
   ⑤ Developmental forms: Bilateral, symmetric and associated with microcephaly
5) Unilateral schizencephaly와 감별이 어려우나 MRI가 두 질환의 감별에 도움이 되고, white matter에 의해 lining 되어 있는 defect이면 porencephaly, gray matter에 의해 lining 되어 있는 defect이면 schizencephaly이다.
6) Associated anomaly: Ventriculomegaly를 제외하고는 드물다.
7) Prognosis: 다양한 정도의 mental retardation, developmental delay, seizure, hemiparesis를 가진다. 드물게 소아에서 정상 신경 발달을 보이는 경우도 있지만, 산전에 발견된 경우는 예후가 좋지 않다.
8) Management: 대부분 3rd trimester에 발견되므로 임신종결이 불가능하고, conservative management를 한다. 산과적 치료가 달라지지는 않는다. Ventriculomegaly와 macrocrania가 심한 경우 cephalocentesis를 고려할 수 있다.

B. Schizenchephaly

1) Synonym: True porencephaly
2) Unilateral한 경우도 있으나 symmetric and bilateral인 경우가 더 많다.
3) USG findings
   ① Presence of clefts in the cortex in the area of the sylvian fissures
   ② Communication between the enlarged lateral ventricle medially and the subarachnoid space laterally
4) Associated anomaly: Ventriculomegaly, polymicrogyria, heterotopias, ACC, absence of CSP
5) Prognosis: 대부분 다양한 정도의 mental retardation, developmental delay, seizure 및 motor abnormality를 갖게 된다. Unilateral인 경우 경미한 신경계 증상이 성인기에 발생할 수도 있다.

6) Management: Viability 이전에는 termination을 option으로 제공할 수 있으나 임신을 유지하는 경우 산과적 치료가 달라지지는 않는다.

7) Recurrence rate: 다음 임신 시 재발률은 증가하지 않는다.

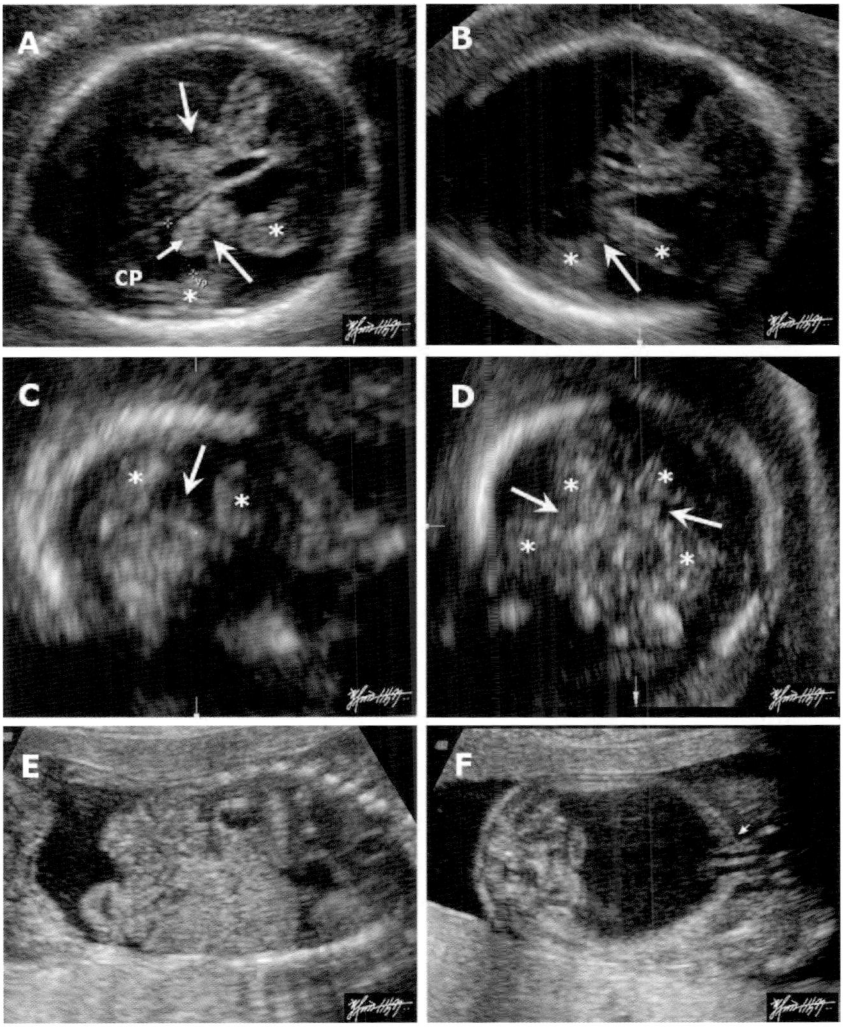

Figure X-13. Schizencephaly. (A, B) Transverse planes. 양측 **cerebral cortex (*)**가 **cleft (long arrows)**에 의해 앞뒤로 분리되어 있다. **Hydrocephalus**가 동반되어 있고 **(CP choroid plexus),** 자세히 관찰하면 **lateral ventricle**과의 **communication**이 보이지만 사실 **porencephaly**인지 **schizenchephaly**인지 확실한 감별은 어렵다 **(CSJ). (C) Parasagittal plane**에서 **cleft**가 훨씬 확연히 보인다. **(D) Coronal plane**에서는 **cleft**가 양측 **cerebral cortex**를 위 아래로도 분리하고 있음이 보인다. **(E, F) Large amount of ascites**가 동반된 **case**였다 **(CSJ).**

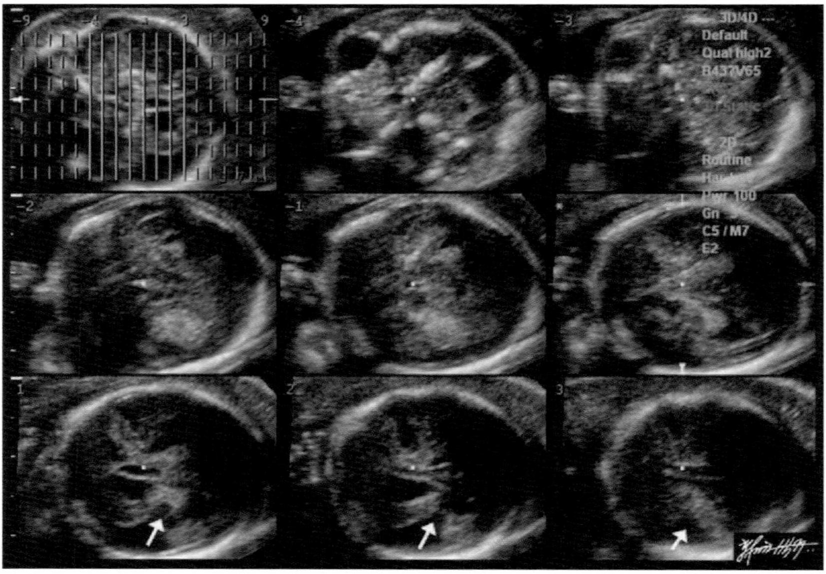

Figure X-14. TUI view of the Figure X-13.

C. Hydrancephaly (Hydrocephaly + Anencephaly)

1) Extreme form of pseudoporencephaly
2) Synonyms: Hydrocephalic anencephaly, hydroencephalodysplasia, cystencephaly
3) Absence of the cerebral hemispheres, which are replaced by CSF containing sac-like structure
4) Incidence: 1~2.5/10,000
5) Pathogenesis
   ① Destructive process that lead to the liquefaction of the cerebral hemisphere
   ② Occlusion of the carotid arteries or MCAs
   ③ Fetal hypoxia due to maternal exposure to carbon monoxide or butane gas
   ④ Toxoplasmosis, CMV, HSV
6) USG findings
   ① A large cystic mass filling the entire cranial cavity
   ② Absence or discontinuity of the cerebral cortex and midline echo
   ③ Thalamus, brain stem and rhombencephalic structures are spared
   ④ Falx는 가끔 존재할 때도 있다.
   ⑤ **"Bulb-like brain stem"** – most specific finding
7) Associated anomaly: Renal aplastic dysplasia, polyvalvular developmental heart defect, trisomy
8) Prognosis: Irritability, clonus, hyperreflexia. 출생 후 1년 이내 대부분 사망.

9) Management: Termination of pregnancy before viability.
Viability 이후의 termination에 대해서는 debatable.

10) Recurrence rate: 증가하지 않는다.

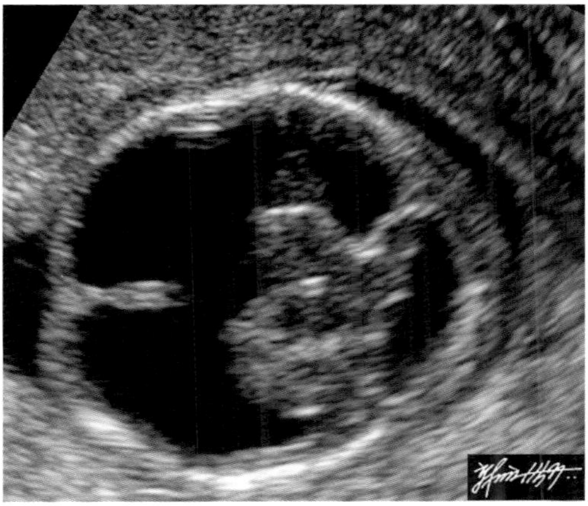

Figure X-15. Hydrancephaly diagnosed at 14 weeks of gestation.

5. Disorders of Nerve Cell Proliferation

A. Microcephaly (Microencephaly)

1) Decreased head size, reduction of both brain mass and total cell number
2) Diagnostic cutoff: Uncertain (HC < 2 SD or < 3 SD)
3) Environmental factors (e.g., infections, anoxia, radiation) & genetic
4) USG findings
   ① Typical disproportion in size between the skull and the face
   ② Forehead sloping
   ③ Small brain and relatively large orbits compared to the head
   ④ Abnormal convolutional patterns (macrogyria, microgyria, agyria)
   ⑤ Ventriculomegaly, porencephaly, lissencephaly, holoprosencephaly
   ⑥ HC / AC ratio, FL / BPD ratio – significant limitation
   ⑦ Color Doppler: Discrepancy in signals generated by the intracranial arteries branching from the internal carotids and those branching from the vertebral artery.

B. Megalencephaly (Macrocephaly)

1) Abnormally large brain
2) 지능은 정상이기도 하고 때로는 매우 뛰어난 경우도 있으나 정신지체나 신경학적 결손이 동반되기도 한다.
3) Part of congenital anomalies and syndromes

4) Hydrocephalus나 intracranial mass가 없는데도 불구하고 비정상적으로 머리가 큰 경우 의심해 보아야 한다.
5) 가족적으로 유전되는 경향이 있으므로 부모의 머리 크기도 반드시 확인한다.

C. Unilateral Megalencephaly (Hemimegalencephaly)

1) Overgrowth of one lobe or an entire hemisphere
2) Enlargement of on cerebral hemisphere in the absence of a mass effect
3) A shift of the midline structures, and mild ipsilateral ventriculomegaly
4) Associated anomaly
   : Hemigigantism of the body, linear sebaceous nevus syndrome, D-W complex, tuberous sclerosis, neonatal cardiac failure
5) Prognosis: Poor. 모든 infant가 seizure, hemiplegia, neurodevelopmental delay를 가진다.
6) Management: C/S for CPD.
   Surgical removal of the involved lobe or hemisphere for intractable seizures

D. Lissencephaly

1) "Smooth brain" (Greek words)
2) Whole of parts of the surface of the brain appear smooth
3) Agyria, pachygyria (reduced numbers of broad gyri)
4) Classification (based on MRI)
   ① Classic lissencephaly and subcortical band heterotopia
      - X-linked lissencephaly
      - 17-linked lissencephaly
      - Isolated 17-linked lissencephaly
      - Miller-Dieker syndrome
      - Baraitser-Winter syndrome
   ② Cobblestone dysplasia
      - Cobblestone lissencephaly without other anomalies
      - Fukuyama muscular dystrophy
      - Muscle-eye-brain disease
      - Walker-Warburg syndrome
   ③ Lissencephaly variants with other anomalies
   ④ Microlissencephaly
      - Microcephaly with simplified gyral pattern
      - Microlissencephaly I, II, III
5) Pathogenesis and pathology
   ① Failure of migration of the neurons
      → Significant reduction (pachygyria) or absence (agyria) of cerebral convolution

② Classic lissencephaly: Agyria with or without pachygyria, a wide cortical mantle and minimal or no ventriculomegaly. Four-layer cortex instead of the normal six layers

③ Subcortical band heterotopia: Less severe variant form. Normal or mildly simplified gyral pattern with shallow sulci, a normal cortical layer, and a striking subcortical band of heterotopic gray matter

④ Cobblestone dysplasia (Type II lissencephaly): Thickened, disorganized cortex without layering.

6) USG findings

① Reduction or an absence of cerebral sulci

② Incomplete opercularization of the insula

③ MRI가 USG보다 유용한다.

④ Ventriculomegaly (usually mild) and increased subarachnoid space

7) Genetics

① Classic lissencephaly: LIS1 and XLIS (DCX)

② Miller-Dieker syndrome: Deletion of the Miller-Dieker syndrome critical region at chromosome 17p13.3

8) Associated anomaly

① Miller-Dieker syndrome: Facial dysmorphism (매우 특징적임), ACC, ventriculomegaly, midline calcification, microcephaly, congenital heart defects, omphalocele, kidney dysplasia, genital anomalies, transverse palmar crease, clinodactyly, polyhydramnios, decreased fetal movement

② Baraitser-Winter syndrome: Various facial abnormalities including webbed neck

③ Walker-Warburg syndrome: AR lethal disorder with CNS disorders (ACC, cerebellar dysplasia, vermian agenesis/dysgenesis or D-W malformation, white brain atrophy)

9) Prognosis: Poor. Almost always severe MR, failure to thrive, infantile spasm, seizures
대부분 6세 이내 사망

10) Recurrence risk: Miller-Dieker syndrome은 80% 이상이 de novo로 발생한다.
다른 lissencephaly는 AR 또는 X-linked type으로 유전되기도 한다.

6. Arteriovenous Malformation

1) Most common vascular congenital malformation of the brain

2) Direct anastomoses between vessels arising from the circle of Willis and the vertebro-basilar system

3) Not visible until the 3rd trimester (no case before 32 weeks)

4) USG findings

① Fluid-filled, centrally positioned lesion

② Doppler evaluation

7. Aneurysm of Vein of Galen

1) Rare arteriovenous malformation of CNS
2) USG findings
   ① 3rd trimester 이전에는 잘 진단 되지 않는다.
   ② Cystic non-pulsatile midline area at level of cistern of vein of Galen
   ③ Color Doppler evidence of turbulent venous and arterial fluid
3) Associated anomaly: Ventriculomegaly, porecephaly, cardiomegaly (high output cardiac failure), hydrops, dilated neck veins with turbulent flow
4) Level II sono, serial USG F/U for hydrocephalus & cardiac failure
5) Fetal chromosomal analysis 하지 않아도 된다.

8. Intracranial Hemorrhage

1) Germinal matrix hemorrhage, intraventricular hemorrhage, intraparenchymal hemorrhage, subdural hemorrhage
2) Incidence: 1/10,000 (Preterm neonate에서는 흔하지만, in utero ICH는 드물다.)
3) Etiological mechanism
   ① Similar to neonate
   ② Sudden change in cerebral BP, perinatal asphyxia, TTTS, fetomaternal hemorrhage
   ③ Maternal platelet disorder, coagulation disorder, drug administration (warfarin, cocaine), seizures, trauma, amniocentesis, febrile disease
   ④ IVH는 subependymal germinal matrix hemorrhage로부터 비롯된다. Germinal matrix에는 매우 friable한 vessel들이 구성되어 있어 hypoxia, coagulopathy, trauma, cerebral BP 변화에 특히 민감하다.
4) Grade
   ① Grade I: Limited to subependymal matrix (Germinal matrix hemorrhage)
   ② Grade II: Intraventricular extension (IVH) without ventriculomegaly
   ③ Grade III: Intraventricular extension (IVH) with ventriculomegaly
   ④ Grade IV: Intraparenchymal extension
5) UGS findings
   ① Size, location, age of hemorrhage에 따라 다양하게 나타난다. 큰 hemorrhage는 mass effect를 나타낸다.
   ② Acute hemorrhage: Echogenic collection, isoechoic to choroid plexus,
   typical subependymal or intraparenchymal location
   ③ Ventriculomegaly (lateral or third ventricle)를 유발하기도 한다.
   ④ Ependymal wall은 thickened, echogenic, granular appearance를 보인다.
   ⑤ 출혈이 멈추면 ventriculomegaly만 남는데, 이 ventriculomegaly가 resolution 하기도 하지만 progress 하는 경우도 있다. Grade IV hemorrhage는 porencephalic cyst나 hydrancephaly로 가기도 한다.

⑥ Subdural hematoma는 cranium 바로 아래 echogenic or complex fluid collection으로 나타나고, brain을 displace 또는 distorting시킨다. Grade IV hemorrhage 또는 subdural hemorrhage에서는 ICP의 증가로 MCA의 pulsatility가 증가하기도 한다.

⑦ MRI가 진단 및 감별에 매우 유용하다.

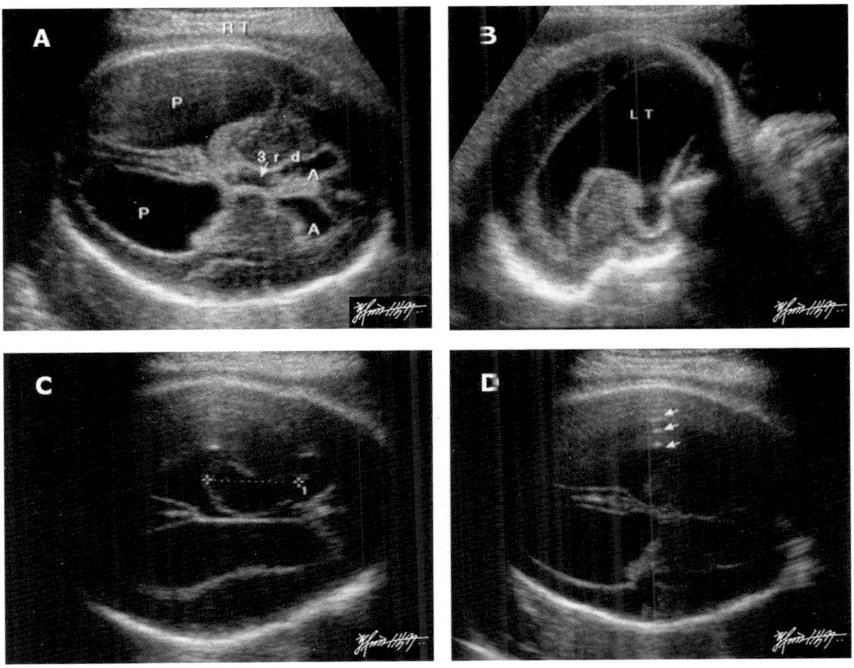

Figure X-16. Overt bilateral ventriculomegaly diagnosed at 22 weeks of gestation. (A) 양측 **anterior, posterior horn**이 **dilatation** 되어 있고 **(atrial diameter = 22 mm), third ventricle**도 **dilatation** 되어 있다. **Cerebral cortex thickness**가 매우 감소되어 있다. **Left germinal matrix**는 **hypoechoic enlargement**를 보이고 있어 **hemorrhage**가 의심된다. **(B) Sagittal plane. (C) Right germinal matrix**에도 **cystic change**가 관찰되고, 이는 **hemorrhage**에 의한 것으로 보인다. **(D) Left ventricle** 주위에 **calcified spots (arrows)**들이 관찰된다. 이 **case**는 **follow up loss**가 되어 **final diagnosis**는 알 수 없었다 **(CS)**.

6) Prognosis

① Mild neurologic deficit to neonatal death

② In neonates

a. Grade I and II: Little or no impact on the probability of survival or impairment

b. Grade III: Increased risk of post-hemorrhagic hydrocephalus

c. Grade IV: Mortality rate 25-69%. Neurologic sequelae in half of the survivors

③ Antenatally diagnosed ICH

a. Grade IV: 92% severe neurologic sequelae or perinatal death

b. Subdural hemorrhage: 50% mortality, 50% neurologic sequelae in survivors

7) Management

① 원인 규명: History (drug, trauma etc.), maternal platelet count, isoimmunity

② 이미 산전에 진단이 되어 진행이 된 경우에는 conservative management 이외에는 할 수 있는 방법은 없다.

③ C/S이 outcome을 호전시킨다는 근거도 없다.

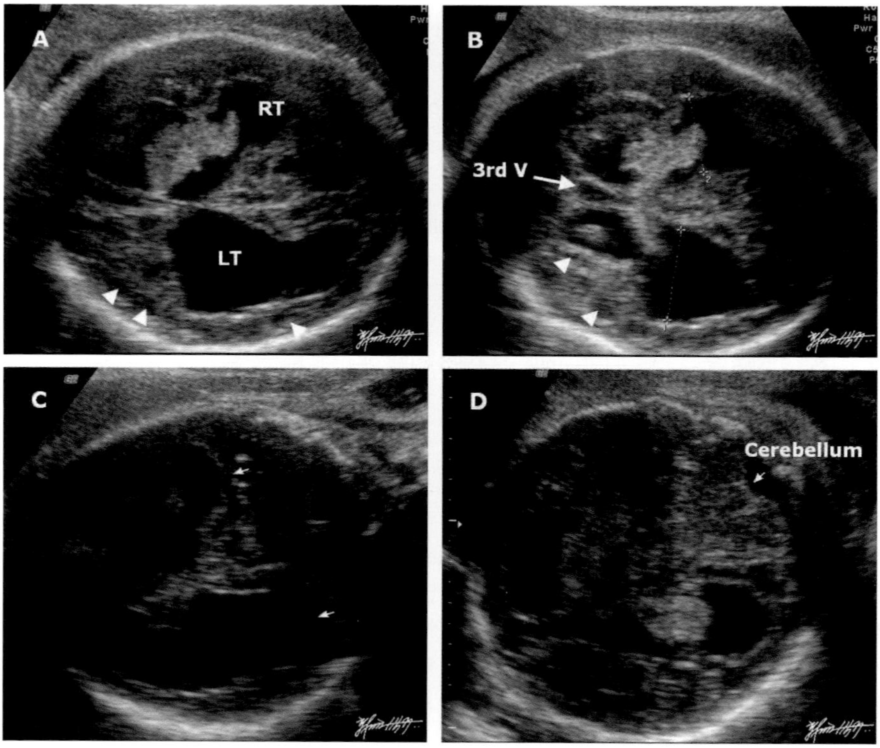

Figure X-17. Overt bilateral ventriculomegaly diagnosed at 32 weeks of gestation. (A, B) Lateral ventricle atrial diameter가 left 2.1 cm, right 1.66 cm로 각각 늘어나 있고, intraventricular hemorrhage가 관찰된다. Periventricular white matter에 tissue loss가 동반되어 있다 (arrow heads). Dilated third ventricle이 관찰되고, cerebral cortex가 매우 thinning 되어 있다. (C) Coronal plane. (D) Normal cerebellum.

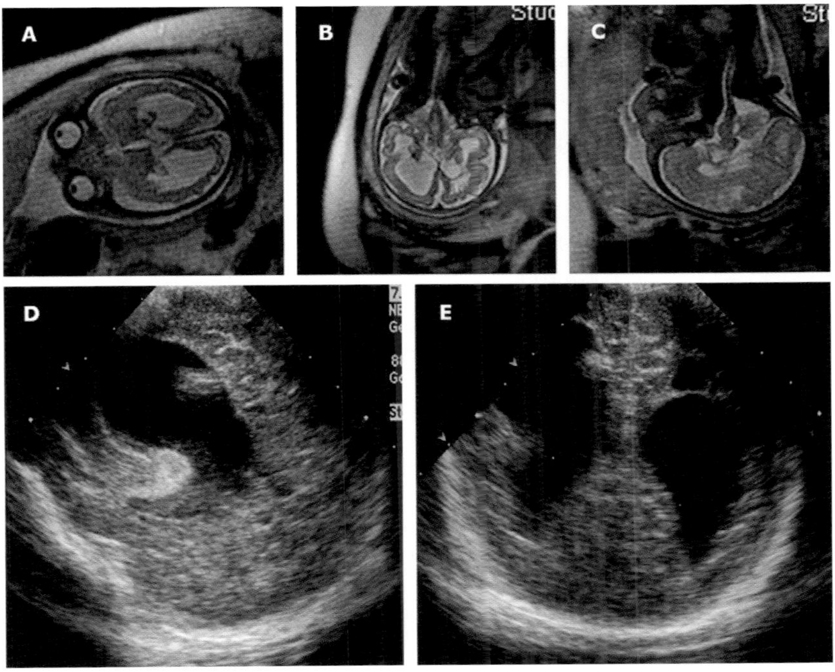

Figure X-18. Fetal MRI and neonatal brain USG of the case in the Figure X-17. 이 **case**는 **periventricular leukomalacia (PVL)**와 **obstructive hydrocephalus**로 인한 결과로 판단된다. **(A, B, C) Fetal MRI**에서 **1) Dilated 4th and 3rd ventricles but relatively normal-sized cerebral aqueduct, suggestive of obstructive hydrocephalus, 2) Ventricular hemorrhage and periventricular leukomalacia** 등이 관찰되어 **germinal matrix hemorrhage**가 심하여 **ventricular hemorrhage**와 **periventricular tissue loss**가 발생하였고, 이 **hemorrhage** 등이 **obstructive hydrocephalus**의 원인이 될 수 있다는 결과가 나왔다. **(D, E) Postnatal brain USG** 소견.

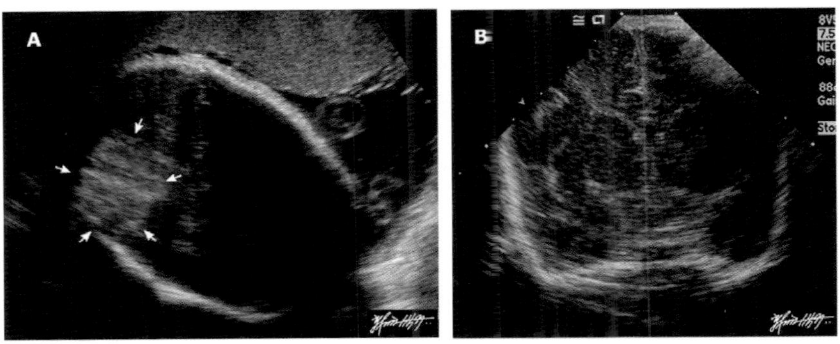

Figure X-19. Misdiagnosed ICH. 이 **case**는 **35**주에 **IUGR**이 있었던 경우로 **fetal brain** 내에 **hyperechoic focal lesion**이 관찰되어 **intracranial hemorrhage**가 의심되었으나 출생 후 시행한 **brain USG**에서는 정상 소견이었다 **(CSJ).**

9. Arachnoid Cyst

1) Benign intra-arachnoidal space-occupying lesions that filled with CSF
   Accumulation of cerebrospinal-like fluid between cerebral meninges
2) Pathophysiology and pathology
   ① Primary (congenital): Maldevelopmemt of leptomeninges
   No communication with subarachnoid space
   ② Secondary (acquired): Result of hemorrhage, trauma and infection
   Communication with subarachnoid space
   ③ Subarachnoid: Between pia matter and arachnoid membrane
   ④ Intraarachnoid: Between two layers of arachnoid
3) USG findings
   ① Well defined anechoic lesion with adjacent mass effect (단순 낭포)
   ② Most common: Surface of cerebral hemispheres in sites of major fissure (Sylvian, Rolandic and interhemispheric)

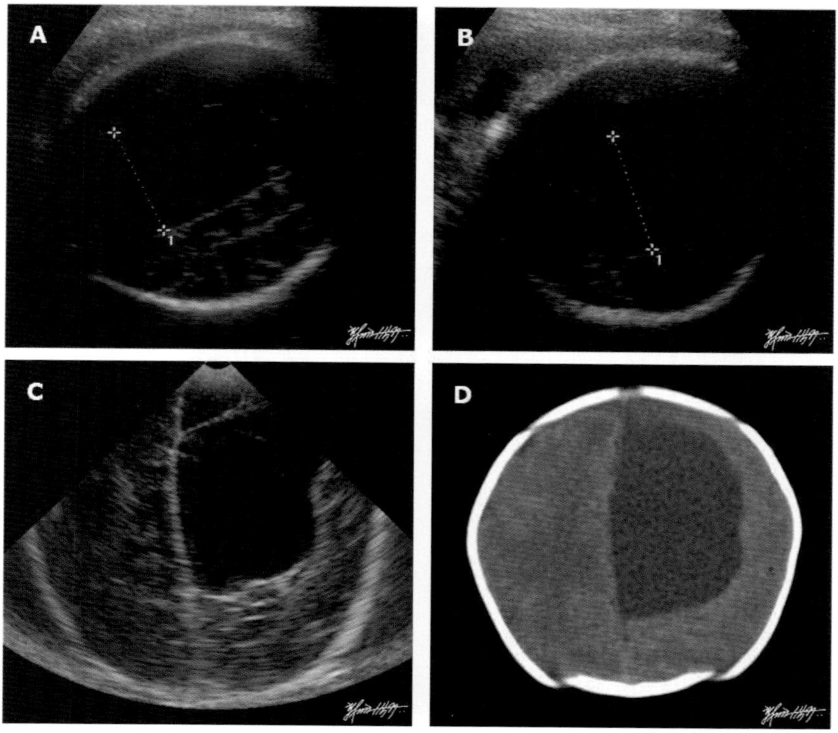

Figure X-20. Arachnoid cyst diagnosed at 36 weeks of gestation. (A) Axial plane. Left hemisphere에 위치한 **huge anechoic cyst**가 **interhemispheric fissure**를 오른쪽으로 **deviation** 시키고 있는 양상이었다 **(CSJ). (B) Parasagittal plane. (C) Postnatal brain ultrasound. (D) Postnatal brain CT.**

4) 동반기형: ACC, hydrocephalus (obstructive ventriculomegaly), microcephaly,
Chiari malformation I, deficient cerebellar lobulation

5) DDx: Aneurysm of vein of Galen, D-W malformation, CPC, porencephalic cyst,
schizencephaly, unilateral hydrocephalus, cystic neoplasm, intracranial hemorrhage

6) Level II sono, fetal chromosomal analysis, F/U USG (ventriculomegaly, cyst size)

7) Prognosis

① Cyst의 location이 예후에 중요하다.
(Temporal – best; posterior – worst [10-20% mortality])

② 대부분은 증상이 없으나 두통, 경련 및 반신마비 증세를 보일 수 있다. 낭종은 대부분 연령에 따라서 크기에 변화가 없으나 일부에서는 커지기도 한다.

③ Midline syndrome: headache, vomiting, bilateral papilledema, ataxia

8) Treatment

① 머리가 정상 크기인 경우에는 분만 시기나 방법이 달라지지 않는다.

② Macrocrania인 경우 CPD 예방을 위해 cephalocentesis를 할 수도 있다.

③ Op Ix: 수두증, 경막하 혈종, 낭종이 커지는 경우 등으로 인하여 IICP 생기는 경우,
국소 신경학적 증상 (간질, 운동 마비 등)

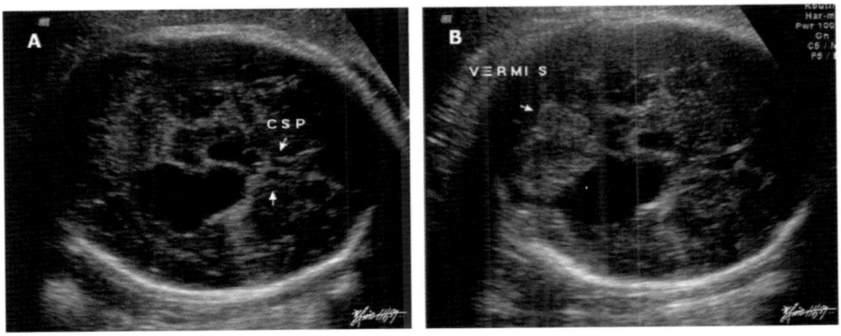

Figure X-21. Another case of an arachnoid cyst. (A) Left temporal lobe의 아래쪽 **middle cranial fossa**와 **suprasellar area**를 **occupy**하고 있는 **cystic lesion**이 있다. **Ventricle**의 **size**나 **cerebellum**은 정상이었고 **hemorrhage**나 **parenchymal lesion** 발견되지 않았다. **(B) Coronal plane.**

10. Intracranial Tumors

1) Rare (0.34/100,000)

2) 대부분 supratentorial (67%), eccentric

3) > 50%: Teratoma,
Others: Neuroepithelial tumors, lipoma, astrocytoma, germinoma

4) USG findings

① 임신 제3기에 빨리 자라므로 주로 2기 후반~3기에 진단

② Change in shape or size of normal anatomic structure

③ Variable appearance from cystic to solid mass

5) 동반기형: Hydrocephalus, macrocrania, deformed cranium, polyhydramnios
6) 생존력 없을 때는 termination을 option으로 제공할 수 있다. 그러나 예후가 매우 불량하여 (mortality 77%) 보존적 치료만 시행한다.

11. Intracranial Calcification

1) Rare
2) Adjacent to ventricular wall **(Figure X-16 (D) 그림 참조)**
3) Noninfectious cause: Intracranial teratoma, tuberous sclerosis, sagittal or transverse sinus thrombosis, Sturge-Weber syndrome
4) Infectious cause: TORCH (cytomegalovirus & toxoplasmosis – most common)

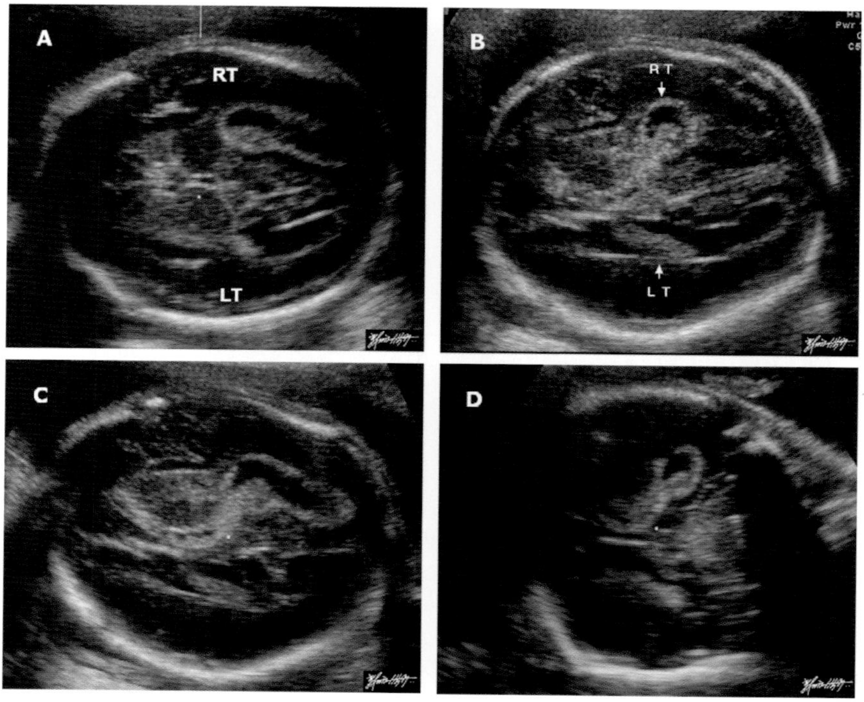

Figure X-22. Ventriculomegaly and periventricular calcification diagnosed at 26 weeks of gestation. (A) Bilateral ventriculomegaly and increased echogenicity of posterior horn of right lateral ventricle. 정상적으로 proximal ventricle은 skull shadow 때문에 잘 보이지 않으나 (Figure IX-1의 (C) 참조) 이 case에서는 두꺼워진 proximal lateral ventricle이 매우 잘 보인다. (B) Oblique plane. (C) 다른 oblique plane에서 anterior horn까지 lateral ventricle wall의 echogenicity 증가가 관찰된다. (D) Coronal plane.

12. Neural Tube Defects

- Embryonic period 26~28 days (임신 6 주 경)에 neural tube closure failure
- Second most common after cardiac anomaly
- 1~2/1,000 (8/1,000 in UK), 우리나라 0.6/1,000 이라는 보고...
- Recurrence rate: 2~3% risk of recurrence of any NTD

A. Anencephaly

1) Definition: Absence of the cranial vault and varying amounts of cerebral hemispheres
2) Synonyms: Exencephaly, exencephaly/anencephaly sequence
3) Incidence: 4/10,000 (F:M=4:1)
4) 10~ 14주부터 발견되기도 하지만 대부분 임신중기에 발견 (2nd T에 100% 발견).
   이론적으로는 8주부터 진단가능, 그러나 1st T에 놓치는 경우 많다.
   TV-USG가 조기진단에 도움이 된다.

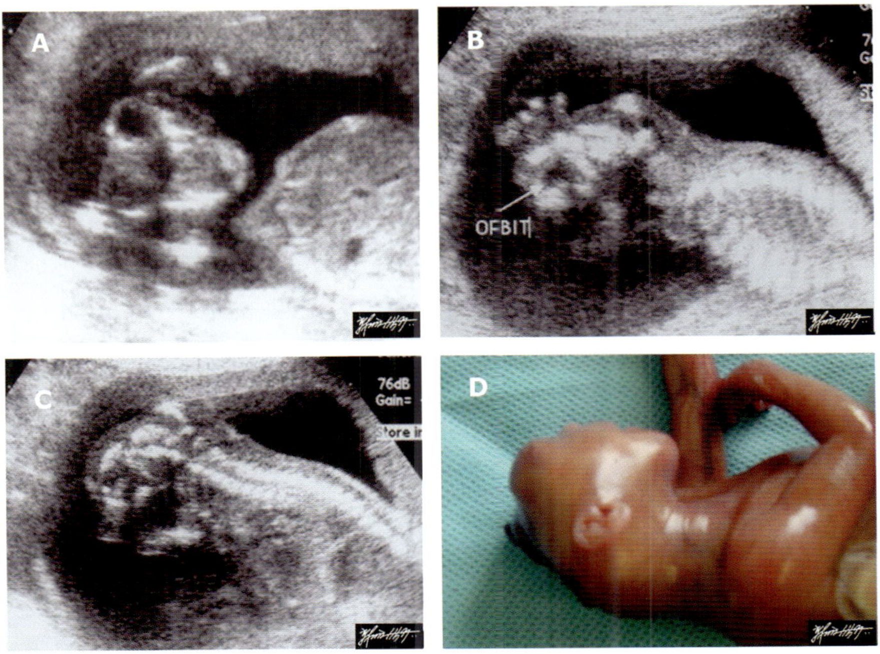

Figure X-23. Anencephaly diagnosed at 20 weeks of gestation. (A) 특징적인 **'frog eye appearance'**를 보이고 있다. **(B) Sagittal plane**에서 **orbit** 위로 보이는 것은 **fetal hand**이다. **(C)** 다른 **sagittal plane**에서는 **calvaria**만 없는 것이 아니라 **cerebral tissue**도 거의 발달되지 않았음을 알 수 있다 **(CSJ). (D) Gross appearance.**

5) Causes and risk factors
   ① Folic acid deficiency (poor or inadequate diet, smoking, alcohol use, psoriasis, birth control pills use etc.)
   ② Insulin-dependent diabetes (especially uncontrolled or undiagnosed diabetes)
   ③ Hypervitaminosis A
   ④ Exposure to high temperature in early pregnancy
   ⑤ Anticonvulsant medication (Valporate)
   ⑥ Environmental/chemical exposure
   ⑦ Rare genetic causes or some ethnic groups

6) USG findings
   ① Best imaging clue: No bony calvaria with flattening of tissues above orbits
   ② 1st trimester
      a. Neural tissue is still present (exencephaly).
      b. Abnormal head contour
      c. Irregular, flattened, splayed appearance of the head
      d. Lobulated **"Mickey Mouse"** or **"spiked"** appearance of the exposed brain
      e. Shorter CRL
   ③ 2nd trimester
      a. Neural tissue is dissolved.
      b. Protruded eyes from their sockets **"Frog eye appearance"**
      c. Polyhydramnios (usually after 25 weeks)
         : Impaired fetal swallowing, lack of ADH, leakage of CSF의 결과 (Late finding임)
      d. Other open NTD: Iniencephaly, lumbosacral myelomeningocele
      e. Replacement of forebrain by an angiomatous mass with multiple cavities with CSF
      f. Area substantia cerebrovasculosa: Highly vascularized neural & mesenchymal tissue
   ④ Associated malformation
      a. Spina bifida, cleft lip/palate, clubfoot, omphalocele, urinary tract malformations

7) Treatment and prognosis
   ① Anencephaly는 치료방법이 없다.
   ② 대부분 진단 후 termination을 하고, 출생을 하여도 즉시 또는 몇 일 후 사망한다.

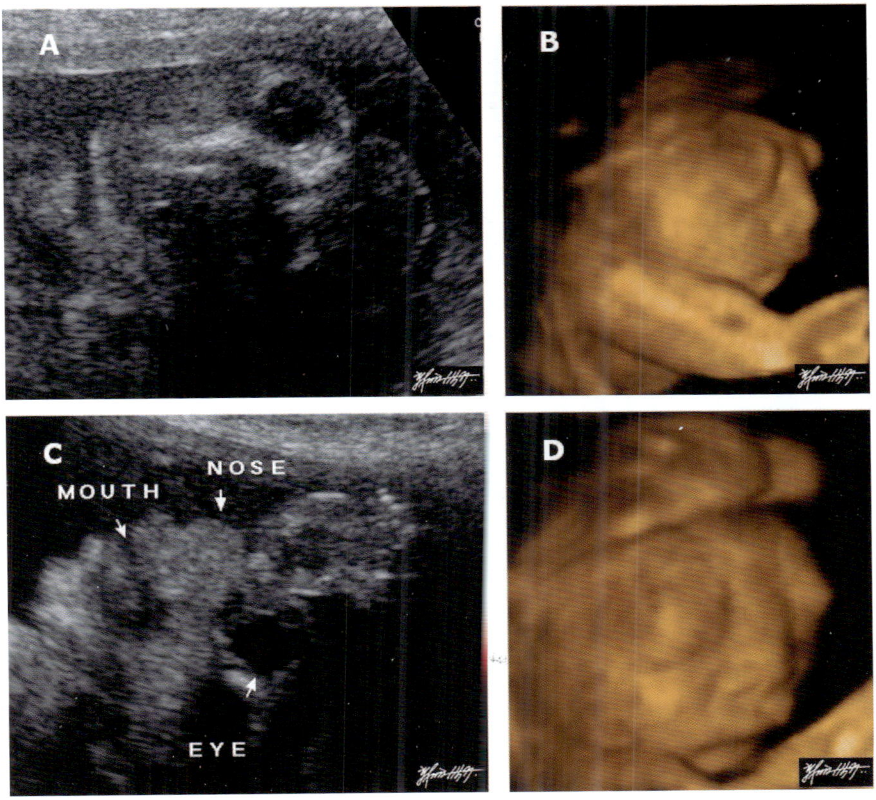

Figure X-24. Another case of exencephaly diagnosed at 25 weeks of gestation. Brain tissue가 **calvarial defect**를 통해 머리 위에 얹혀있는 것처럼 **("Mickey Mouse appearance")** 보인다 **(CSJ). (B, D) 3D USG**를 이용하면 정확한 진단을 내리는데 도움이 된다.

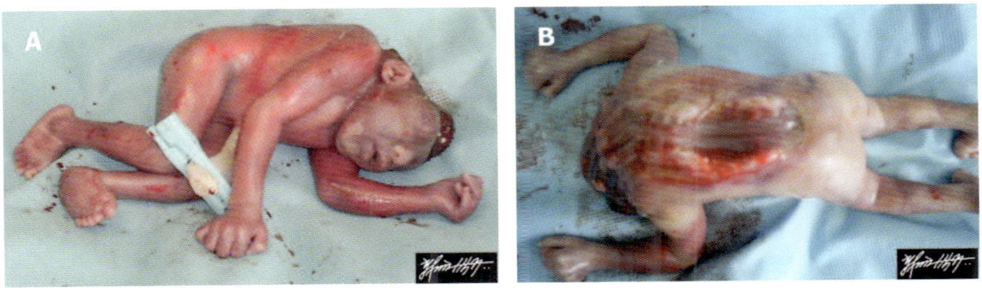

Figure X-25. Gross appearance of the case in Figure X-24. (B) Thoracic 및 **lumbar spine**까지 **extension** 되어 있는 **spina bifida**가 동반되어 있었다 **(CSJ).**

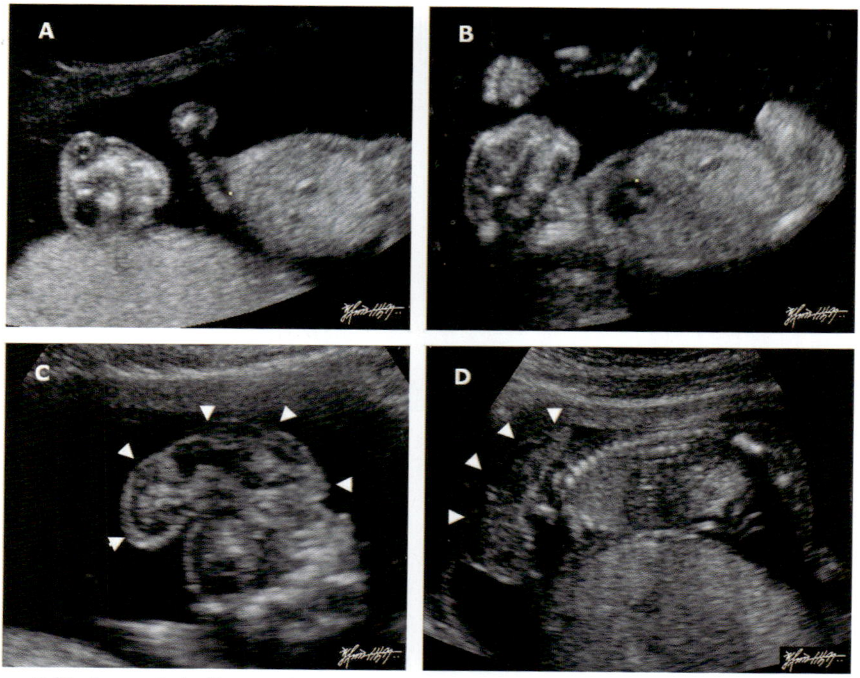

Figure X-26. Exencephaly diagnosed at 17 weeks of gestation. (A) Initial USG에서는 Figure X-23와 같이 "Frog eye appearance"를 보였다. (B) Sagittal plane에서도 orbit 위로 brain tissue가 존재하지 않는 것으로 보였다. (C) 태아가 위치를 바꾸자 목 뒤에 4 X 5 cm 크기의 heterogenous mass가 관찰되었다. (B) Sagittal plane에서 이 mass는 태아의 occiput area에서 herniation된 brain tissue임을 알 수 있다. 마치 토끼 귀처럼 보인다 (CSJ).

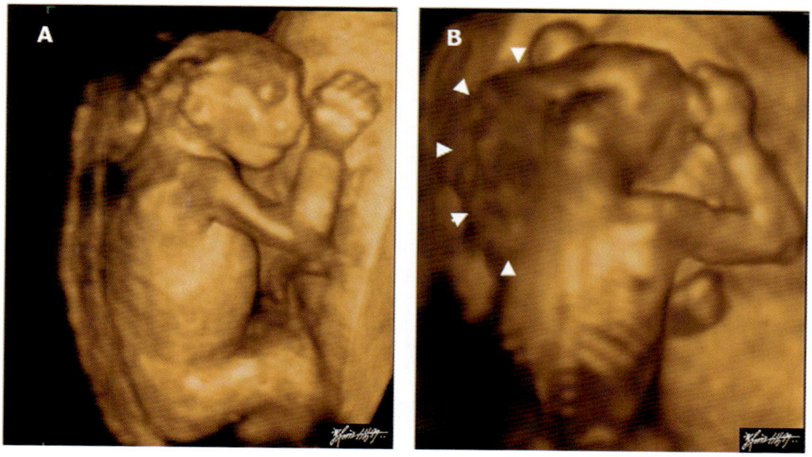

Figure X-27. 3D USG of Figure X-26. (A) Orbit 위로 brain tissue가 존재하지 않는 것으로 보였다. (B) 태아의 목 뒤에 herniation 된 brain tissue가 보인다. 마치 긴 머리를 하나로 묶은 것처럼 보인다 (CSJ).

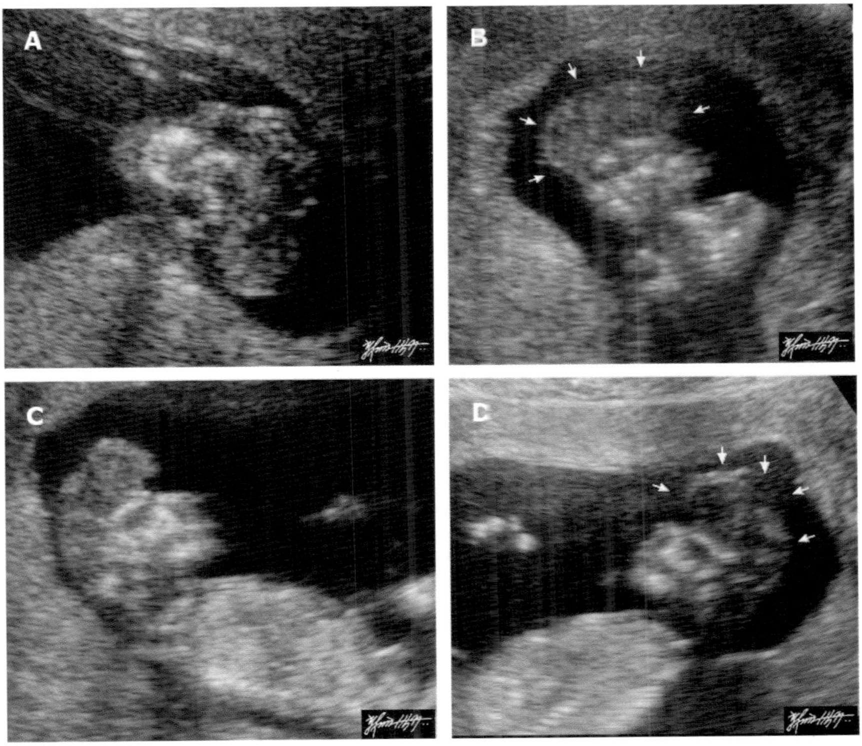

Figure X-28. Exencephaly diagnosed at late first trimester. Brain tissue가 거의 없는 **Figure X-23**의 **case**와는 다르게 이 **case**에서는 **coronal (A, B) plane**과 **sagittal plane (C, D)**에서 **brain tissue (exencephaly)**가 **calvarial defect** 위로 마치 곱슬머리처럼 **(arrows)** 둥둥 떠다니는 것을 볼 수 있다 **(CSJ).**

B. Cephalocele

1) 임신 11주면 의심할 수 있고, 13주 이후가 되어서야 명백한 진단이 가능해진다.
2) Protrusion of intracranial contents (also brain) through bony defect of the skull at midline in the occipital area (transthalamic, transcerebellar view).
3) Midline & occipital (75%), parietal (13%), frontal (12%)
4) Encephalocele: Lesion내에 brain tissue 존재
   Cranial meningocele: Meninges만 herniation
5) USG findings
   ① Fluid-filled or brain-filled sac protruding from bony defect
   ② Lemon sign
   ③ Flattening of occiput
   ④ Bony defect는 너무 작아서 발견되지 않을 수도 있다.
6) Paracranial mass가 보이는 경우 의심해야 한다.
7) Impaired CSF circulation → Hydrocephalus (ventriculomegaly)

8) Associated anomalies: Microcephaly, ventriculomegaly, ACC, D-W malformation, Chiari malformation, Meckel-Gruber syndrome (encephalocele, PCKD, polydactyly, omphalocele), Amnionic band syndrome

9) DDx: Cystic hygromas

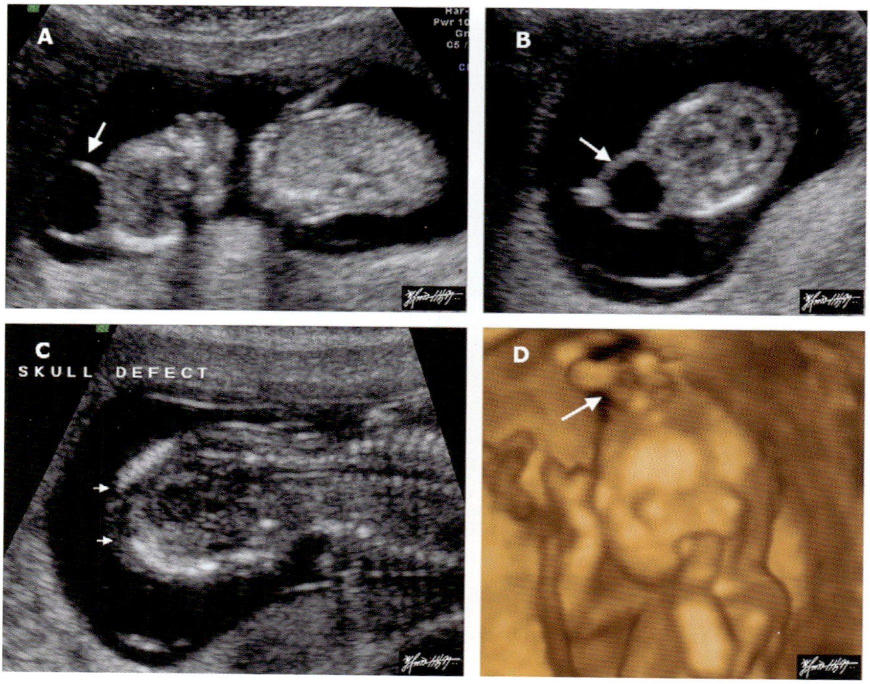

Figure X-29. Cranial meningocele diagnosed at 13 weeks of gestation. (A) 1.54 X 1.48 cm sized fluid-filled sac (arrow) protruding from skull defect at sagittal suture (anterior fontanel 가까운 위치). (B) Coronal plane. Cystic lesion 내부에 brain tissue는 관찰되지 않는다. Thalamus와 cerebellum에 이상 소견 보이지 않는다. (C) Skull defect 1.2 cm. (D) 3D USG view.

C. Spina Bifida

1) Spina bifida occulta: Vertebral schisis (post. arch defect) covered by normal soft tissues
   Unpredictable by antenatal USG (with exception; large subcutaneous lipoma)
2) Spina bifida aperta: Full-thickness defect of the skin, underlying soft tissues & vertebral arches, exposing the neural canal

Cf. *Myelomeningocele: Presence of the neural tissue inside the sac (90%)*

3) USG findings: "Meningocele is most useful view for the prediction of spina bifida"

① Sagittal plane

- Normal spine: Two parallel lines
  - ➢ Anterior: Vertebral bodies
  - ➢ Posterior: Ossification centers of the lateral processes
- Spina bifida: Posterior line and overlying soft tissues are absent

  Meningocele: A thin-walled cyst is seen on top of the lesion

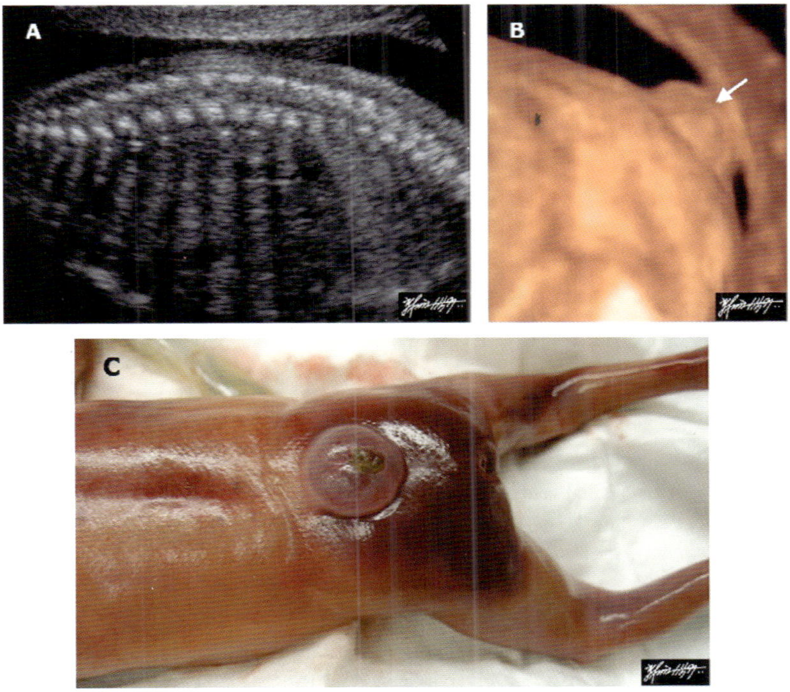

Figure X-30. (A) Sagittal plane of the normal spine. (B) Meningomyelocele detected by 3D ultrasound. (C) Gross appearance of the meningomyelocele.

② Coronal plane

- Normal spine: Three parallel lines
- Spina bifida: Disappearance of central line & widening of two external lines

  (posterior ossification center의 평행선이 깨어지고 벌어져 보임)

➢ **The top or the most cephalic extent of the bone malformation**

"The lesion of the lesion": Associated with prognosis

Counting up from the last ossified vertebral segment (S4 in 2nd T, S5 in 3rd T)

Last rib: T12, Top of the iliac wing: L5 to S1

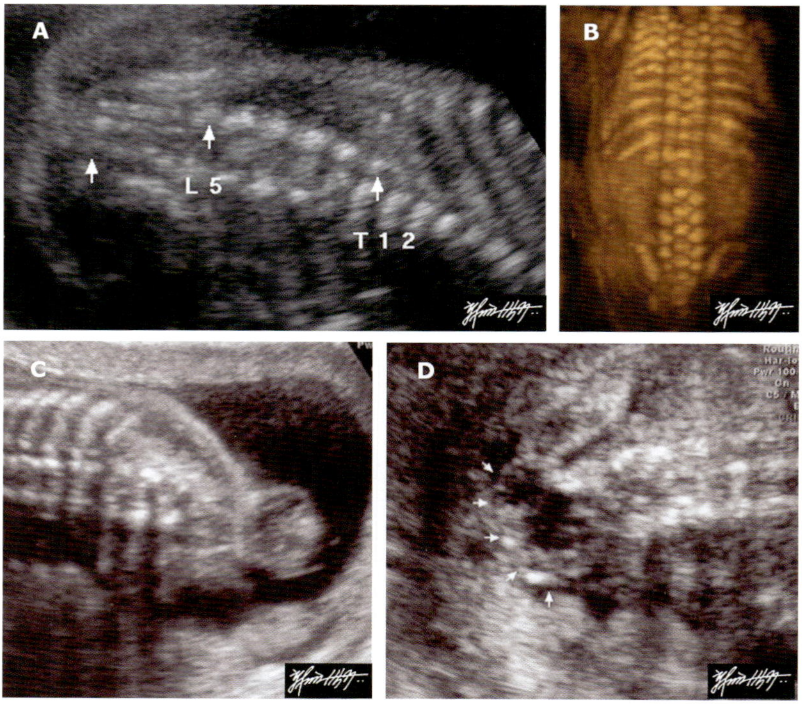

Figure X-31. (A) Coronal plane of normal spine. Level of the spine can be counted. (B) 3D image of the normal spine. (C) Meningomyelocele. A complex echogenic mass is seen at dorsal part of the sacrum. Figure IX-31과 같은 case이다. (D) Another case of meningomyelocele.

③ Transverse section

- Normal spine: Three ossification centers of the developing vertebrae surrounding the neural canal
- Spina bifida: Lat. processes are splayed apart & neural canal is exposed posteriorly

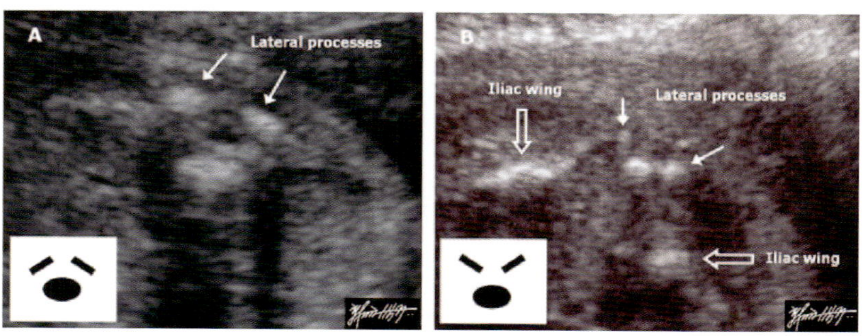

Figure X-32. (A) Normal spine axial plane. Lateral processes가 한자 팔(八)처럼 보이는 것이 정상적이다. (B) Axial view of spina bifida. Lateral processes가 한자 팔(八)을 뒤집은 것처럼 보인다 (CSJ).

4) In utero, prognostic factor (CNS anomaly와 동반하므로 예후는 일반적으로 불량)
   ① Level and extent of the lesion (Cervical and high thoracic lesion are frequently fatal)
   ② Kyphoscoliosis (angulated area of spine)
   ③ Severe hydrocephaly (인지기능이나 지능이 저하)
5) **Cranial signs of spina bifida**: Spina bifida의 99%에서 다음 중 하나 이상이 보인다.
   ① Small BPD
   ② Ventriculomegaly
   ③ **"Lemon sign"**: Frontal bossing. 정상에서도 1~2 %에서 나타난다. 24주 이전에 검사해야 잘 보임. 18~22주 사이에 잘 보인다. 24주 이후에는 정상 모양으로 돌아온다.
   ④ **"Banana sign"**: Small size and abnormal shape of the cerebellum, which is impacted into the posterior fossa
   ⑤ Effacement or obliteration of cisterna magna
6) 위의 소견이 보이는데 spinal lesion이 안보이면?
   → AFAFP & AchE by amniocentesis
7) 동반기형이 많으므로 level II sono 시행하고, fetal chromosomal analysis 시행!
8) 생존력이 없는 경우 부모에게 임신 유지 여부 선택하도록 하고, 태아 생존력이 있는 경우 meningocele/meningomyelocele에 손상을 주지 않기 위해 C/S 시행.
   진통이 온 후 출산하면 신경학적 손상이 2.2배

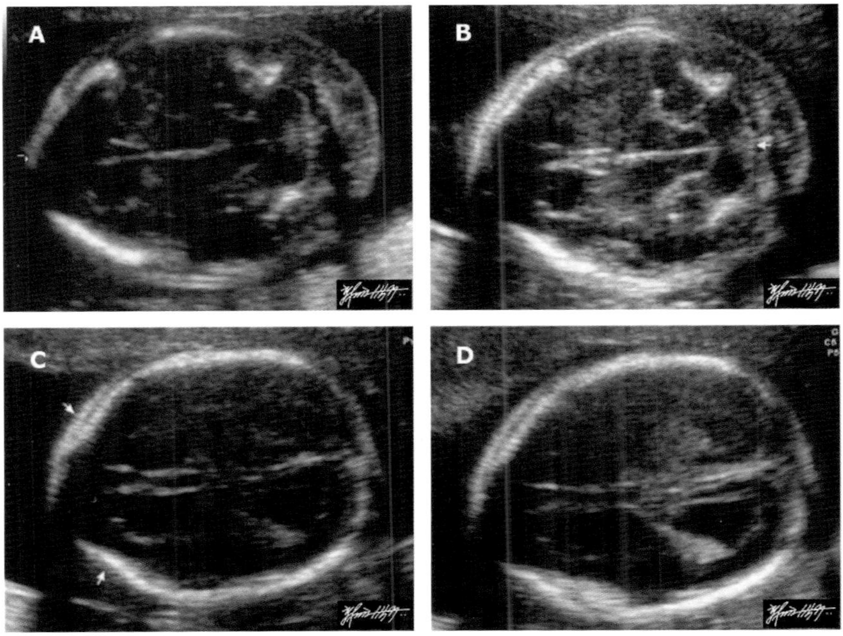

Figure X-33. Cranial signs of the spina bifida. (A) Banana sign. (B) Obliteration of cisterna magna. (C) Lemon sign (C). Ventriculomegaly (D).

E. Prevention of NTD

1) 모든 여성

① 매일 400 μg (0.4 mg)의 엽산을 복용한다 (다태임신은 1 mg).

② 1 mg 이상을 복용하는 것은 모든 여성에게 권장되지는 않는다.

2) NTD 임신의 위험이 높은 여성

① 임신하기 2~3개월 전부터 임신 첫 3개월까지 4~5 mg의 엽산을 매일 복용.

② 이전 임신 시 anencephaly가 있었던 경우 다음 임신 시 NTD 재발의 위험이 10~15 배 증가.

③ 그러나 엽산 복용은 NTD를 70% 이상 예방할 수 있다.

④ 매일 5 mg의 엽산 복용이 NTD 위험을 86% 감소시켰다는 보고도 있다.

13. Chiari Malformation (Arnold-Chiari Malformation)

➢ Cerebellar anomalies (Dr. Hans Chiari, 100년 전)

1) Chiari I: Herniation of cerebellar tonsil into the foramen magnum
→ crowding craniocervical junction

2) Chiari II: Myelomeningocele & hydrocephalus
Herniation of tonsil and contents of posterior fossa
(brain stem, fourth ventricle, cerebellar vermis)

3) Chiari III: Encephalocele (external sac containing brain stem and posterior fossa contents)
Cerebellum and brain stem are descending not only to the spine, but also into an external sac.

4) Chiari IV: Cerebellar hypoplasia

5) Surgery Ix: neurologic dysfunction, symptomatic syrinx, hydrocephalus (15~20% of I)
→ VP shunt!

6) Long term prognosis: variable, based on the patient's presenting symptoms and spinal cord cyst response

14. Scalp Edema

1) 정상에서는 2~4 mm.

2) 방법: BPD plane에서 parietal bone 외측에서 scalp 외측까지 잰다.
(Figure XVII-1의 scalp edema 참조**)**

XI. Face and Neck

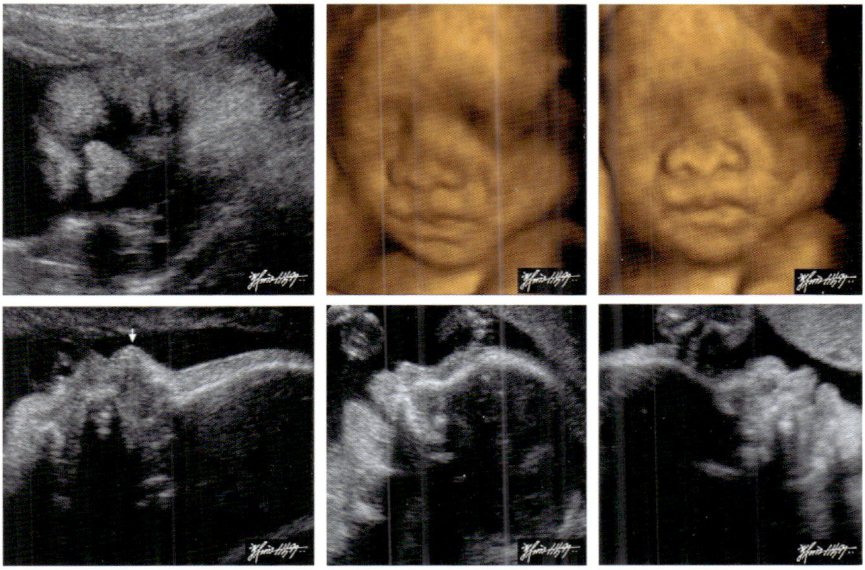

Figure XI-1. Normal fetal face 2D and 3D.

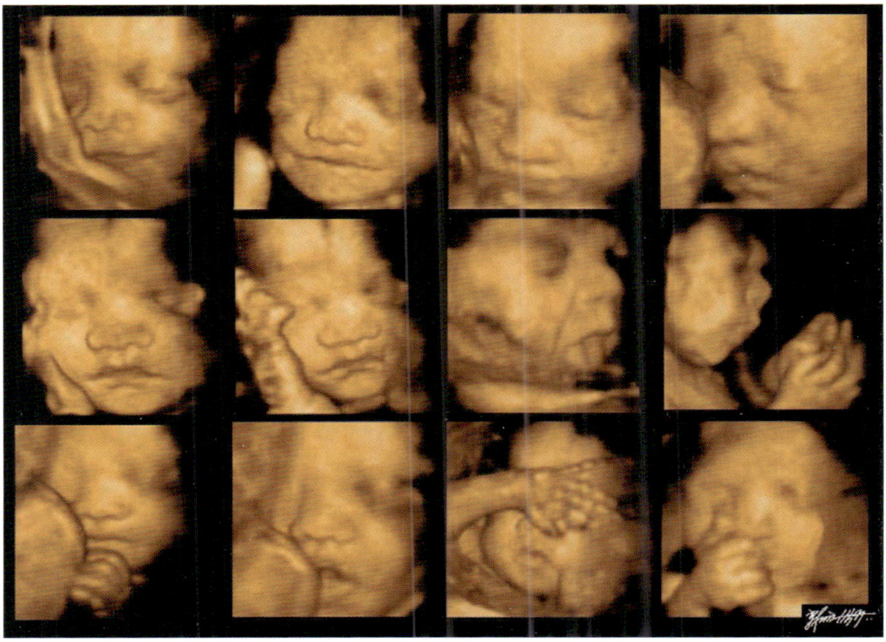

Figure XI-2. 다양한 표정의 태아 얼굴. 왼쪽 위부터 오른쪽으로 순서대로: 행복, 미소, 음~, 슬픔, 진지, 고민, 메롱, 기도, 노래 준비, 노래 시작, 눈부셔~, 아뵤~.

1. Eyes and Orbits

A. Hypotelorism

1) Interocular & outer or binocular distance: < 5%
2) Holoprosencephaly: 가장 흔한 원인, 55~75%에서 chromosomal abnormalities 동반
예후는 brain malformation 정도에 따라 다르다.
3) Trigonocephaly: Triangular shape cranium, hypotelorism

B. Hypertelorism

1) Interocular distance: > 95 % (most reliable measurement)
① Primary migration arrest: **"Median facial cleft syndrome"**
a. Hypertelorism, bifid frontal cranium, median cleft nose, median cleft lip with or without median cleft palate
b. 80% 정상 지능, 12% 약간 떨어짐, 10% 미만 지능 저하
c. 대부분 sporadic, 가끔 AD inheritance
d. 염색체 이상 관련이 많기 때문에 fetal chromosomal analysis를 해야 함.
② Secondary migration arrest
a. Anterior encephalocele (most common cause): Ethmoidal, sphenoidal
b. Craniosynostoses: Apert syndrome, Crouzon disease, Carpenter syndrome

C. Microphthalmia

1) Orbital diameter: < 5 %
2) 정상 fetus도 이 기준에 드는 경우가 있다.
3) 그러므로 다른 동반 기형이나 genetic history를 반드시 찾아 봐야 한다.
4) Unilateral 또는 bilateral로 발생
5) Associated anomalies: Aneuploidy (triploidy, trisomies 9, 13, 18, chromosomal deletions), genetically inherited syndromes (AD, AR, X-linked).
6) AR이 AD보다 더 심각한 visual loss를 갖는다.

D. Anophthalmia

1) Absence of the eye, result from failure of formation of the optic vesicle
2) Absence of the globe, optic nerves, chiasma, optic tracts 진단에 필수적인데 이 구조물들은 초음파로 보이지 않으므로 pathologic confirm이 중요하다.
3) Eye formation의 primary failure라기 보다는 처음에는 정상 발달을 하다가 secondary degeneration을 하는 것으로 생각된다. (e.g., premature occlusion of the hyaloid artery)
4) Hemifacial macrosomia (Goldenhar-Gorlin syndrome)에서 나타난다.

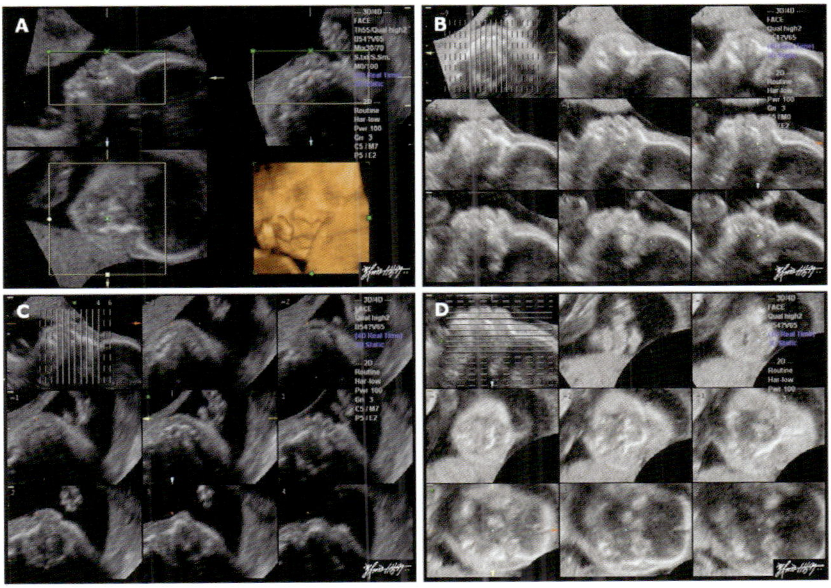

Figure XI-3. Anophthalmia diagnosed at 26 weeks of gestation. (A) Surface rendering mode에서 external eye는 특별한 이상을 보이지 않았다 (CSJ). Tomographic Ultrasound Imaging (TUI)에서 나타나듯이 fetal orbit 과 eye ball이 관찰되지 않는다. (B) Sagittal plane TUI. (C) Axial plane TUI. (D) Coronal plane TUI.

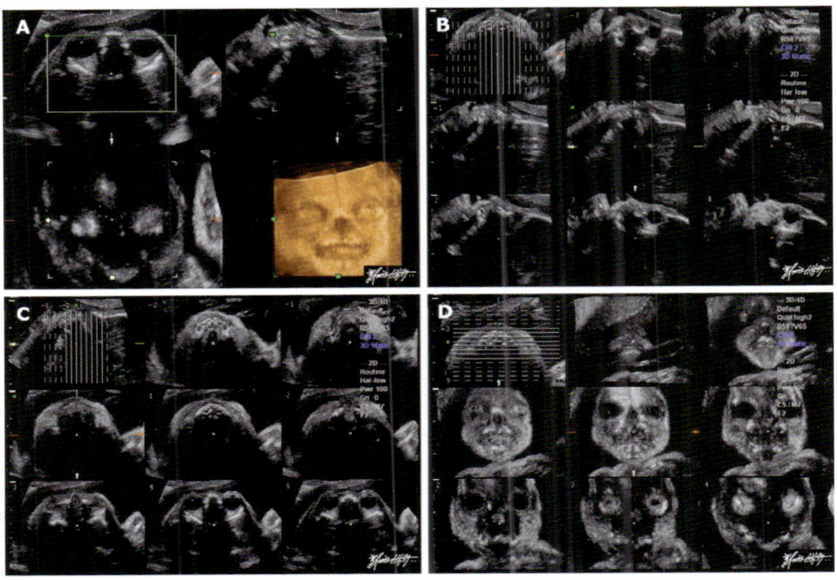

Figure XI-4. Normal fetal orbit and skull bone (A) 3D sectional images with maximal rendering mode. (B) Sagittal plane TUI. (C) Axial plane TUI. (D) Coronal plane TUI.

E. Cataracts

1) Increased echogenecity and irregular margins of the lens (axial scan)
2) 그러나 위의 소견이 없다고 해서 cataract가 없다고 말할 수는 없다.

F. Palpebral Fissure Slant

1) Normal range: 87 ~ 90 degree (mean 89) in coronal plane (**Figure IX-7** 참조)

2. Orbital and Periorbital Masses

A. Dacryocystoceles

1) A thin obstructing mucosal membrane produces impotency of the lacrimal duct
   → Benign dacryocystoceles or cysts of the lacrimal ducts
2) USG findings: Periorbital hypoechoic mass, inferomedial to the orbit, no displacement of the globe, 7~13 mm, lack of vascularity
3) Spontaneous postnatal resolution or disappearance in utero

B. Retinoblastoma

1) Uncommon childhood tumor of malignant growth of neuroepithelial cells of the retina
2) USG findings: Heterogenous and solid, involves and may obliterate the orbit
   Extends to varying degrees into the brain and outward from the orbit

3. Masses of the Face and Anterior Neck

A. Hemangiomas

1) Most common birth defects in humans
2) USG findings
   ① Solid mass with and echotexture similar to placenta
   ② Exophytic or sessile
   ③ Extensive covering large regions of the face, head, neck and extremities
   ④ Hypoechoic foci within the mass – vascular channel on color Doppler

B. Teratomas

1) 50%는 sacrococcygeal, 5%는 orofacial 또는 neck에 발생
2) No genetic or recurrence risk, no predisposing factors, no gender difference
3) USG findings: Typically cystic and solid mass, echogenic plug or calcification, Doppler에서 significant vascularity를 보이기도 한다.
4) Prognosis: Size and location and other anomalies, polyhydramnios

C. Cystic Hygromas (Lymphangioma)

1) Most common at posterior and posterolateral cervical neck, often anterior
2) Congenital malformation of the nuchal region lymphatic system.
3) Hygromas are associated with fetal hydrops → 80~90% mortality
   Cardiac defects 초래 (hypoplastic Lt. heart, CoA, other flow-related anomalies)
4) Chromosomal abnormalities → Fetal chromosomal analysis!
   ① 1st trimester: Aneuploidy (60~70%)
   ② 2nd, 3rd trimester: 45,X가 가장 흔하다 (75%).
   ③ Others: Trisomy 21, 18, 13, mosaicism 등
5) Septated lesions이 있으면 abnormal karyotype을 가질 확률이 증가하고, hydrops의 위험이 증가하고, survival은 감소한다.
6) USG findings: Typically cystic or multicystic, with varying sized loculation and septation
7) Turner syndrome, multiple congenital anomalies, Noonan syndrome
8) 1st trimester의 small, simple hygroma는 spontaneous regression 하기도 함.
   그러나 그렇다고 하여 aneuploidy risk가 줄지는 않으므로 full diagnostic W/U 해야 함.
   생후 pterygium colli 생기면 수술적 제거.

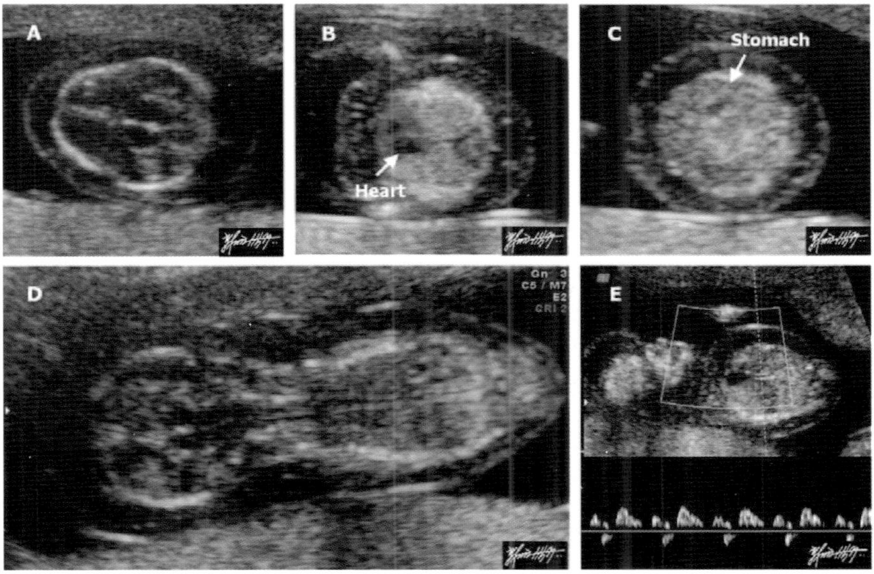

Figure XI-5. Cystic hygroma of one fetus in twin pregnancy diagnosed at 14 week of gestation. (A) BPD plane. (B) 4CV plane. (C) AC plane. (D) Space-suit hydrops surrounding the whole body. (E) Reversed a-wave of DV Doppler waveform (Figure I-6, 7의 유사한 case 참조).

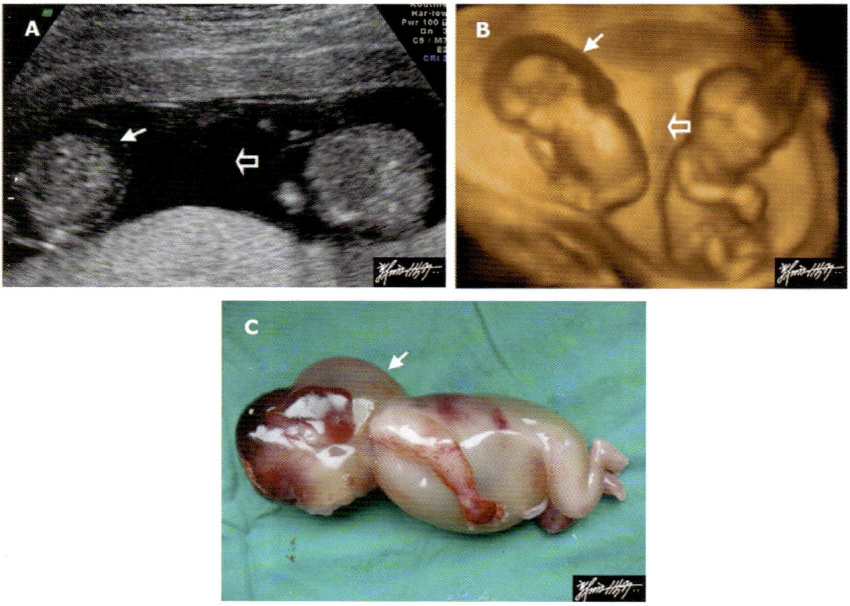

Figure XI-6. Same case of the Figure XI-5. Left-side fetus는 **cystic hygroma (arrow)**에 의해 감싸져 있고, **right-side fetus**는 정상소견을 보였다. **(B) 3D image**에서도 두 **twin**의 차이가 확연히 나타난다. **Intertwin membrane (open arrow). (C) Gross appearance of the hydropic left fetus.**

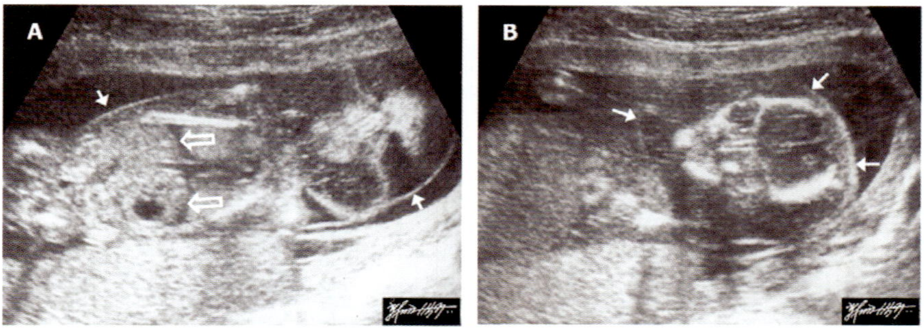

Figure XI-7. Cystic hygroma. (A) Fetus가 우주복을 입은 것처럼 **(space-suit hydrops)** 얇은 막에 쌓여 있고 **(solid arrows)**, 내부에 **multiple septation**이 관찰된다. **Pleural effusion (open arrows)**이 양측 폐에서 관찰되어 **fetal hydrops**가 동반되어 있음을 알 수 있다 **(CSJ). (B) Fetal head**가 우주복 헬멧을 쓰고 있는 것처럼 보인다 **(solid arrows) (CSJ).**

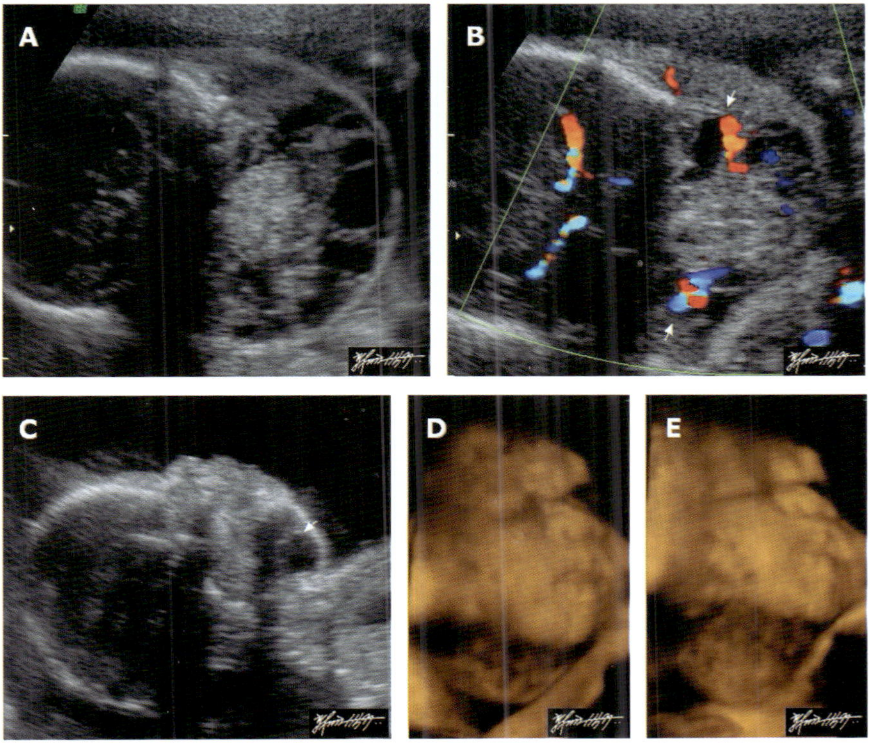

Figure XI-8. Anterior neck mass (lymphangioma) diagnosed at 24 weeks of gestation. (A) Huge Multiseptated cystic and solid mass. (B) Color Doppler에서 mass 내부에 blood vessel이 관찰된다. (C) Sagittal plane. (D, E) 3D images.

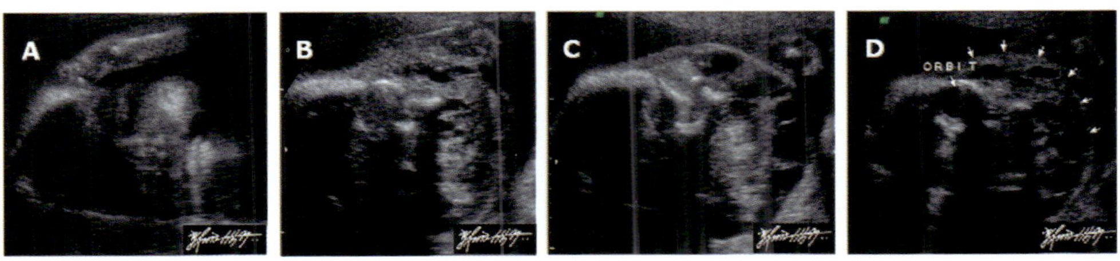

Figure XI-9. Same case of the Figure XI-8. Face에서 orbit level까지 coronal plane으로 scan 해 나가면 mass의 위치 및 face와 neck과의 관계를 잘 알 수 있다 (CSJ).

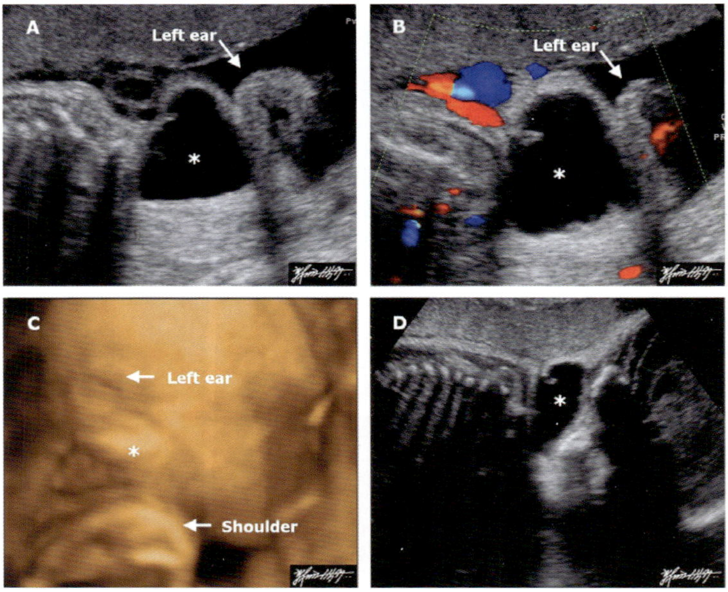

Figure XI-10. Left lateral neck mass (lymphangioma) diagnosed at 26 weeks of gestation. (A) Left ear와 shoulder 사이에 4.4 X 4.3 cm 크기의 anechoic cystic mass(*)가 관찰된다. (B) Color Doppler에서 cyst 내부에 blood flow는 관찰되지 않는다. (C) 3D Image. (D) Sagittal plane에서 cyst는 left lateral neck을 거의 덮고 있는 것으로 보인다 (CSJ).

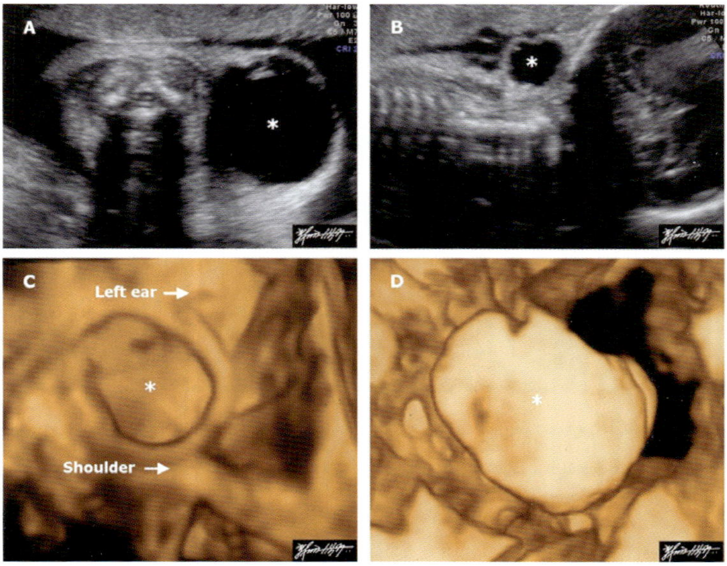

Figure XI-11. Same case of the Figure XI-10. (A) Axial plane. (B) Coronal plane. (C) 3D image of the internal surface of the lymphangioma (*). (D) 3D inversion rendering mode shows internal configuration.

D. Thyromegaly

1) Graves' disease & Hashimoto thyroiditis: Autoimmune antibody (IgG) → 태반 통과
   → Fetal thyroid dysfunction and goiter
2) Maternal iodine ingestion or maternal use of thyroid blocking agent (e.g., PTU)
   → Fetal goiter
3) USG findings: Symmetric bilobed, paramidline homogeneous anterior neck mass
   Polyhydramnios

E. Macroglossia

1) Persistent protrusion of fetal tongue from the mouth as a result of its large size
2) Sagittal plane에서 확인!
3) 연하장애, polyhydramnios 동반 가능
4) Fetal chromosomal analysis! (Trisomy 21)
5) Beckwith-Wiedemann syndrome (Omphalocele, macroglossia, visceromegaly)
6) Fetal goiter, maternal DM과 연관

4. Cleft Lip/Palate

1) Develop from first pharyngeal arch, 7~12 weeks
   ① Unilateral isolated cleft lip: 29%
   ② Unilateral cleft lip/palate: 40%
   ③ Bilateral isolated cleft lip: 5%
   ④ Bilateral cleft lip/palate: 27%
2) Prevalence: Asian에서 1.5~2/1000
3) 97%에서는 nonsyndromic
4) Associated karyotype and anatomic abnormalities
   ① Isolated unilateral or bilateral cleft lip: no chromosomal abnormality
   ② Unilateral cleft lip/palate: 5%
   ③ Bilateral cleft lip/palate: 15%
5) With normal chromosome, other major anomaly risk
   ① Unilateral cleft lip: 5%
   ② Unilateral cleft lip/palate: 11%
   ③ Bilateral cleft lip: 14%
   ④ Bilateral cleft lip/palate: 20%
6) Associated abnormalities: Congenital heart defects (most common), clubbed foot, polydactyly, kyphosis, vertebral anomalies, esophageal duodenal anal atresia, pyloric stenosis, renal abnormalities, hypospadias.

Table XI-1. Risk of Recurrent Cleft Lip/Cleft Palate In Subsequent Offspring

Variable	Cleft Lip/Cleft Palate (%)
Unaffected Parents	
No affected offspring	0.1
No affected offspring plus one affected first cousin	0.4
One affected offspring	4.0
Two affected offspring	9.0
One affected offspring plus one affected relative	4.0
Affected Parents	
One parent plus no affected offspring	4.0
One parent plus one affected offspring	10~17
Two parents plus one affected offspring	60.0

8) Fetal chromosomal analysis and FISH for CATCH 22 (microdeletion of 22q11)

9) USG findings

① Coronal view: Most easily detected, hypoechoic defect in upper lip

② Transverse axial plane: Examination of the alveolar ridge of the maxilla to detect cleft palate (Normal – smooth, C shaped contour)

③ Bilateral cleft lip & palate: Premaxillary protrusion (anterior & inferior to nose) in sagittal plane

④ Umbilical cord나 philtrum을 cleft로 오인하지 않도록 주의!

10) Postnatal management

① Antenatal counseling

② Consult: ENT, OMFS, NP, 언어치료사

③ Unilateral complete, bilateral complete 생후 1~2주 내 수술 전 교정

✱ Presurgical NAM (nasoalveolar molding)

: 낳자마자 refer 해야 함. 빨리 시작해야 예후가 좋다고 한다.

④ 생후 10주: cleft lip 수술

11~12개월: cleft palate 수술

2~3세: 코 끝 높이는 수술

3~5세: 구개 인두 성형술

4~5세: 코 성형

8~9세: 필요한 경우 골이식 및 치아교정

12~18세: 안면 골격 수술 및 기타 성형 수술

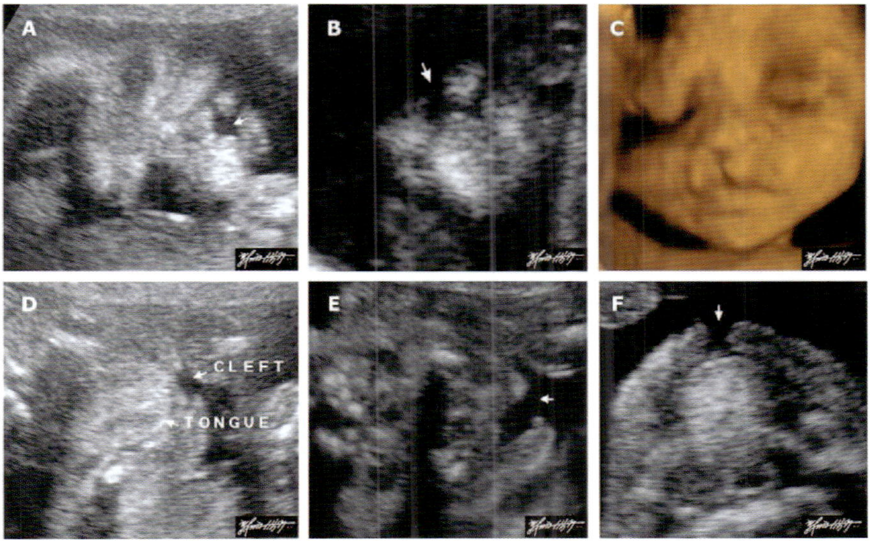

Figure XI-12. Unilateral cleft lip. (A, B) Coronal plane에서 upper lip의 defect를 쉽게 관찰할 수 있다. (C) 3D image. (D, E, F) Axial plane을 통해 lip의 defect와 함께 cleft palate 동반 유무를 확인해야 한다 (Figure X-14 참조).

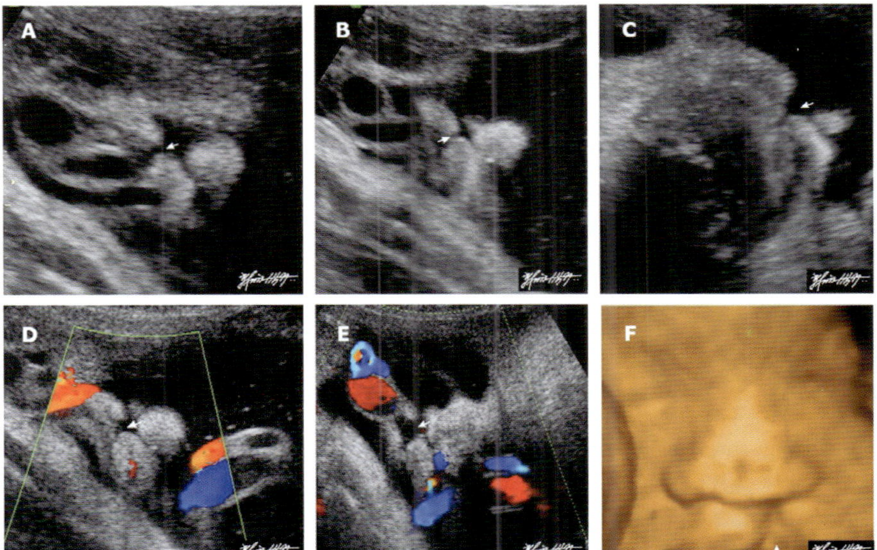

Figure XI-13. Another case of unilateral cleft lip (arrows). (A, B) Coronal plane에서 cleft lip이 의심 되었으나 입술 앞의 umbilical cord 때문에 나타날 수 있는 artifact인지를 감별하려면 (C)와 같이 axial plane으로 확인하고, (D, E)와 같이 Doppler를 이용하여 anechoic defect 내에 blood flow여부를 확인한다. (F) 3D image.

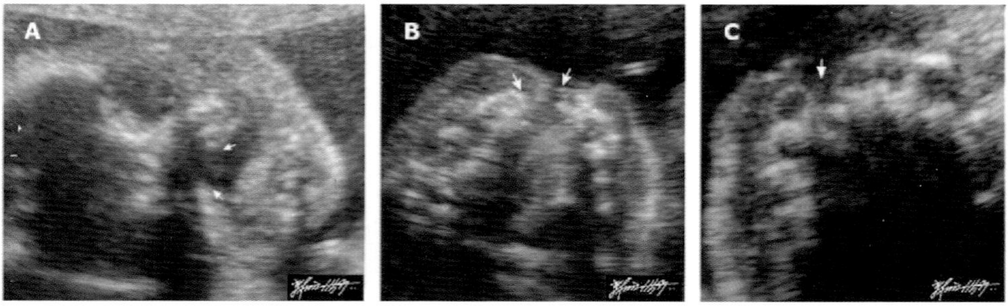

Figure XI-14. Unilateral cleft lip and palate. (A) Coronal plane에서 palate의 large defect를 볼 수 있다. (B) Axial view에서 mandible의 tooth socket이 연결이 끊어져 보인다. (C) 한쪽 incisor tooth가 뒤로 밀려 있어 alignment가 제대로 이루어지지 않은 모습이다.

5. Micrognathia

1) Small mandible & receding chin with lower lip reside posterior to the upper lip
2) Sagittal plane에서 진단
3) Polyhydramnios (70%): Due to secondary obstruction of the small oropharynx by the tongue → 출생 후 기도 폐쇄로 인한 acute RDS 발생 위험 높아짐.
4) Associated with wide variety of karyotype abnormalities (trisomy 18, most common), syndromes, skeletal dysplasia
5) 우선 부모를 검사 (경한 소악증의 상당수가 가족적으로 유전되는 경향이 있으므로)
6) Level II sono: CNS or skeletal disease 여부 관찰
7) Fetal chromosomal analysis & FISH for CATCH 22 (microdeletion of 22q11)
8) Hearing loss 발생 가능 하므로 auditory stimulation test해 볼 것!

6. Nuchal Fold Thickness

1) Excess soft tissue in the posterior neck area: Down syndrome의 feature
2) 15 ~ 20 weeks (or 15~21 weeks)
3) Transverse section of the fetal head, angled posteriorly to include the cerebellum and occipital bone (Transcerebellar plane)
4) Measurement: From the outside of the occipital bone to the outer skin edge
5) ≥ 6 mm: abnormal → 염색체 검사를 권유

▶Cutoff
- 14~18주: 5 mm
- 18~20주: 6 mm

6) Down syndrome의 80%에서 양성으로 나온다.
7) 한번 양성으로 나오면 nuchal skin thickness가 정상으로 줄어든다고 하여도 염색체이상의 위험이 감소하는 것은 아니므로 반드시 양수검사를 해야 한다.

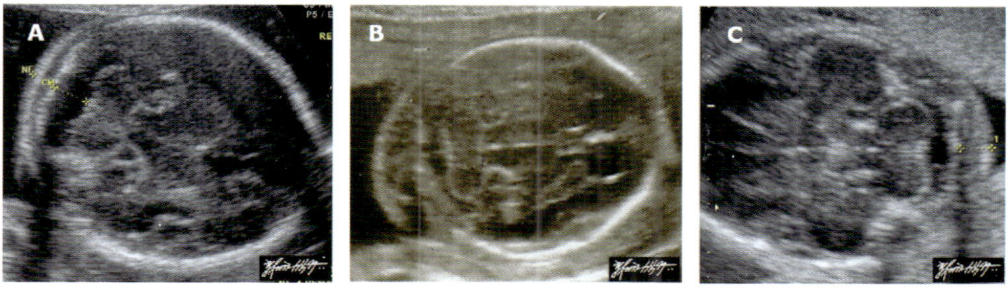

Figure XI-15. (A) Normal NF measurement at transcerebellar view. (B) Increased NF (7 mm) at 18 weeks of gestation. (C) Increased NF (6.5 mm) at 20 weeks of gestation. (B)의 case는 amniocentesis를 통해 Down syndrome이 확진 되었으나 (C)의 case는 normal karyotype이었다 (CSJ).

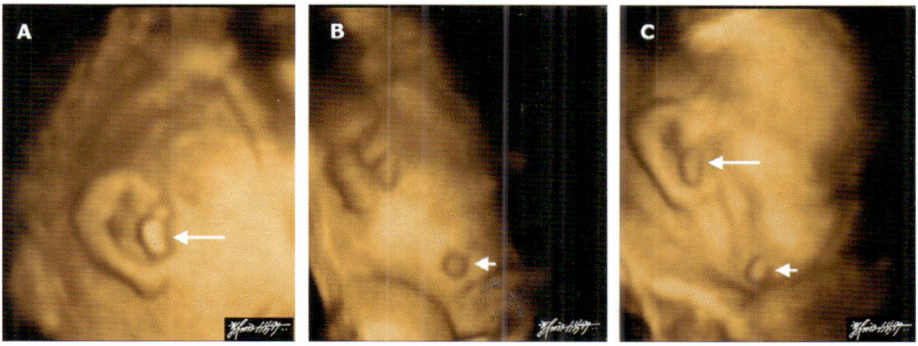

Figure XI-16. Multiple skin tags found in 3D USG. (A) A skin tag (long arrow) anterior to tragus. (B) A smaller skin tag (short arrow) on right side of jaw. (B) Both skin tags are seen.

XII. Heart

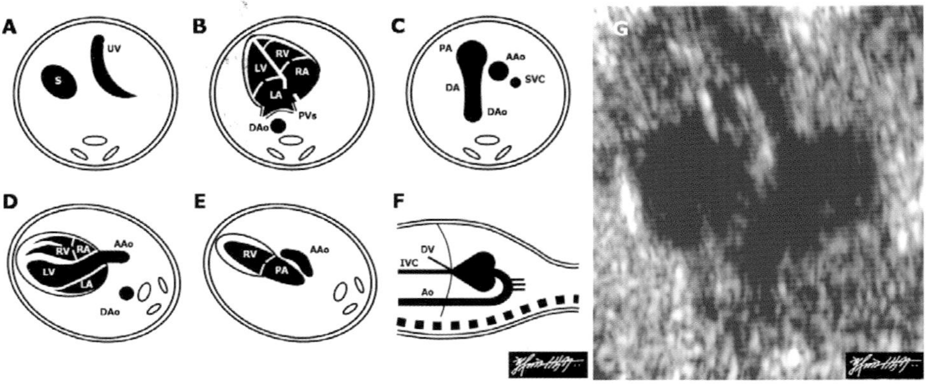

Figure XII-1. Essential six views for the fetal heart evaluation. (A) Transverse view of the fetal upper abdomen. (B) Four chamber view (4CV). (C) Three vessel view (3VV). (D) Left ventricular outflow tract (LVOT) view. (E) Right ventricular outflow tract (RVOT) view. (F) Aortic arch view. (G) 하트 모양(?)의 태아 심장.

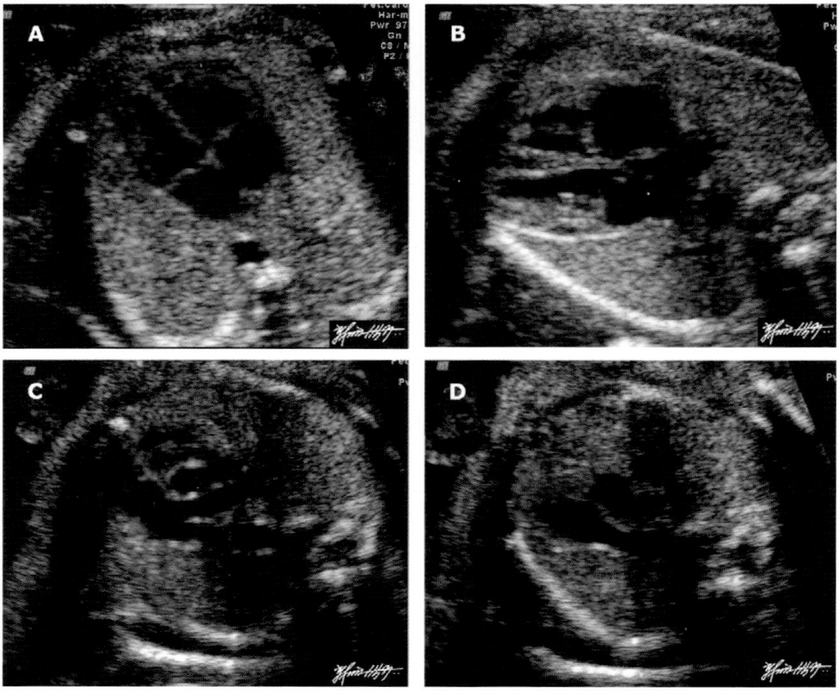

Figure XII-2. Normal fetal heart. (A) Apical 4CV. (B) Subcostal 4CV. (C) 3VV at right and left pulmonary artery bifurcation level. (D) 3VV at ductus arteriosus level.

1. Normal Heart

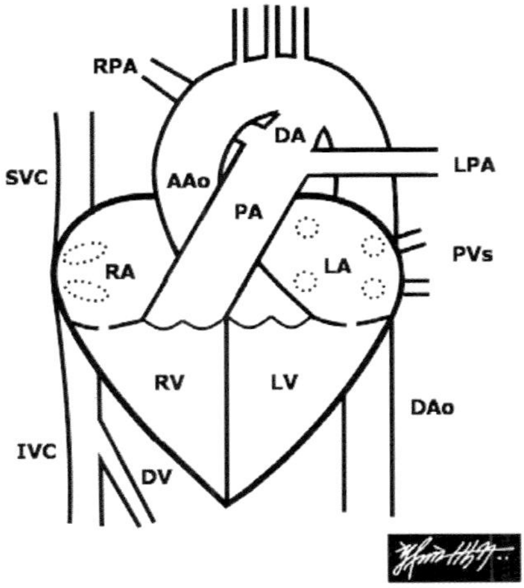

Figure XII-3. Diagram of the normal fetal heart. AAo; ascending aorta, DAo; descending aorta, DA; ductus arteriosus, IVC; inferior vena cava, LA; left atrium, LPA; left pulmonary artery, LV; left ventricle, PA; pulmonary artery (main pulmonary artery or pulmonary trunk), PVs; pulmonary veins, RA; right atrium, RPA; right pulmonary artery, RV; right ventricle, SVC; superior vena cava. (Foramen ovale는 표시되지 않았다.)

A. Transverse View of the Fetal Upper Abdomen

1) Situs 확인: 태아의 presentation, position을 파악하고 cardiac axis가 좌측으로 향하는지 보고, abdomen에서 stomach의 위치가 좌측에 있는지 확인

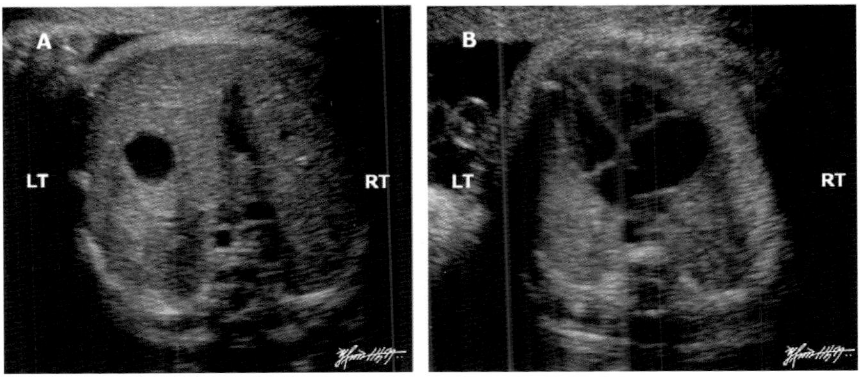

Figure XII-4. Cephalic presentation에서의 AC view (A) and normal fetal heart axis (B)

Table XII-1. Situs and Position of the Heart and Stomach

	Heart	Stomach	Risk of cardiac anomaly
Situs solitus	Left	Left	1%
Dextrocardia	Right	Left	>95%
Visceral situs	Left	Right	75~85%
Situs inversus	Right	Right	2%

Cf. Dextrocardia: Intrinsic displacement (cardiac anomaly)

Dextroposition: Extrinsic displacement (CDH, CCAM, pleural effusion, right lung agenesis etc.)

B. Four Chamber View (FCV, 4CV)

1) Low risk women에서 심장 기형의 50%만 4CV로 발견 가능 (High risk에선 90%)
2) 4CV로 놓치기 쉬운 CHD: VSD, AS, PS, TAPVR, 특히 midtrimester의 HLHS나 AS.

3) Apical 4CV

① Fetal spine이 위 또는 아래 방향에 위치하게 하여 USG beam과 intraventricular septum을 parallel 하도록 한다.

② Hypoplastic chambers, major septal defects, AV valve misplacement, TAPVR 여부 관찰

③ Apical 4CV에서 확인해야 할 것들

a. Heart가 thorax의 1/3을 차지한다 (C/T ratio).

b. Cardiac apex의 axis와 left anterior chest wall-spine axis와 이루는 각이 약 45°이다. (75° 이상 deviation 되면 75%에서 cardiac anomaly)

c. 좌우 심방 및 심실의 크기가 같고, 좌우 심실의 수축이 동일하다.

d. AV valve의 function, interatrial septum (IAS), interventricular septum (IVS) 확인

e. Foramen ovale는 좌심방 방향으로 열리고, 폐정맥은 좌심방으로 들어온다.

Table XII-2. 좌우 심실 구별법

	Left ventricle	Right ventricle
Apex	Smooth	Course with moderate band
AV valve	Mitral valve is less apical	Tricuspid valve is more apical
Papillary muscle	Free wall insertion	Free wall and septal insertion

④ Limitations of view

a. Interatrial septum 및 interventricular septum이 초음파 beam과 평행하므로 patent foramen ovale 확인이 어려운 경우가 많다.

b. 같은 이유로 artifactual membranous VSD가 보일 수 있다.

c. Outflow tract 관찰이 쉽지 않으나 **Figure XII-19**와 같은 방법으로 확인할 수 있다.

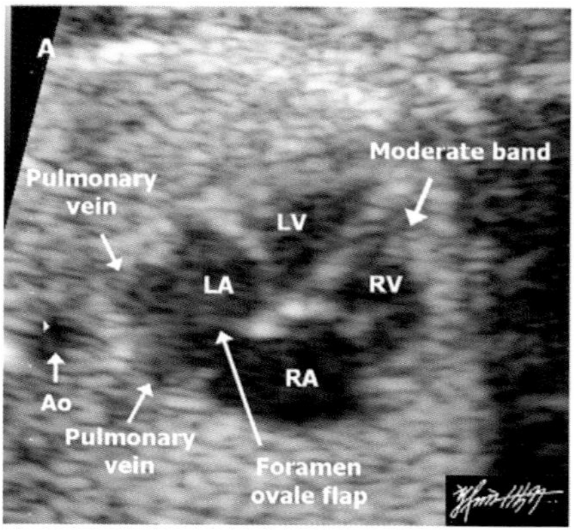

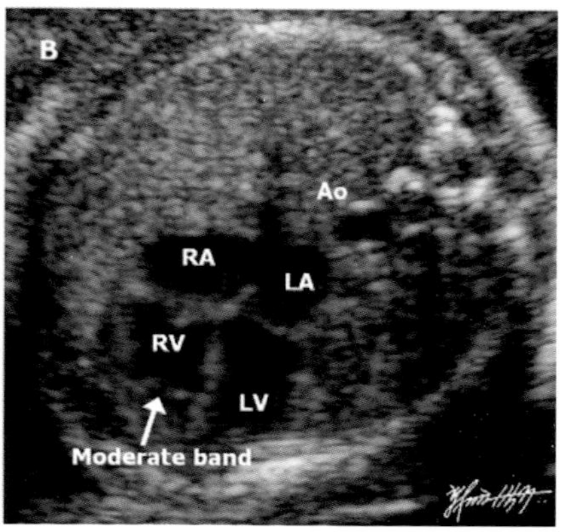

Figure XII-5. Normal apical 4CVs

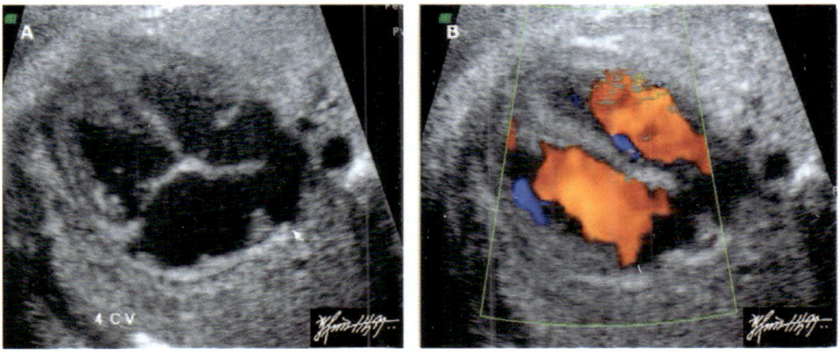

Figure XII-6. Normal apical 4CVs and color Doppler image.

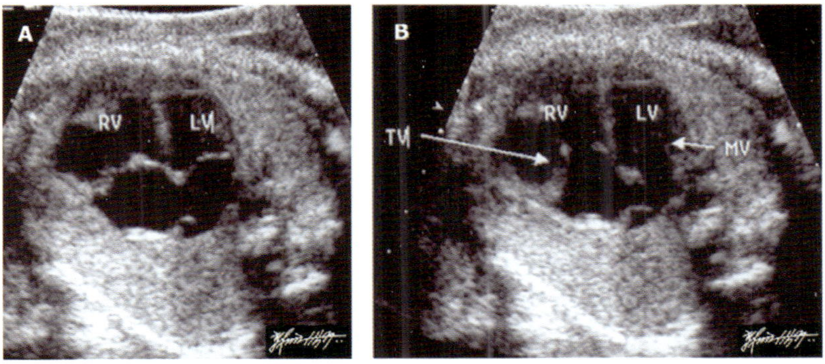

Figure XII-7. Closing and opening of the mitral valve (MV) and tricuspid valve (TV) during systole (A) and diastole (B). 이 **case**는 **term**에 **RV enlargement**를 보였으나 **postnatal USG**에서는 정상 결과를 보였다 **(CSJ).**

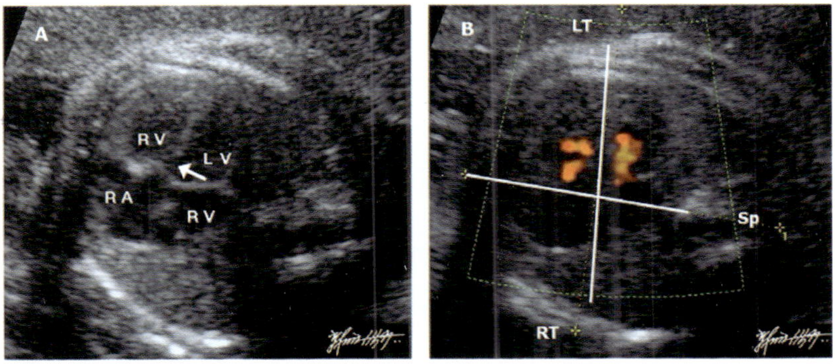

Figure XII-8. Right deviation of heart axis. (A) Suspected VSD (arrow) on apical 4CV. (B) Heart axis와 **spine-sternum axis**가 약 **80°**를 이루고 있다. 이 **case**는 **31**주에 **heart axis deviation**으로 **local**에서 **transfer**되어 왔고, 임산부가 매우 **obese**하고 **IUGR**과 **oligohydramnios**가 심하여 정확한 **evaluation**이 어려웠다. 산전 **fetal echo**에서는 **DORV with VSD**가 의심되었으나 출생 후 **echo**에서는 **pulmonary atresia with large VSD**로 최종 진단이 바뀌었다 **(CSJ).**

⑤ Doppler applications

a. AV valve (mitral & tricuspid) 사이의 blood velocity 측정으로 valve function 결정: E and A velocities 측정, 일반적으로 태아에선 E peak가 A peak보다 낮다.

b. Right pulmonary vein이 LA로 들어가는지 관찰하여 TAPVR 여부 확인

c. AV valves의 irregular flow (valvular regurgitation jets) 여부 관찰

d. Septum을 가로지르는 color Doppler flow가 있으면 septal defect

4) Subcostal 4CV (Horizontal 4CV)

① USG beam을 intraventricular septum에 직각이 되도록 한다.

② Apical 4CV에서 확인해야 하는 것은 비슷하지만 interventricular septum과 atrial septal integrity를 더 자세히 볼 수 있다.

③ Foramen ovale의 diameter는 aortic root와 같다.

④ LA로 flapping하는 flap valve 관찰.

⑤ Limitations of view: Cardiac axis 확인이 apical 4CV에 비해 어렵다.

⑥ M-mode applications

a. Wall thickness와 wall motion 측정: Arrhythmia가 있는 경우 atrium과 ventricle의 wall motion을 동시에 확인하여 arrhythmia의 유형과 정도를 파악해야 한다.

b. Ventricular diameters 측정

⑦ Color Doppler applications

a. FO를 통한 shunting 관찰.

b. Septal defect에서의 turbulent flow와 mixing of blood streams을 관찰

c. Left pulmonary vein이 LA로 들어가는지 관찰하여 TAPVR 여부 확인

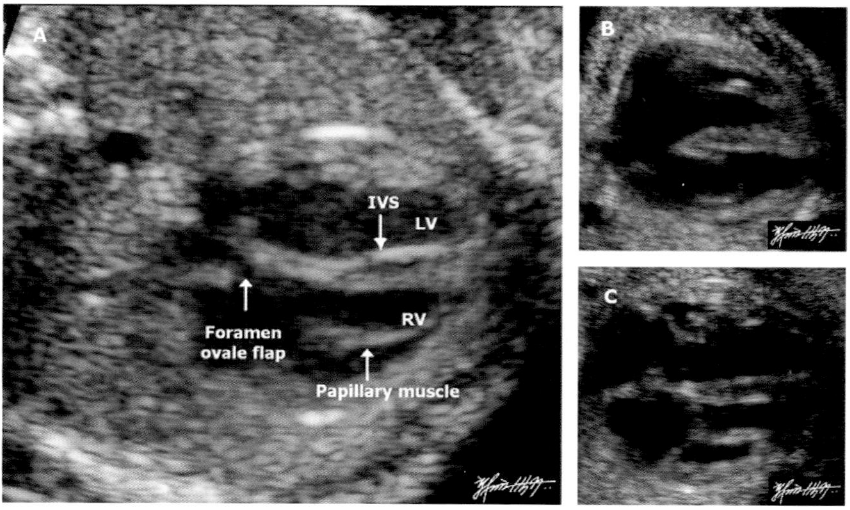

Figure XII-9. (A) Subcostal 4CV and interventricular septum (IVS). Foramen ovale가 LA 방향으로 열리는 것을 볼 수 있다. (B) 4CV during diastole. (C) 4CV during systole. Mitral valve와 tricuspid valve의 개폐를 관찰할 수 있다 (CSJ).

C. Three Vessel View (3VV)

1) 좌전(左前)에서 우후(右後) 방향으로 직선상에 차례로 PA, Ao, SVC의 세 혈관이 보인다.
2) MPA의 후방 연장선상에 ductus와 descending aorta가 보인다 (cephalic presentation인 경우).

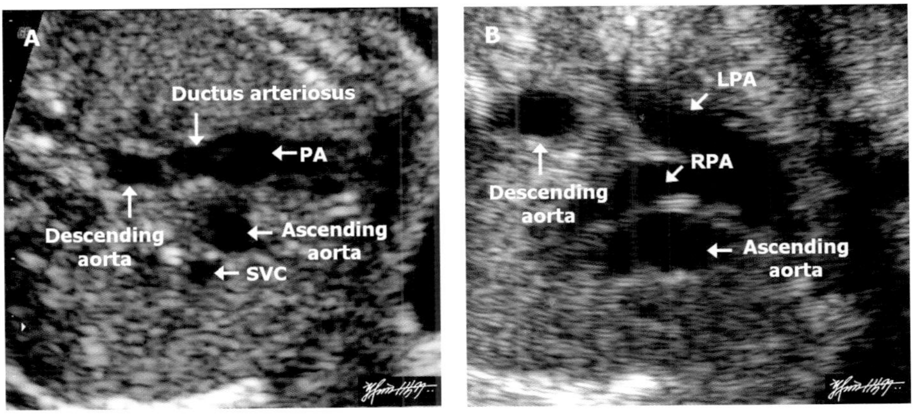

Figure XII-10. Normal three vessel views. Vessel size는 P > A > V 순서임.

D. Left Ventricular Outflow Tract (LVOT) View

1) Transducer를 산모의 복부면을 따라 방사상으로 움직여 fetal heart의 ventricular septum에 수직이 되게 한 후 transducer를 20~30도 반시계 방향으로 돌리면 LVOT가 보인다. (Subcostal 4CV에서 transducer를 태아의 우측 어깨 방향으로 돌리면 쉽게 찾을 수 있다 (CSJ).)
2) LV가 두 심방 사이로 extension 되고, 중간에 aortic valve가 flap처럼 보인다.
3) Aorta의 diameter를 측정.
4) Conditions identified: Aortic stenosis, aortic insufficiency, malposition of aorta or great vessels, detection of abnormal flow patterns
5) Doppler applications: Aortic valve abnormalities가 있는 경우 outflow velocities 측정. 정상적으로는 1.0 meters per second 미만이다.
6) M-mode applications: Aortic root diameter 측정.
7) Color Doppler applications
   ① Ascending aorta에서의 laminar flow 확인.
   ② Color Doppler에서 regurgitant jet이 보이면 aortic insufficiency.

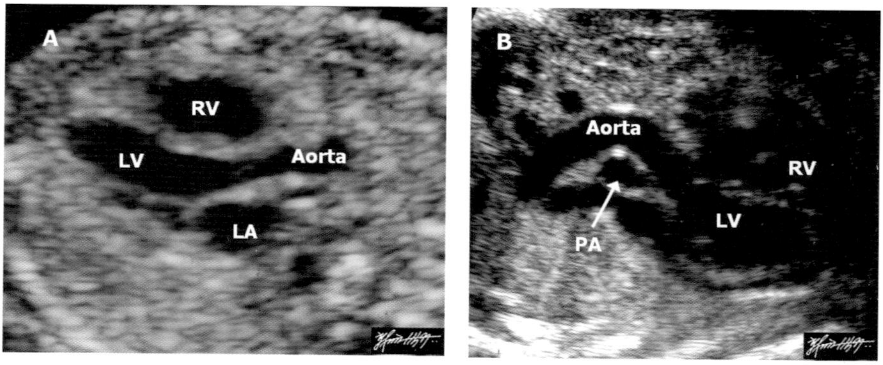

Figure XII-11. Normal LVOT views

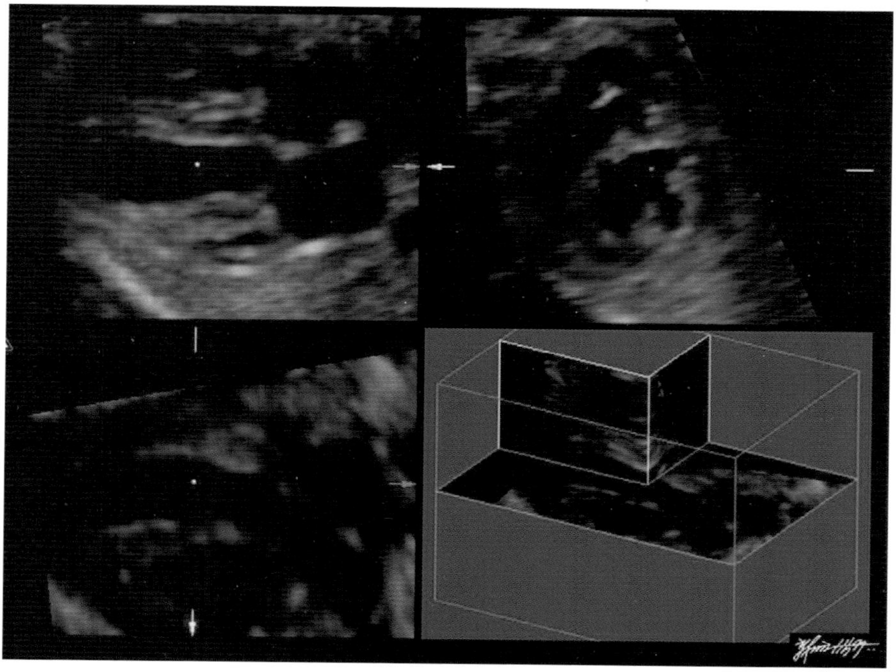

Figure XII-12. Normal fetal heart 4D STIC images showing 4CV, short axis view and LVOT view.

E. Right Ventricular Outflow Tract (RVOT) View

1) LVOT에서 transducer를 fetal head 방향으로 tilting 시키면 RVOT가 보인다.
2) <u>Two outflow tracts should form an **"X"**</u>
3) Conditions identified: Pulmonary artery stenosis or insufficiency, malposition of great vessels

4) Color Doppler applications

① Pulmonary artery 및 valve abnormalities에서 outlet flow velocities 확인.

② Valve 전후의 Doppler flow로 stenosis 또는 regurgitation 확인.

5) M-Mode Applications: Pulmonary artery diameters 측정

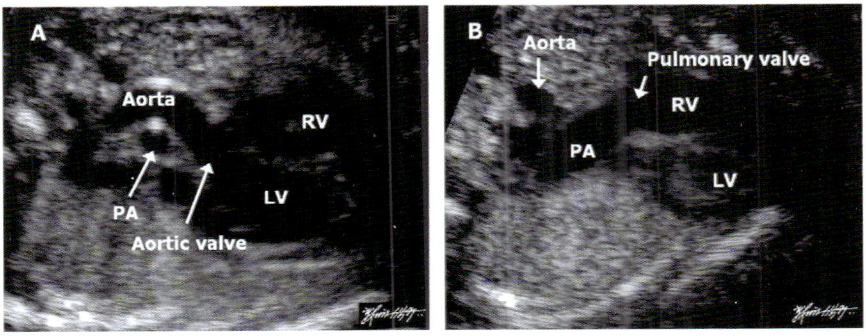

Figure XII-13. Normal LVOT and RVOT and their crossing.

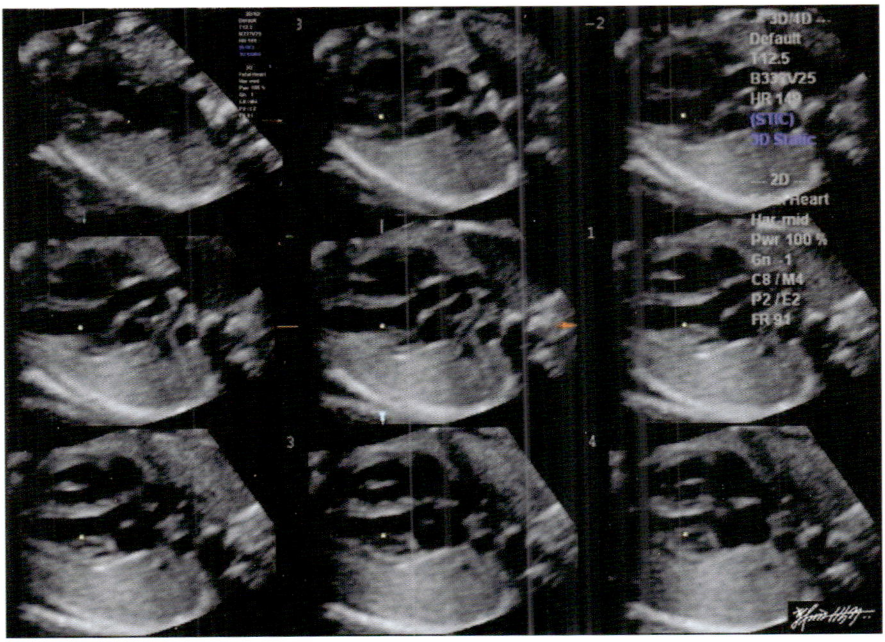

Figure XII-14. 4D STIC TUI image of the normal fetal heart. From RVOT to LVOT and subcostal 4CV.

F. Aortic Arch View

1) Fetal thorax의 sagittal plane에서 ascending aorta가 LV로부터 기인하는 것을 관찰
2) 둥근 aortic arch (**"umbrella stick"**)에서 head and neck vessel들이 나오는 것을 관찰
3) Descending aorta 관찰
4) Aortic root는 sternum과 spine의 정중앙에서 시작된다. 만약 aortic root가 sternum에 가까우면 TGA를 의심해야 한다 (C-TGA의 오른쪽 diagram 참조).
5) Conditions identified: Coarctation of the aorta, aortic valve stenosis, aortic valve atresia
6) Limitations of view: Aortic arch가 정상으로 보인다고 하여 coarctation을 완전히 배제할 수는 없다.
7) Doppler applications
   ① Pulsed-wave Doppler로 flow velocities 측정.
   ② Velocity가 증가되어 있으면 lumen의 narrowing을 의미한다.
8) Color Doppler application: Aorta의 주행 방향과 caliber 측정에 유용하다.

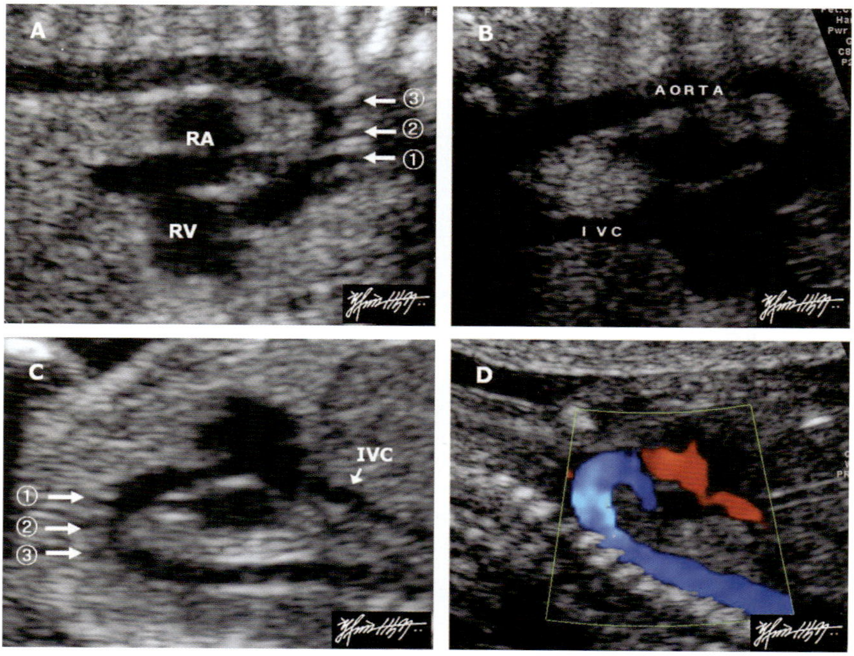

Figure XII-15. (A) Normal aortic arch view three branching arteries (arrows) of the aortic arch. 세 혈관은 심장에서 가까운 것부터 순서대로 ① **right brachiocephalic artery,** ② **left common carotid artery,** ③ **left subclavian artery**이다. **(B) Normal aortic arch and inferior vena cava. Aortic arch**는 **sagittal plane**에서 가장 잘 보이므로 **(A, B)**처럼 태아가 임산부의 등쪽으로 엎드려 있거나 **(C)**처럼 임산부의 배쪽으로 누워있을 때가 좋다. 그러나 **(C)** 보다는 **(A, B)**와 같이 **fetal back**에서 **spine shadow**를 피해서 보는 것이 훨씬 쉽고 선명하게 볼 수 있다 **(CSJ).** "♥ 모양의 심장에서 출발하는 우산 손잡이." **(D) Color Doppler image.**

G. Ductal Arch View

1) Fetal face의 sagittal plane에서 prove를 heart쪽으로 똑바로 내린다.
2) Aortic arch가 **"umbrella stick"** 모양이라면 ductal arch view는 **"hockey stick"**모양이다.
3) Conditions identified: Transposition of the great vessels, ductal constriction
4) Limitations of view: Left pulmonary artery 확인이 어렵다.
5) Doppler applications: Pulmonary valve 전후의 peak flow velocity 측정을 통해 valve function을 확인할 수 있다.
6) Color Doppler applications: Pulmonary valve 전후의 irregular flow를 확인할 수 있다.

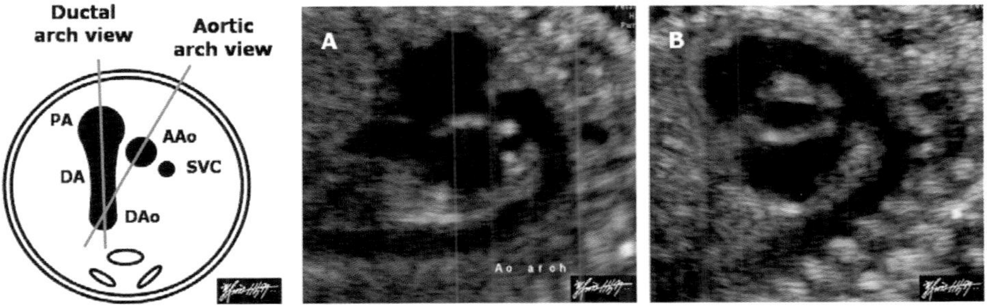

Figure XII-16. (A) Normal aortic arch view. (B) Normal ductal arch view. Ductal arch는 거의 midsagittal에 가까운 plane에서, 그리고 aortic arch는 약간 oblique한 plane에서 확인한다 (CSJ).

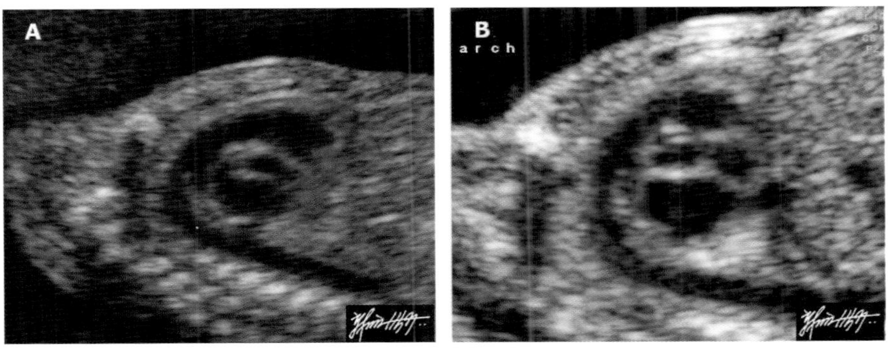

Figure XII-17. Normal ductal arch views (Figure X-15의 aortic arch view와 비교하여 보면 head and neck 방향의 세 혈관이 보이지 않음을 알 수 있다.)

H. Congenital Heart Diseases

1) Multifactorial, polygenic (90%)
2) Most common congenital anomaly (7~8/1,000)
3) 1~2%는 monogenetic syndrome (e.g., Holt-Oram, Noonan)
   1~2%는 teratogen exposure (e.g., hydantoin, isotretinoin, DM)
   5%는 chromosomal anomalies, 50~70% 동반기형 → Karyotyping Ix 된다!

I. 산전 진단이 반드시 필요한 심장 기형

1) TGA with intact ventricular septum
2) PA with intact ventricular septum
3) Interruption of aortic arch
4) Hypoplastic left heart syndrome (HLHS)
5) TAPVR

J. Seven Points for Better Heart Evaluation

1) High Frequency (5.0~8.0 MHz)의 probe를 사용한다.
2) Focus 또는 zoom 기능을 사용하여 확대해서 본다.
3) High frame rates (1초에 획득할 수 있는 영상의 수. 깊이, focal point, scan line, probe의 종류에 따라 달라진다.)로 본다. 30 fps 이상으로 보는 것이 좋다.
4) Tissue harmonic echo의 사용: Tissue와 large fluid compartment의 outlining border가 더 정확히 보인다.
5) Resolution의 활용
6) Echo drop out에 속지 않는다.
7) Color Doppler를 잘 이용한다.

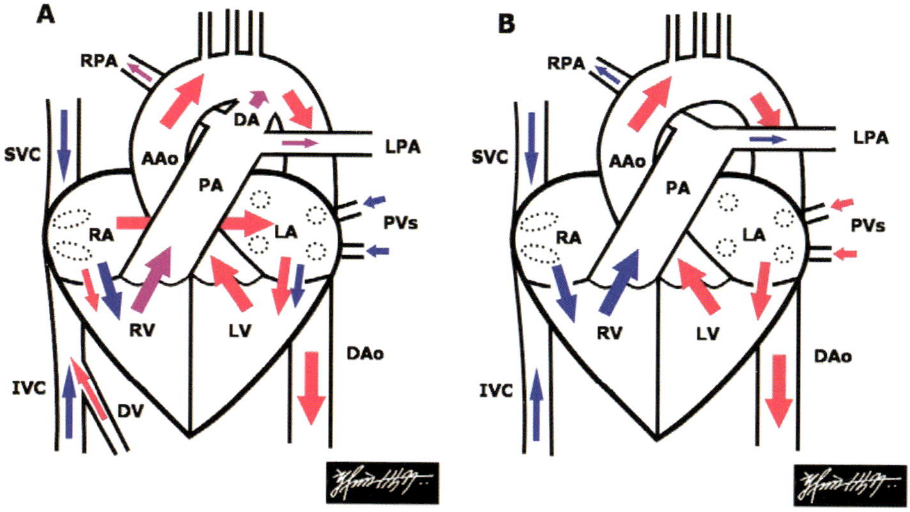

Figure XII-18. Diagram of the normal fetal and neonatal circulation. (A) Before birth. (B) After birth (No foramen ovale, ductus arteriosus, ductus venosus).

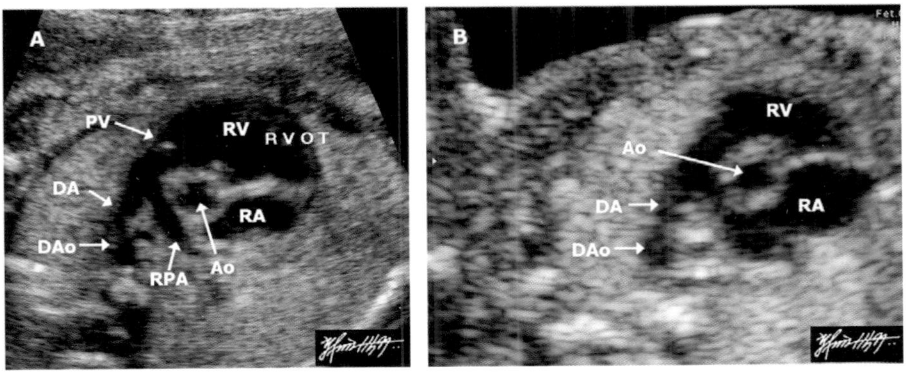

Figure XII-19. Normal fetal heart short-axis views. Right heart에 대한 **evaluation**을 하기 좋은 **view**로 달팽이집 모양 또는 검지와 중지를 약간 편 주먹 쥔 자세에서 걷는 흉내를 내는 모양으로 보인다.

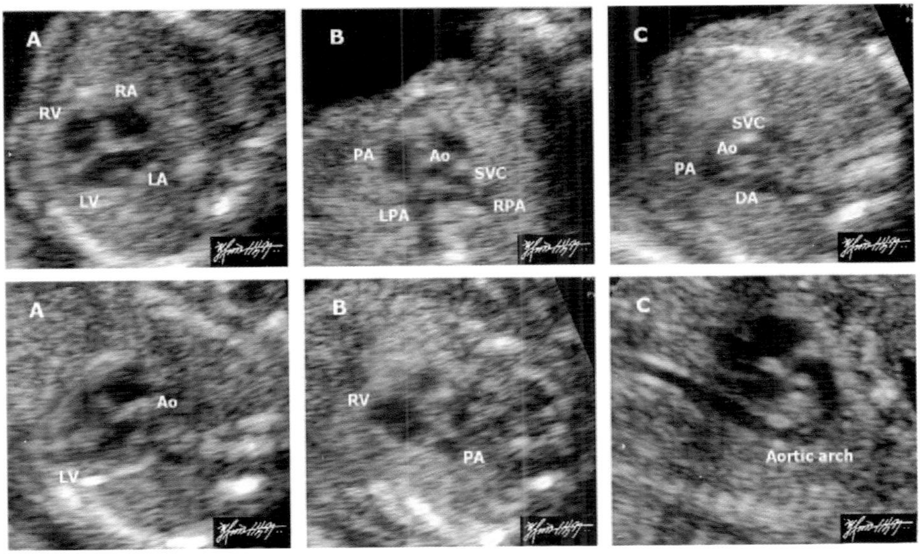

Figure XII-20. Normal fetal heart at 16 weeks of gestation. 20주 경에 보는 **fetal echo**에 비하면 **image**가 선명하지는 않으나 **zoom** 기능을 이용하여 확대하여 보면 **16**주에도 **fetal heart screening**을 할 수 있다. 그러나 정상소견이어도 **20**주 경에 **F/U**하는 것이 좋다 **(CSJ).**

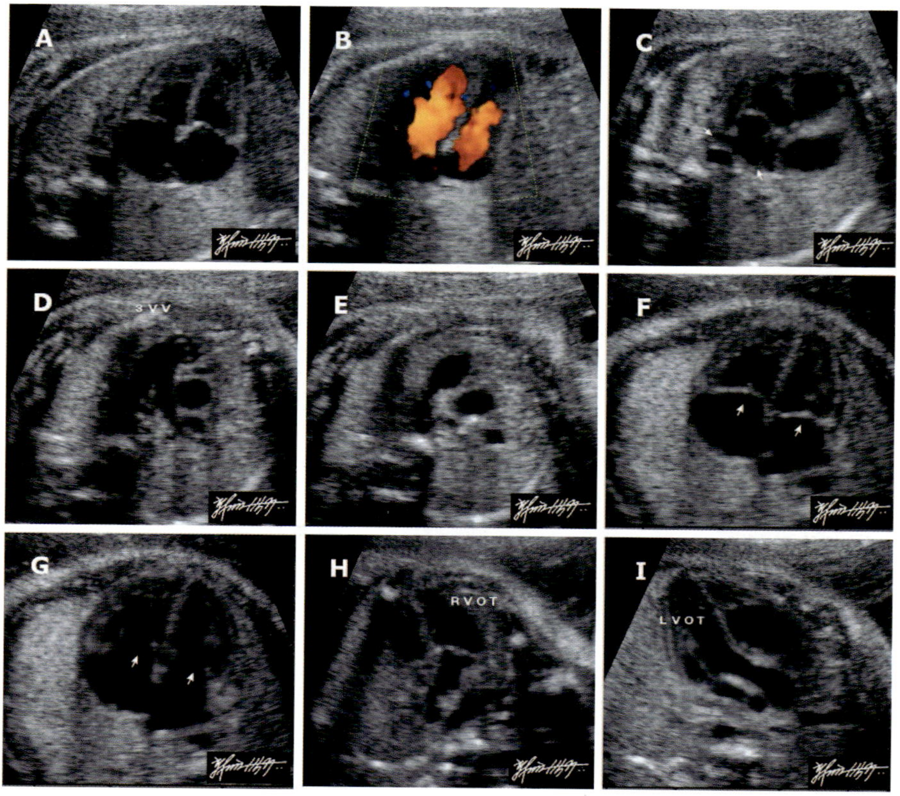

Figure XII-21. Normal fetal hear summaries (except for aortic and ductal arch view). (A) 4CV. (B) 4CV with color Doppler. (C) Pulmonary veins. (D) 3VV and left and right pulmonary arteries. (E) 3VV and ductus arteriosus. (F) A-V valve closure during systole. (G) A-V valve opening during diastole. (H) RVOT. (I) LVOT. Apical 4CV에서도 RVOT와 LVOT를 위와 같은 방법으로 충분히 볼 수 있다 (CSJ).

2. Atrial Septal Defect (ASD)

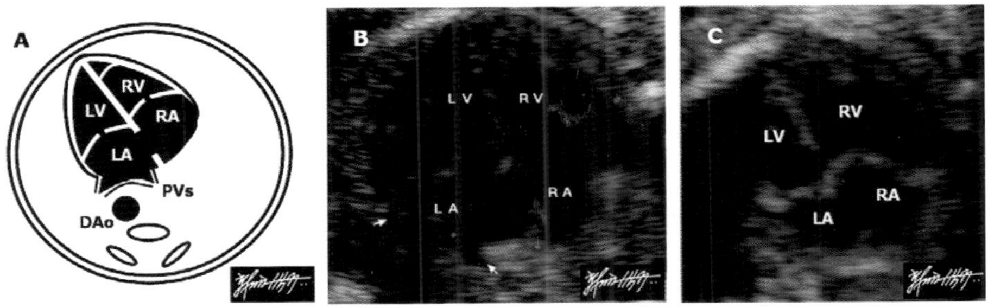

Figure XII-22. (A) Diagram of the ASD. (B) RA에서 LV로 flapping하는 foramen ovale가 관찰되지 않는다 (CSJ).

1) Classification

① Defects of the inlet atrial septum (sinus venosus defects)

a. Defect가 SVC의 입구 근처에 위치

b. TAPVR과 관련된 경우가 많다.

② Defects in the body of the atrial chambers (ostium secundum defects)

a. Foramen ovale flap의 결손

③ Defects of the outlet atrial septum (ostium primum defects)

a. 거의 대부분 AV junction의 이상 동반

2) Hemodynamic considerations

: Intrauterine life에서 large R-L shunt는 physiologic하므로 별 문제 없다. 출생 후 LA pressure가 증가하므로 L-R shunt가 발생하여 RV overload가 발생하고 RV dilatation으로 드물게 CHF가 생길 수 있다. Pulmonary vascular bed damage는 pulmonary hypertension을 야기시킬 수 있다. 증상이 있는 신생아는 반복적 호흡기 감염, feeding difficulties, arrhythmias, thromboembolism, failure to thrive가 생길 수 있다.

3) USG findings

① Demonstration of a dropout of echoes at the level of the atrial septum

② Apical 4CV에서는 interatrial septum이 매우 얇아서 진단에 도움이 안되고, subcostal 4CV로 확인해야 한다.

③ 작은 small ostium secundum defect는 발견하지 못하는 경우 많다.

④ Septum secundum과 primum을 포함한 큰 defect는 쉽게 발견할 수 있다.

⑤ Defects of the inlet atrial septum이 산전에 진단된 예는 없고, 실제로 산전에 진단하기 매우 어렵다.

4) Obstetrical management

① Level II USG for careful evaluation of the entire fetal anatomy

② Fetal chromosomal analysis

③ Isolated secundum ASD인 경우에는 산과적 치료가 바뀌지는 않는다.

3. Ventricular Septal Defect (VSD)

♥ Most common structural congenital heart anomaly ♥

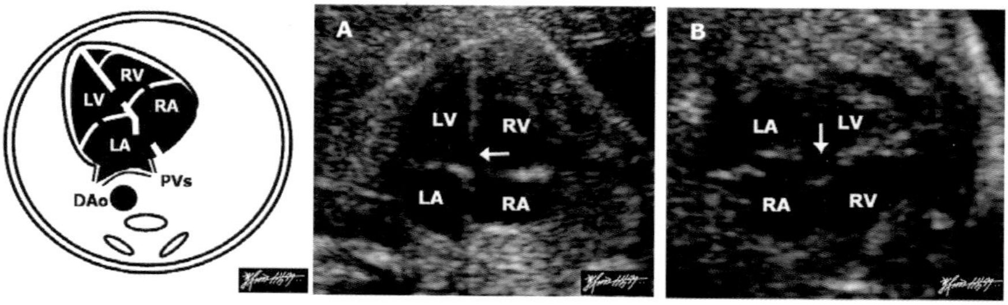

Figure XII-23. Perimembranous VSD (2.6 mm). (A) Apical 4CV에서 perimembranous portion의 interventricular septum (IVS)의 defect (arrow)가 의심된다. (B) 그러나 echo dropout에 의한 artifact인지를 감별하기 위해서는 반드시 subcostal 4CV에서 defect (arrow)를 확인하고, Figure XII-24, 25, 26와 같이 Doppler로 확인을 하도록 한다. 단, LV와 RV의 압력이 비슷한 경우에는 Doppler로 blood flow를 관찰할 수 없는 경우도 있으므로 IVS를 통과하는 blood flow가 없다고 하여도 VSD가 없다고 말할 수는 없다 (CSJ).

1) Classification

① Membranous (most common): 대부분 muscular portion을 일부 포함하므로 perimembranous 라는 용어 사용함

② Muscular: Inlet, trabecular, outlet 또는 infundibular type이 있음.

2) Hemodynamic considerations

: 출생 전에는 문제 없고, 출생 직후에도 무증상인 경우가 대부분이다. 작은 VSD는 shunt 양이 무시할 만큼 적으므로 문제가 없으나, 큰 VSD는 L-R shunt로 pulmonary HTN을 유발할 수 있다. RV의 pressure가 증가하면 R-L shunt가 일어나 cyanosis와 CHF를 유발한다. VSD가 매우 큰 경우에는 LV output이 RV로 넘어가 ventricular overload를 유발하여 출생 직후 CHF를 만들기도 한다. Spontaneous closure는 defect의 size와 location에 따라 달라지는데, 작거나 muscular septum defect인 경우 closure가 잘 된다.

3) USG findings

① Demonstration of a dropout of echoes at the level of interventricular septum

② 4CV만으로는 놓치기 쉽다. 특히 outlet 또는 membranous septum defect인 경우.

③ LV와 RV의 long axis view와, short axis를 apex부터 base까지 따라가며 본다.

④ Apical 4CV에서는 artifactual defect로 보이는 경우가 많으니 주의하고, subcostal 4CV으로 본다. (Artifactual defect는 "fading-out"으로, true defect는 sharply terminating bright spot or area로 보임)

⑤ 작은 VSD는 (1~2mm)는 USG 해상도의 한계 때문에 잘 보이지 않는다. 이런 경우 color Doppler가 도움이 된다.

4) Obstetrical management

① Level II USG for other cardiac and extracardiac abnormalities.

② Fetal chromosomal analysis

③ Isolated VSD인 경우에는 산과적 치료가 바뀌지는 않는다.

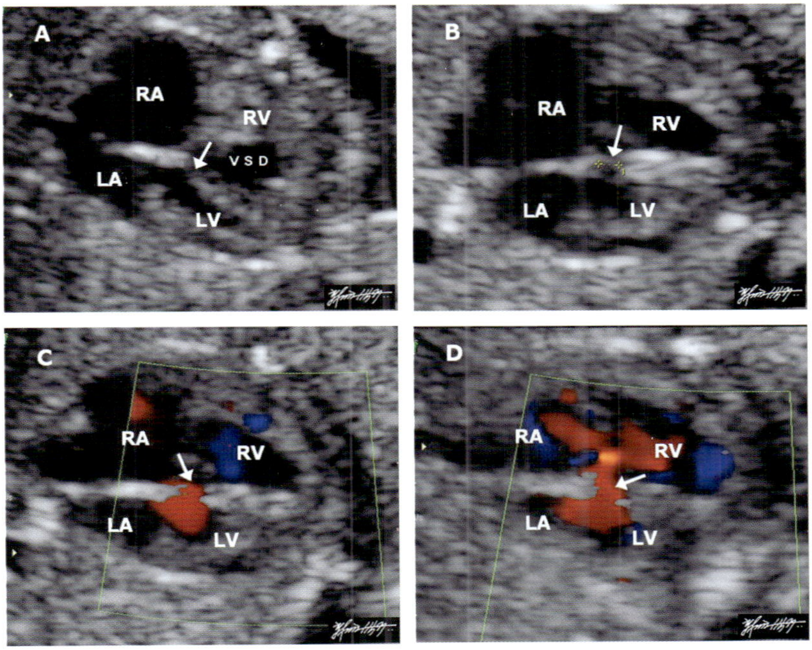

Figure XII-24. Perimembranous VSD (1.4 mm). (C, D) Color Doppler에서 IVS을 통과하는 flow (arrow)를 관찰할 수 있다 (CSJ). (Figure XII-61의 HLHS의 case로 VSD가 동반되어 있었다.)

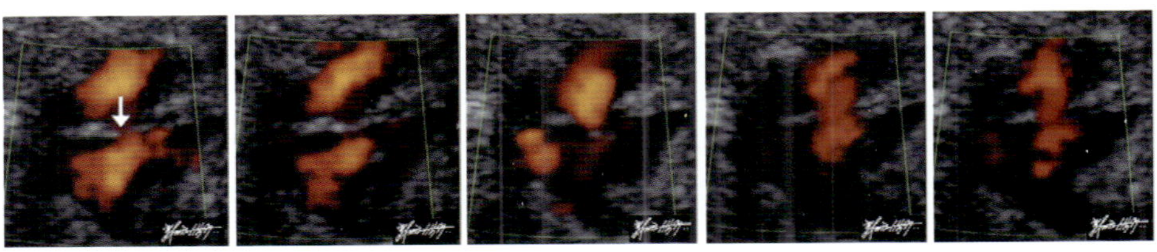

Figure XII-25. Perimembranous VSD (arrow) demonstrated by power Doppler in a time-course.

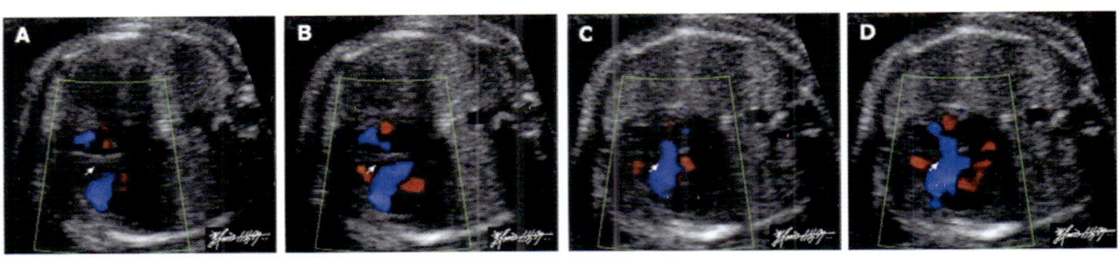

Figure XII-26. Muscular VSD (arrow) demonstrated by color Doppler in a time-course.

4. Atrioventricular Septal Defect (AVSD)

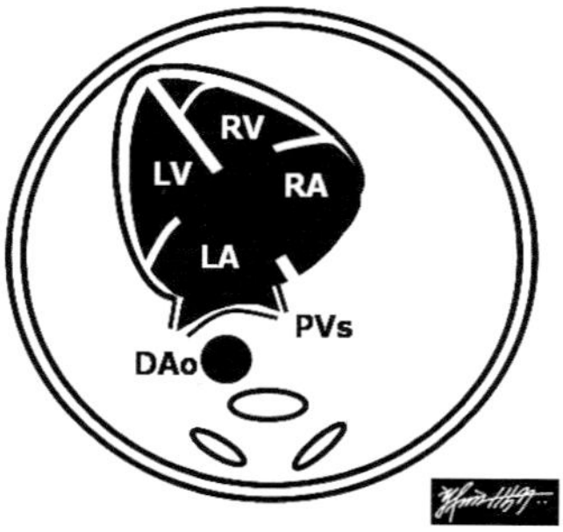

1) Synonyms: Ostium primum atrial septal defect, atrioventricular canal malformation, endocardial cushion defects, persistent ostium atrioventriculare commune
2) Prevalence: 3~7% of congenital heart defects in infants, 11~17% in fetuses
3) Embryology
   ① 정상: Fusion of the atrial and ventricular septum → Four chambers
   ② AVSD: Persistence of the primitive atrioventricular canal.
      Tricuspid & mitral valves의 anomaly 동반
4) Classification
   ① Complete AVSD 방실 판막륜은 1개, VSD (+), primum ASD (+)
      a. Common atrioventricular orifice가 five leaflets을 가진 common valve로 형성
      b. Anterior와 posterior leaflets을 "bridging leaflets"라고 부른다.
      c. IAS의 lower portion과 IVS의 higher portion에 defect → oval configuration
      d. Atrial septum secundum은 대부분 정상으로 남아있으나 septum secundum이 없으면 "common atrium"이라고 부르고, 특히 atrial isomerism과 연관된다.
      e. Malpositions of the heart (mesocardia, dextrocardia)와 연관
      f. Distortion of the conduction tissues → cardiac dysrhythmias (AV block)
   ② Incomplete AVSD (ostium primum ASD) 방실 판막륜은 2개, VSD (-), primum ASD (+)
      a. Separate atrioventricular orifices.
      b. 일반적으로 심방 사이 또는 RA와 LV 사이 communication이 존재
      c. 드물게 interventricular communication 존재
      d. Tricuspid valve는 정상인 경우 많으나, mitral valve의 leaflets이 세 개.

   Cf. secundum ASD: 정상적으로 foramen ovale flap은 septum의 1/3을 차지함
      정의: Atrial defect above normal size for gestation (0.3 cm at 20 weeks to 0.8 cm at term), defect larger than the aorta in size
5) Associated anomalies: CoA, TOF, DORV, TGA, PS, asplenia & polysplenia syndromes (heterotaxy syndromes), chromosomal anomalies (60%, mainly trisomy 21)
6) Hemodynamic considerations
   ① Fetal periods: 심방중격과 심실중격에 결손이 있지만 이를 통한 단락에 의해 심장의 부

담이 증가하지는 않는다. 그러나 방실판막 부전이 있으면 이는 심장에 가해지는 부하를 증가시키고 이에 따라 심부전이 발생할 수 있다. 심부전이 심하면 태아수종이 발생하여 사망에 이르기도 한다

② Postnatal: 일반적으로 partial ECD는 증상이 심하지 않으나 complete ECD는 심한 심부전의 증상을 보여 영아기에 수술을 필요로 한다. Large L-R shunt로 인한 pulmonary HT이 조기에 발생할 수 있으므로 늦어도 6개월 이내에 수술하는 것이 좋다.

7) USG findings

① 심방 중격 하부와 심실 중격 상부의 결손
(A large hole in the middle of the heart and the absence of the crux)

② Complete AVSD: AV valve level에서의 common leaflet

③ Incomplete AVSD: Atrial septum의 lower portion의 defect만 관찰됨.

④ AV valve 의 linear insertion (정상에서는 TV 가 MV 보다 apex 에 더 가깝다.)

⑤ VSD or absence of septum primum

⑥ Pseudo-overriding aorta: "Unsprung" from the crux of the heart (gooseneck)

⑦ Pulsed Doppler: AV valve insufficiency 확인 가능. 있으면 예후 불량.

9) Prognosis (outcomes of ECD in fetal series)

① Chromosomal anomalies: 60%, mainly trisomy 21

② Intrauterine fetal death: 17%

③ Neonatal death: 25%

④ Infant death: 10%

⑤ Survival rate: 50~60% of those without chromosomal anomalies

8) Obstetrical management

① Fetal chromosomal analysis

② Level II USG (동반 기형 확인!)

③ Viability 이전 진단되면 termination을 option으로 제공

④ 3rd trimester에 진단되면 가급적 만삭까지 끌어야 한다 (preterm infant는 heart op에 특히 취약하므로).

⑤ Intrauterine CHF: Ominous sign

9) Postnatal management

① 치료의 적응증: 모든 AVSD는 수술한다.

② 치료시기와 방법

a. Partial AVSD without pulmonary HTN: Large ASD와 비슷하나 약간 일찍 1~2세에 수술

b. Complete AVSD: 대개 pulmonary HTN 심하므로 생후 3~6 개월 안에 수술

③ Outcome: 이론 상 수술사망률은 0%이나 대부분 수술 후 어느 정도의 TR, MR이 남는다. 그러나 이로 인해 증상이 있거나 재수술이 필요한 경우는 매우 드물며 정상생활에도 지장이 없다. 사망률 10% 이하

5. Tetralogy of Fallot (TOF)

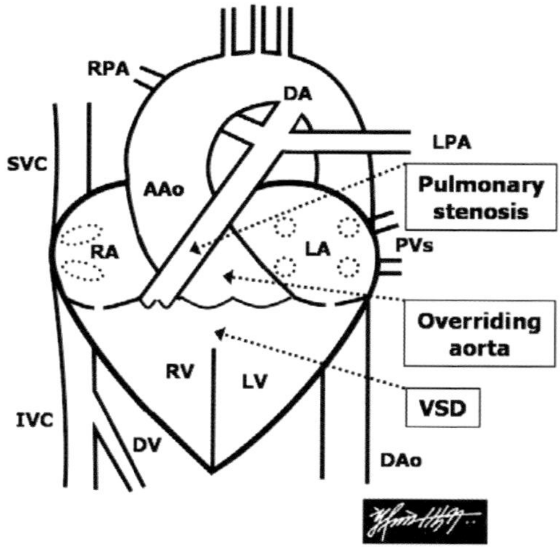

1) Definition

① VSD: 주로 perimembranous 또는 septum 상방부에 존재, 때로는 muscular part를 포함하기도 한다.

② PS (infundibulum of PA): Stenotic 또는 atretic. Pulmonary valve anomaly가 흔하다.

③ Overriding aorta: LV에서 predominant하게 기인하기도 하고, RV에서 predominant하게 기인하기도 한다

④ RV hypertrophy

2) Embryology

① Pulmonary infundibulum의 underdevelopment로 인한 기형

② Unequal defective partitioning of the truncus conus

→ Incorrect alignment of the ascending aorta

→ Overriding the IVS, VSD, narrowing of the RVOT

③ RV hypertrophy는 태아에선 발생하지 않는다.

3) Hemodynamic considerations

: In utero에서는 특별한 문제를 일으키지 않는다 (no IUGR, no RV hypertrophy). 그러나 pulmonic valve가 없으면 pulmonic regurgitation으로 인한 CHF 유발 가능하다. 출생 후 ascending aorta level에서 R-L shunt가 생겨 pulmonary circulation을 bypass 하므로 O_2 saturation이 감소하고 cyanosis가 유발된다 (most common cyanotic CHD, 10%). PS와 aorta의 systemic pressure로 인해 RV hypertrophy 유발된다.

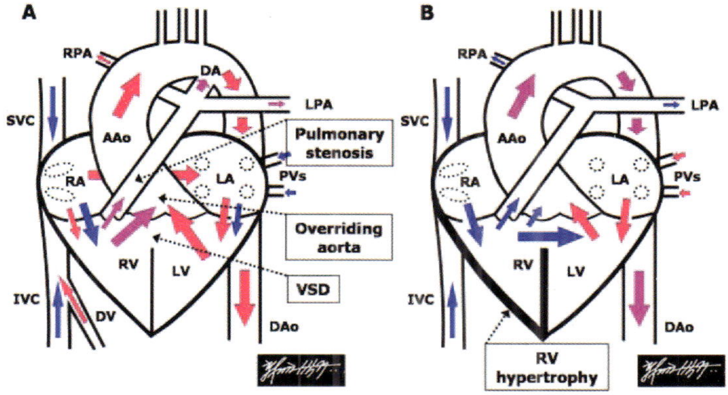

Figure XII-27. Fetal and neonatal circulation of the TOF. (A) Before birth. (B) After birth (No foramen ovale, ductus arteriosus, ductus venosus).

4) USG findings

① 4CV: 특징적 소견 별로 없다. Subcostal 4CV에서 perimembranous VSD나 Apical 4CV에서 left side axis deviation 정도가 보일 뿐. Right descending aorta가 보일 수도 있다.

② 3 vessel view: Aorta의 크기가 PA 보다 크고, 정상보다 앞쪽에 위치한다.

③ LVOT: Dilated aorta overriding the interventricular septum과 VSD 확인
LV와 RV가 overriding aorta와 함께 "Y" 모양으로 보이는 것이 특징적이다.

④ PS: 진단 초기에는 확연하게 나타나지 않을 수 있으나 후반기로 갈수록 잘 보인다.

⑤ RVH는 임신 중에는 확인할 수 없다.

⑥ Color Doppler: RV와 LV 양쪽에서 aorta로 가는 flow 확인.

⑦ Overriding aorta와 PA가 연결되어 있으면 → Truncus arteriosus
PA의 aneurysmal dilatation이 있으면 pulmonary valve의 absence를 확인해야 함.

⑧ 초음파 transducer의 orientation이 바르지 못하면 overriding of the aorta처럼 보이는 artifact가 관찰되는 경우가 흔하므로 주의해야 한다.

5) Obstetrical management

① Fetal chromosomal analysis and FISH for CATCH 22

② Level II USG (동반 기형 확인!)

③ Viability 이전 진단되면 termination을 option으로 제공

④ Pulmonary valve 없는 경우 serial USG F/U for CHF (ominous sign)

⑤ Isolated TOF인 경우, hydrops 없는 경우 산과적 치료가 바뀌지는 않는다.

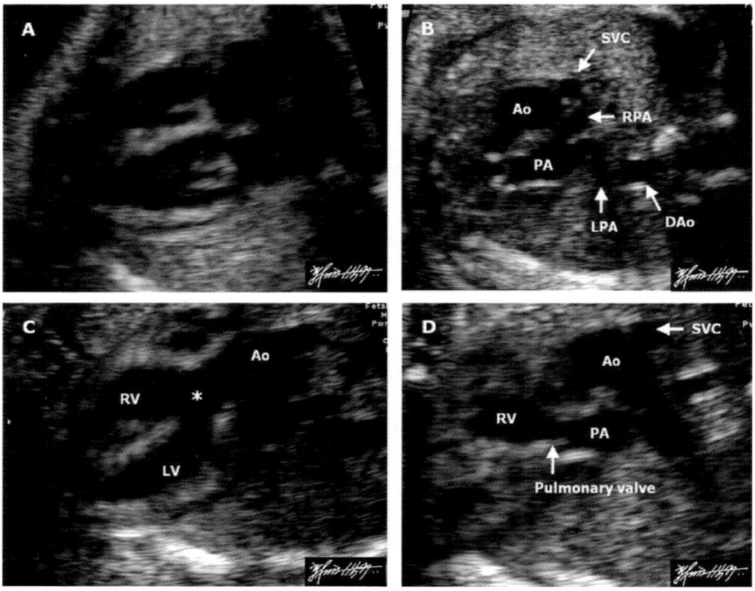

Figure XII-28. TOF diagnosed at 26 weeks of gestation. (A) Normal 4CV. (B) 3VV에서 aorta (Ao)가 pulmonary artery (PA)보다 크고 전방에 위치하고 있다. (C) Overriding aorta on LVOT view. 특징적인 "Y" shape을 보인다. (D) Narrowing of pulmonary isthmus on RVOT view.

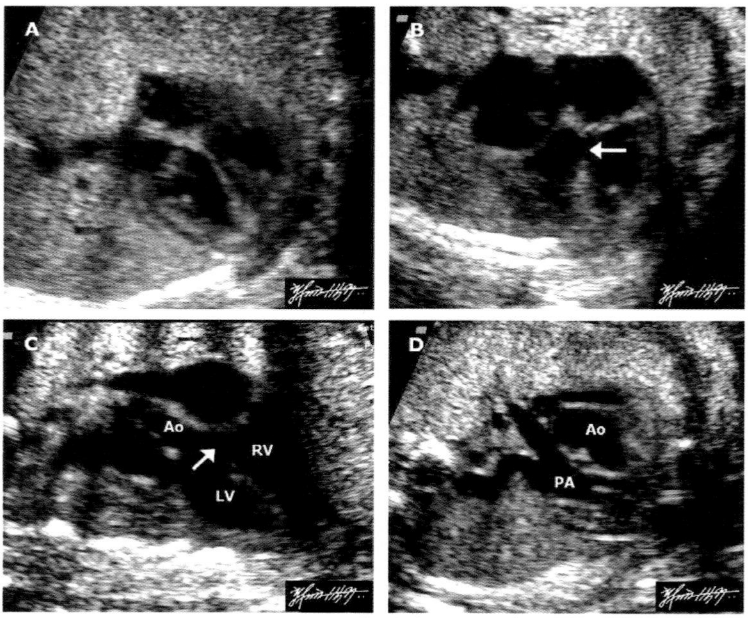

Figure XII-29. Follow up USG of case in Figure XII-28 at 30 weeks of gestation. (A) Normal 4CV. (B) Apical 4CV에서도 VSD가 선명히 보인다. (C) Overriding aorta on LVOT. (D) 3VV 소견은 이전과 변화 없다.

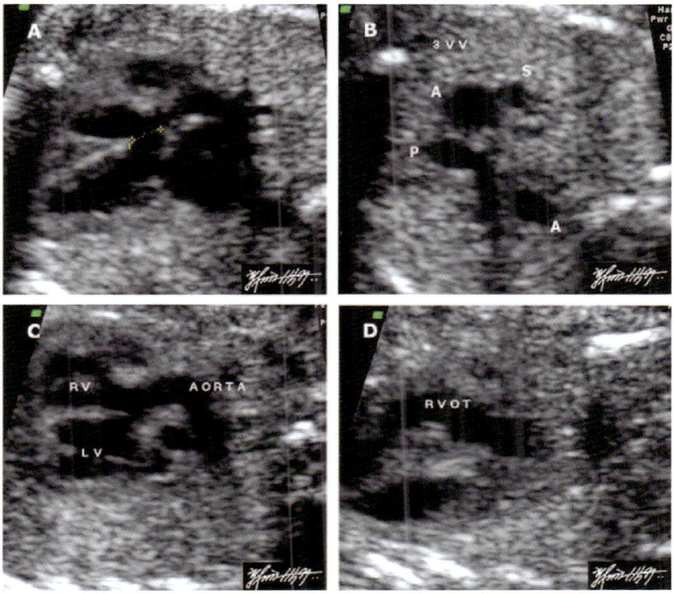

Figure XII-30. Tetralogy of Fallot diagnosed at 24 weeks of gestation. (A) VSD (4 mm). (B) Small PA and large aorta on 3VV. (C) Overriding aorta on LVOT view. (D) RVOT view ('pink TOF').

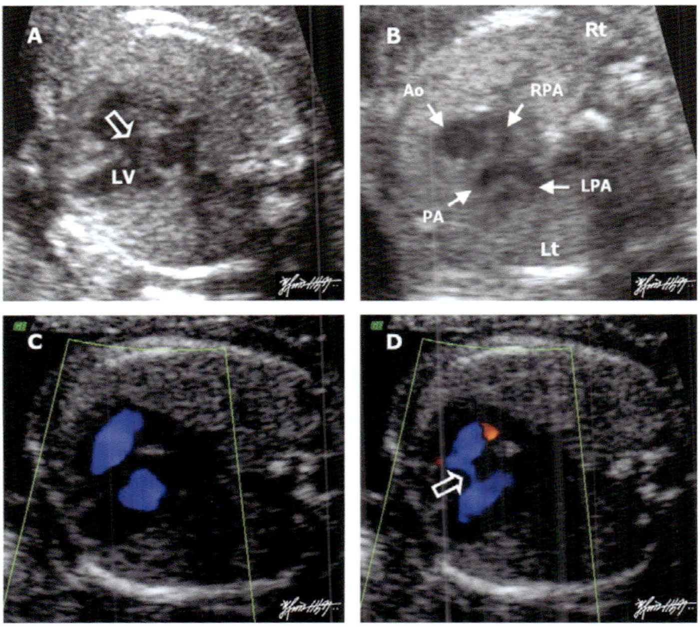

Figure XII-31. Tetralogy of Fallot diagnosed at 22 weeks of gestation. (A) VSD on subcostal 4CV. (B) Small PA and large aorta on 3VV. (C, D) Color Doppler에서 IVS의 defect (VSD)를 통한 blood flow (open arrow)를 관찰할 수 있다 (CSJ).

6. Transposition of Great Artery (TGA)

A. Complete Transposition of the Great Arteries (C-TGA)

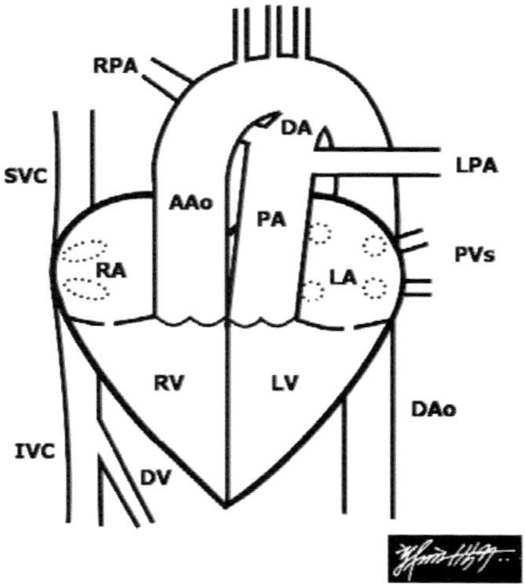

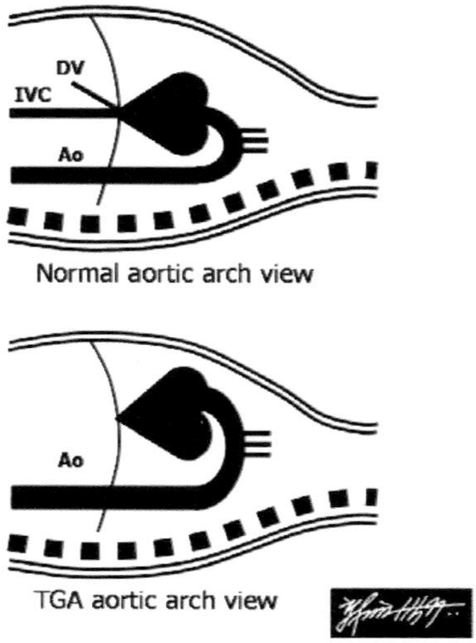

1) Definition: Atrioventricular concordance, ventriculoarterial discordance (D-transposition)
   ① RA → RV → Aorta
   ② LA → LV → Pulmonary artery
2) Incidence: 5% of CHD
3) Associated anomalies
   ① PDA와 PFO를 제외하고 가장 흔한 동반 심기형은 VSD (40~45%)
   ② LVOT obstruction이 25%에서 나타나고, subpulmonary 또는 valvular type이다.
   ③ C-TGA with VSD and PS
   ④ Other associated anomalies: ASD, AV valves anomalies, CoA, underdevelopment of either RV or LV.
   ⑤ 다른 conotruncal defect에서는 동반기형이 30~50%나 발생하는데 비해 C-TGA는 염색체 이상은 드물고 extracardiac malformation(< 10%)도 적다.
   ⑥ TGA는 당뇨 임산부의 태아에게서 많이 발생한다.
4) Hemodynamic Considerations
   ① Uncomplicated TGA 또는TGA + VSD는 산전에는 문제 없다 (no IUGR).
   (예외: pulmonary stenosis가 동반된 경우)
   ② Oxygenated blood: Placenta → Umbilical vein → IVC → RA
      a. 대부분은 FO를 통해 LA → LV → Pulm. A. → Ductus → Descending aorta
      b. 일부는 RV → Ascending aorta → Brachiocephalic district
   ③ 출생 후 open foramen ovale, ASD, VSD, PDA와 같은 communication이 없는 경우 수술하지 않으면 죽는다.

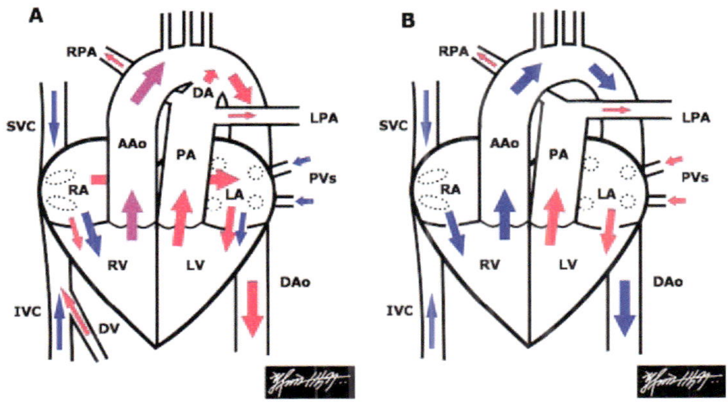

Figure XII-32. Fetal and neonatal circulation of the complete TGA without VSD. (A) Before birth. (B) After birth (No foramen ovale, ductus arteriosus, ductus venosus).

5) USG findings

① 4CV: 정상으로 보이므로 3VV와 outflow tract를 반드시 확인

② 3VV: Aorta와 PA가 좌우가 아니라 전후로 나와 3 vessel이 아닌 2 vessel로 보인다.

③ Arch view: Aortic arch와 pulmonary arch가 sagittal view에서 함께 보인다. Aorta가 PA보다 앞에 있으므로 aortic root가 sternum에서 가까운 곳에서 출발한다 (앞 page의 C-TGA 오른쪽 diagram 참조).

④ Outflow tract views: 가장 중요하다. LVOT와 RVOT에서 aorta와 pulmonary artery가 crossing 하지 않고 **"parallel fashion"**을 보인다. 또한 LVOT에서 main pulmonary artery로 이어진 후 LPA와 RPA로 bifurcation이 매우 빨리 일어나는 것이 (rapid bifurcation) 특징이다.

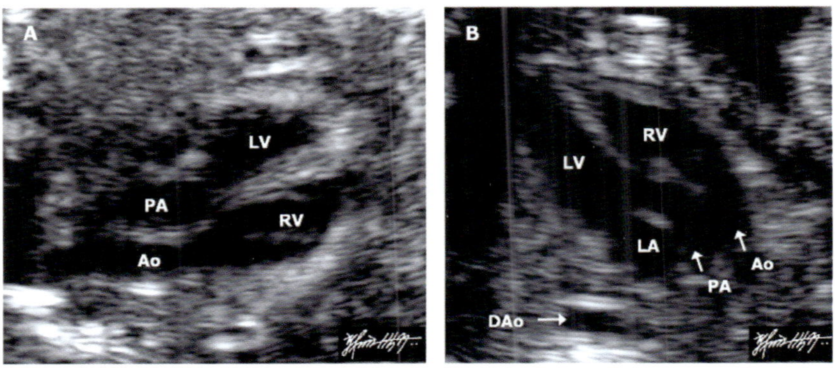

Figure XII-33. Complete TGA diagnosed at 20 weeks of gestation. Outflow tract view에서 두 **great artery**가 평행하게 주행하고 있다. 사진에는 없지만 **3VV**에서 **aorta**가 **PA**보다 앞에 위치하고, **aortic arch**의 기시부가 **sternum** 아래에서 관찰되어 **TGA**에 합당한 소견을 보였다 **(CSJ).**

6) Prognosis

① C-TGA를 가진 태아는 대부분 산전에 별 문제 없다.

② Arterial switch operation: 생후 2주에 시행, mortality rate < 5%

③ 수술 전 까지는 balloon septostomy 또는 PG (ductus arteriosus 막히지 않게) 사용

④ 10년 생존률은 약 90%, 그 중 96%는 unlimited physical activity 보임

7) Obstetrical management

① Fetal chromosomal analysis and FISH for CATCH 22

② Level II USG (동반 기형 확인!)

③ 성공적 수술(arterial switch op)로 95% 이상 완치가 가능하므로 termination의 적응증은 되지 않는다. 그러나 산전 진단이 매우 중요한데 이는 출생 직후 응급처치가 제대로 되지 않으면 매우 위험하고, 응급 처치만 잘하면 예후가 양호하기 때문이다.

④ PS가 동반된 경우가 아니면 in utero CHF는 발생하지 않으므로 산과적 치료가 바뀌지는 않는다.

B. Congenitally Corrected Transposition of the Great Arteries (CC-TGA)

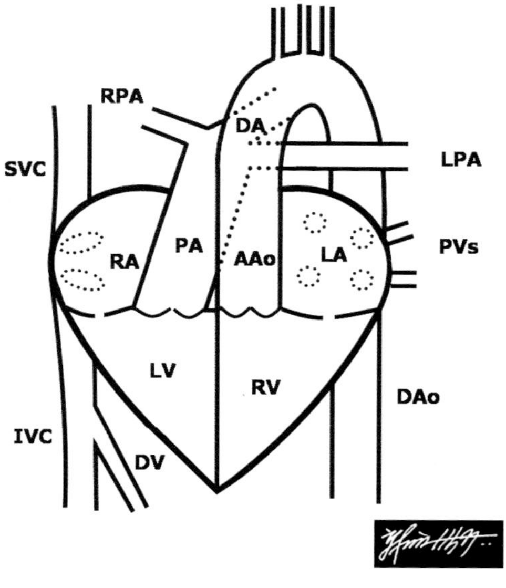

1) Definition: atrioventricular discordance with ventriculoarterial discordance (L-Transposition)

① RA → LV → Pulmonary artery

② LA → RV → Aorta

2) Incidence: 1% of CHD

3) Associated anomalies

① Malpositions (dextrocardia) of the heart, situs inversus, perimembranous VSD (>50%)

② 50% 정도에서 PS 동반, pulmonary artery가 VSD 위로 overriding 할 수 있다.

③ A-V valve anomalies (Ebstein-like malformation, straddling of the tricuspid valve), derangement of the conduction tissue → AV block

④ Noncardiac associated anomalies은 드물다.

4) Hemodynamic Considerations

① CC-TGA의 경우에는 동반 기형 또는 complete AV block만 없으면 산전에 별 문제 없다.

5) USG findings

① CC-TGA의 산전진단은 매우 어렵다.

② CC-TGA는 C-TGA의 진단법과 유사하다 (**"parallel fashion"**). 그러나 심실이 서로 바뀐 것을 확인해야 하는데 RV가 LV에 비해 moderate band가 더 확연하고, endocardial surface가 더 불규칙하고, tricuspid valve가 mitral valve에 비해 더 apex 쪽에 있다는 점, RV는 papillary muscle이 septal insertion을 하는 것도 있는데 반해 LV는 papillary muscle이 free wall에만 insertion 하는 점 등으로 구분할 수 있다.

③ AV block이 있는 경우 CC-TGA를 의심해 볼 수 있다.

④ **"불火"** sign on 3VV: PA의 bifurcation을 중간에 두고 양쪽으로 aorta와 SVC가 보임.

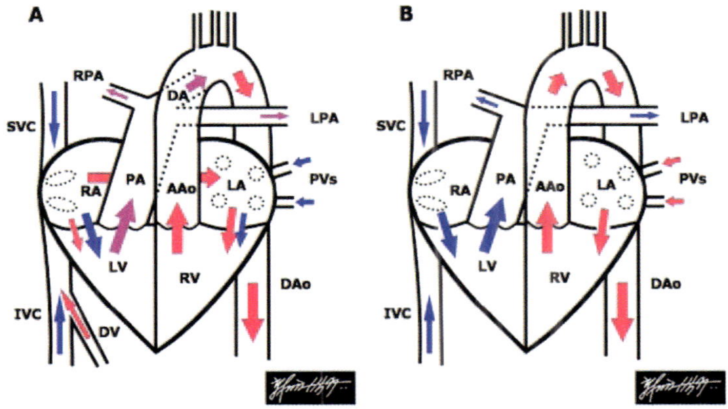

Figure XII-34. Fetal and neonatal circulation of the congenitally corrected TGA without VSD. (A) Before birth. (B) After birth (No foramen ovale, ductus arteriosus, ductus venosus).

6) Prognosis

① 동반 심기형 유무에 따라 임상증상의 시작과 양상이 달라진다.

② 우심이 systemic pumping chamber 역할을 하므로 심실부전으로 인한 heart failure는 older adult 시기에 흔하다.

7) Obstetrical management

① Fetal chromosomal analysis and FISH for CATCH 22

② Level II USG (동반 기형 확인!)

③ Heart block으로 인한 severe bradycardia 및 CHF가 동반된 경우가 아니면 산과적 치료가 바뀌지는 않는다.

7. Double Outlet Right Ventricle (DORV; Taussig-Bing heart)

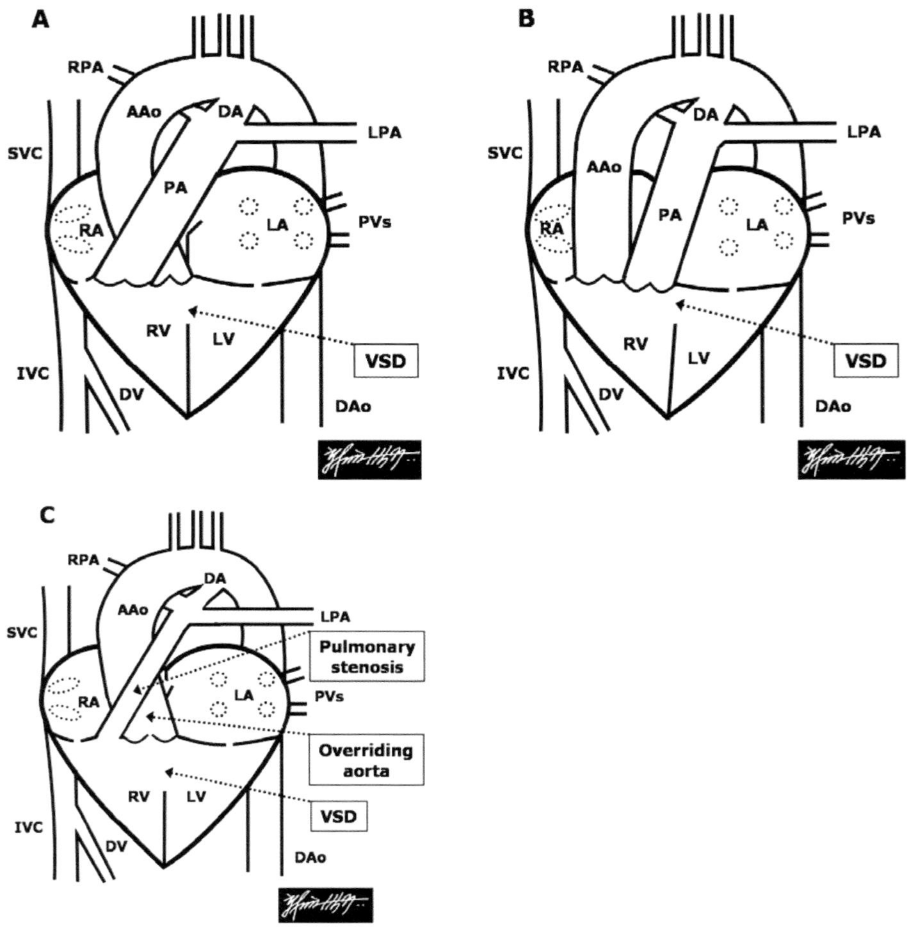

Figure XII-35. Diagrams of the DORV. (A) VSD type. (B) TGA type. (C) TOF type.

1) Definition: 폐동맥과 적어도 50% 이상의 대동맥이 RV에서 기원. VSD가 흔히 동반된다.
2) Type: TOF type, VSD type, TGA type
3) Hemodynamic considerations: Anatomic type에 따라 다르다. In utero에서는 CHF를 잘 일으키지 않으나 동반 기형이 있으면 (PS, MS 등)CHF가 발생할 수 있다. 출생 후 RV가 systemic & pulmonary circulation을 동시에 부담하므로 overload가 생겨 CHF에 빠질 수 있다.

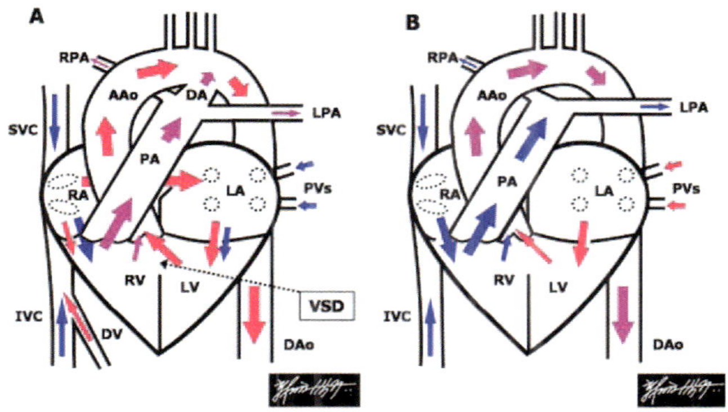

Figure XII-36. Fetal and neonatal circulation of the VSD type DORV. (A) Before birth. (B) After birth (No foramen ovale, ductus arteriosus, ductus venosus).

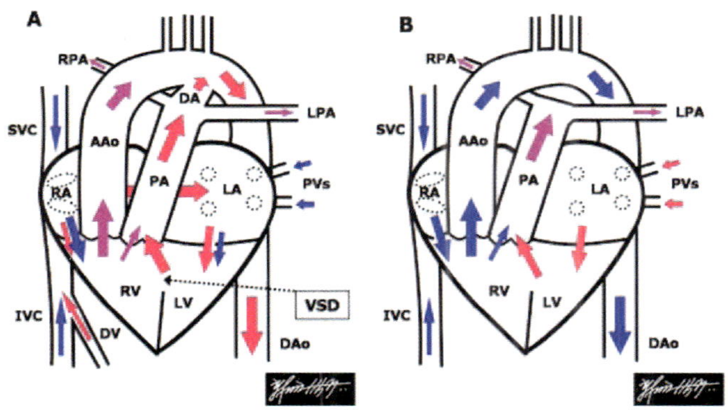

Figure XII-37. Fetal and neonatal circulation of the TGA type DORV. (A) Before birth. (B) After birth (No foramen ovale, ductus arteriosus, ductus venosus).

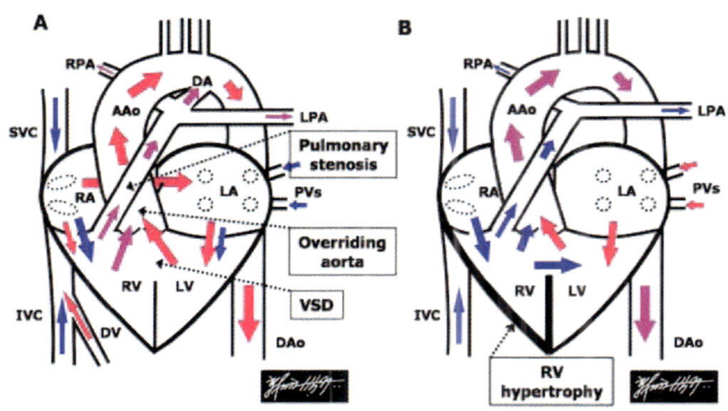

Figure XII-38. Fetal and neonatal circulation of the TOF type DORV. (A) Before birth. (B) After birth (No foramen ovale, ductus arteriosus, ductus venosus).

4) Associated extracardiac anomalies: Trisomy 13, cardiosplenic syndrome, TEF, cleft lip/palate

5) USG findings

① Type에 따라 TOF, VSD, TGA와 유사. 대동맥의 50% 이상이 RV에서 기인함을 확인.

② Outflow tract에서 large VSD나 TGA 등을 확인.

③ PS 존재 여부 확인이 중요.

6) Obstetrical management

① Fetal chromosomal analysis and FISH for CATCH 22

② Level II USG (동반 기형 확인!)

③ DM mother에서 잘 생기므로 DM 여부 확인

④ Viability 이전 진단되면 termination을 option으로 제공

⑤ Serial USG F/U for CHF (ominous sign)
Hydrops 없으면 산과적 치료가 바뀌지는 않는다.

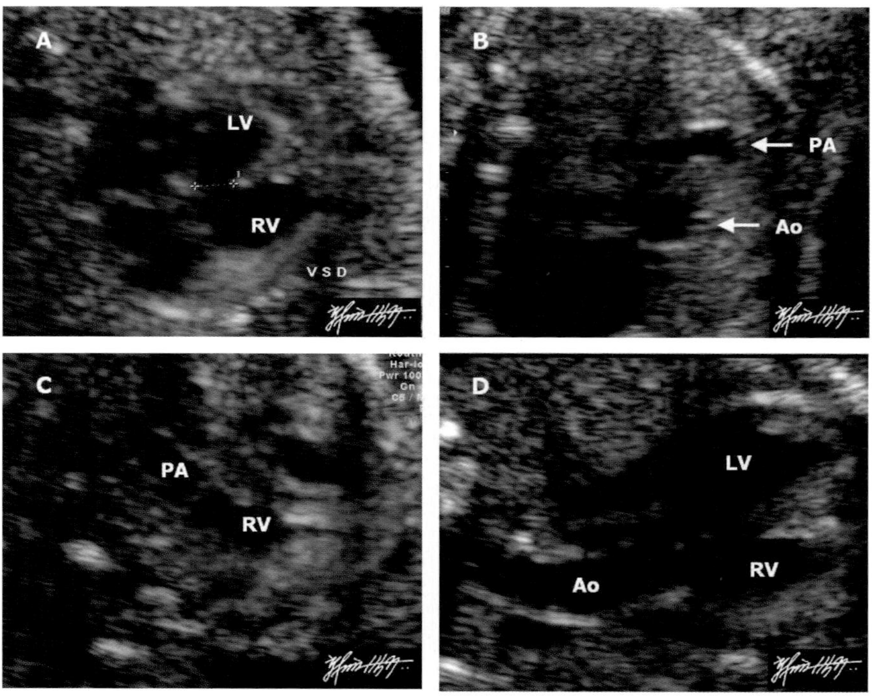

Figure XII-39. TOF type DORV diagnosed at 26 weeks of gestation. (A) VSD on subcostal 4CV. (B) Small PA diameter (2.9 mm) and large aortic diameter (5.4 mm) on 3VV. (C) Small PA on RVOT view. (D) LVOT 에서 aorta의 50% 이상이 RV에서 기인하고 있다.

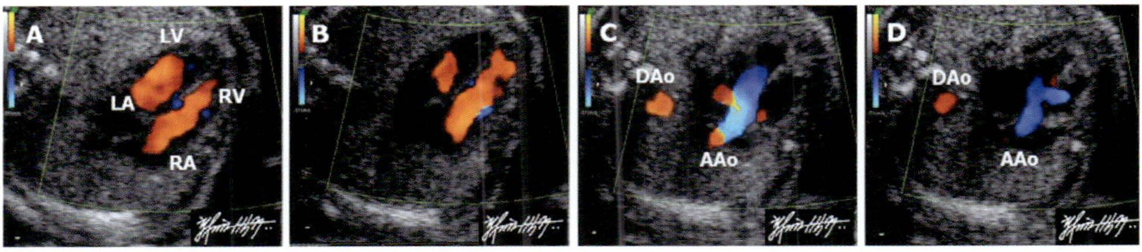

Figure XII-40. Color Doppler images of the case in Figure XII-39. (A) Diastole. (B) End-diastole. (C) Systole 시 **LV**에서 **aorta**방향으로의 **flow**가 보이고, **(D) RV**와 **LV**에서의 **flow**가 섞여 **aorta**로 가는 것이 보인다 **(CSJ).**

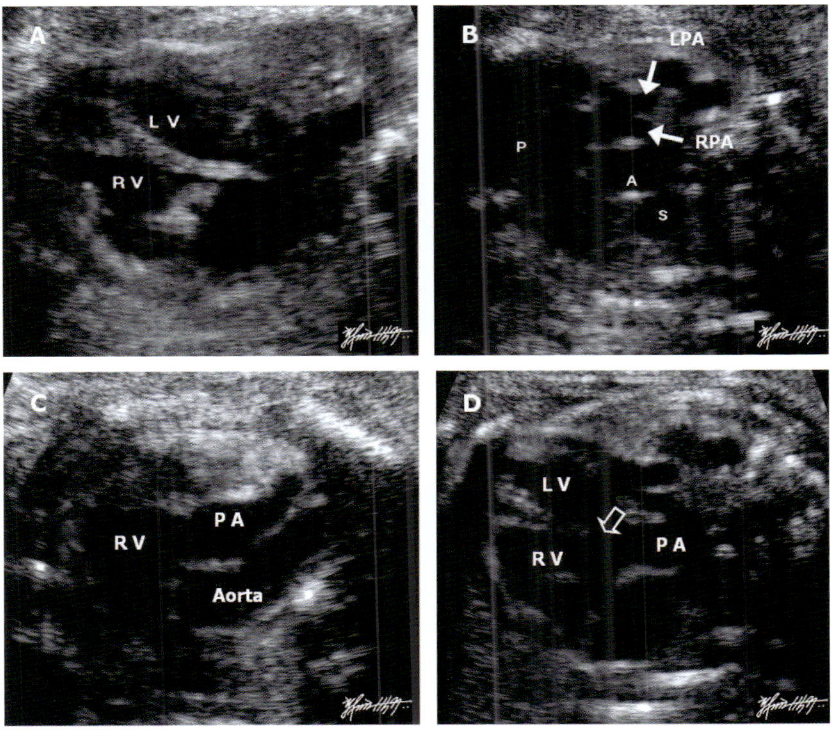

Figure XII-41. DORV, TGA type. (A) 4CV에서는 특징적인 소견을 보이지 않는다. **(B) 3VV**에서 **pulmonary artery** 가 **aorta**에 비해 정상보다 좌전(左前)에 놓여있다. **Pulmonary artery**는 **right pulmonary artery**와 **left pulmonary artery**로 나뉘는 것을 확인함으로써 **aorta**와 구분이 되고, **aorta**는 **3VV**에서 조금 더 **cranial** 방향으로 따라가면 **aortic arch**를 통해 **descending aorta**로 연결되는 것을 확인함으로써 확인할 수 있다. **(C) RVOT view**에서 **pulmonary artery**와 **aorta**가 모두 **RV**에서 기인하고 두 **vessel**이 **crossing**을 하지 않고 **parallel**한 주행 방향을 보여 **TGA type**임을 알 수 있다. **(D) LVOT view**에서는 **4CV**에서 보이지 않았던 **large VSD**가 관찰되고 **(open arrow) LV**와 **aorta**의 연결이 관찰되지 않는다 **(CSJ).**

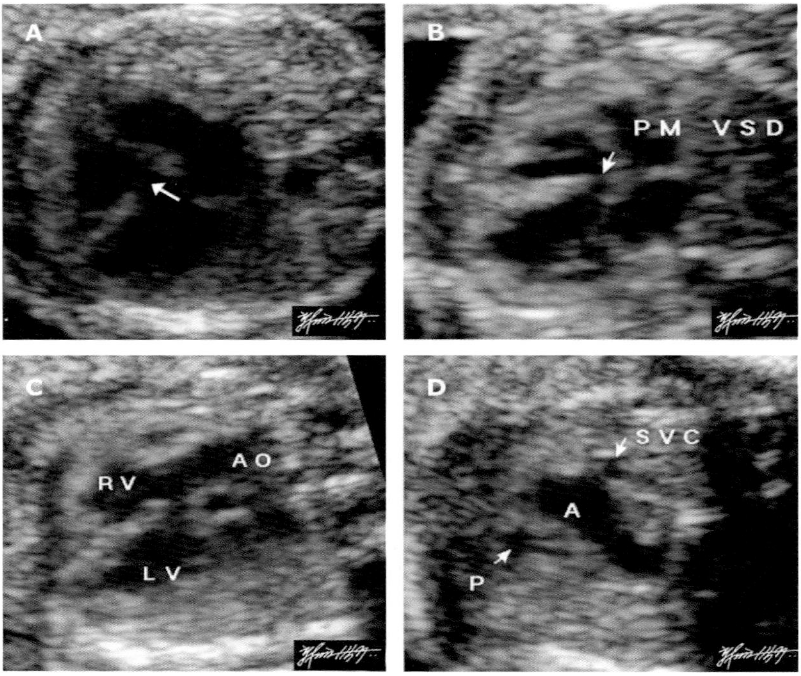

Figure XII-42. Another case of TOF type DORV diagnosed at 24 weeks of gestation. (A) Apical 4CV에서 **VSD (arrow)**가 의심되나 확연하지는 않다. **(B) Subcostal 4CV**에서 **IVS**의 **defect**가 확연히 보인다. **(C) LVOT**에서 **aorta**의 **50%** 이상이 **RV**에서 기인하고 있다. **(D) 3VV**에서 **PA**가 **enlarged aorta**에 비해 현저히 작아져 있다.

8. Truncus Arteriosus (TA)

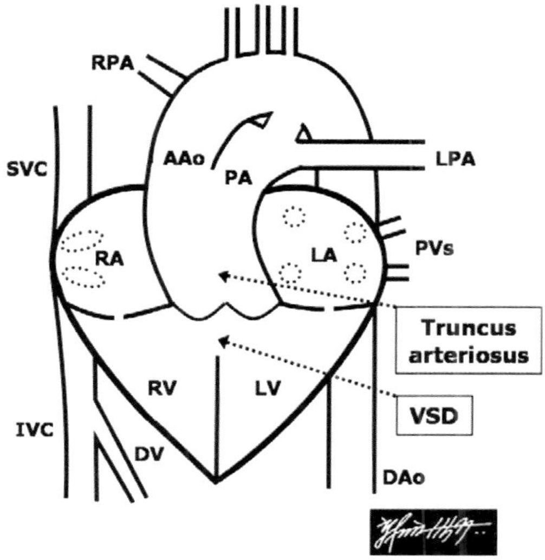

1) Definition: Large VSD over which a large, single great vessel (truncus) arises.
This single great vessel carries blood both to the body and to the lungs.

2) Embryology: Result from incomplete or failed septation of the embryonic truncus arteriosus.

3) Incidence: 5~15 of 100,000 live births, 1~2% of CHD
Recurrence rate는 약 1%

4) Classification

- Pulmonary artery가 trunk에 연결된 위치와 형태에 따른 분류

① Type 1: Single pulmonary vessel originates from the TA and bifurcates in LPA & RPA

② Type 2: Pulmonary arteries originate from the back of the truncus

③ Type 3: Pulmonary arteries originate on each side of the truncus

④ Type 4: Absent pulmonary arteries; collaterals originate from the systemic circulation
Most frequently from the descending aorta

- Van Praaghi classification. (Type A and B. Type B는 VSD가 없다.)

① Type A1: Partially separated pulmonary trunk

② Type A2: Two pulmonary arteries arising directly from the truncus arteriosus

③ Type A3: Single pulmonary artery originating from the arterial trunk, along with collaterals originating from the descending aorta

④ Type A4: Significant abnormalities of the aortic arch in association with anomalies of the ductus arteriosus

5) Associated anomalies (50%에서 동반됨)

① Structural abnormalities of the truncal valve, including dysplastic and super-numerary leaflets, significant regurgitation (moderate or severe) through the truncal valve (20%)

② Proximal coronary artery abnormalities: Single coronary artery, intramural course

③ Interruption of the aortic arch, left common carotid ~ subclavian 사이.

④ Right aortic arch, left SVC, aberrant subclavian artery, ASD, complete AVSD, double aortic arch, various forms of functionally univentricular heart

⑤ Others: Unilateral renal agenesis or hypoplasia, absent gallbladder, pulmonary hypoplasia and cleft palate etc.

6) Hemodynamic considerations

① 산전에는 태아에게 영향이 없다.

→ 출생 후 폐 혈압이 감소하면서 cardiac failure 발생

→ A medical emergency!!

② 양측 심실에서 common arterial trunk로 혈류 공급

→ 좌우 심실의 혈액이 섞인다 (완전히 섞이지는 않음)

→ Systemic arterial oxygen saturation 감소

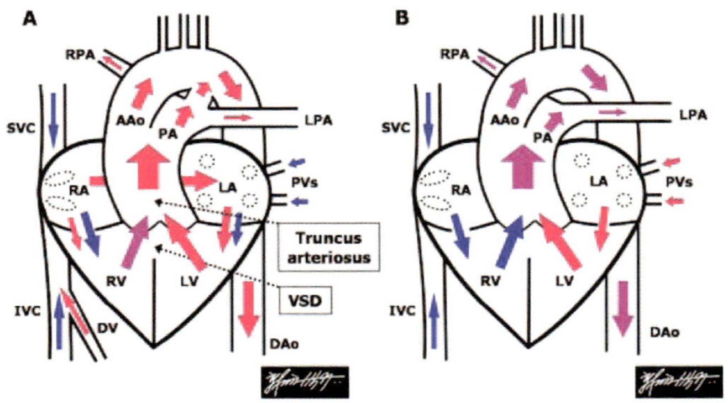

Figure XII-43. Fetal and neonatal circulation of the TA. (A) Before birth. (B) After birth (No foramen ovale, ductus arteriosus, ductus venosus).

7) USG findings

① VSD 위를 overriding하는 common arterial trunk 확인.

② Type 1, 3: Pulmonary trunk가 TA로부터 직접 기인한다.

③ Type 2, 4: PA 관찰이 어렵기 때문에 VSD가 동반된 PS나 TOF와의 감별이 어렵고 출생 후에야 진단이 된다.

④ Color Doppler of the TA: High velocity blood and turbulent blood flow

⑤ 4CV: VSD 확인

8) Obstetrical management

① Fetal chromosomal analysis and FISH for CATCH 22

10%에서 염색체 이상, 35%에서 CATCH22 (microdeletion) 양성

② Level II USG (동반 기형 확인!)

③ Viability 이전 진단되면 termination을 option으로 제공

④ 3rd trimester에 진단되면 가급적 만삭까지 끌어야 한다

9) Postnatal Tx

① Surgery (Rastelli repair): VSD closure, removal of the pulmonary arteries from the truncus, connection of the PAs to the RV with a prosthetic tube

② 고혈압으로 인한 폐 동맥 손상을 예방하기 위하여 유아기초기에 수술을 시행한다.

③ Early postoperative mortality: < 10%.
Survival after complete repair of TA: 90~95%.
Survival rate at a 10- to 20-year F/U: > 80%

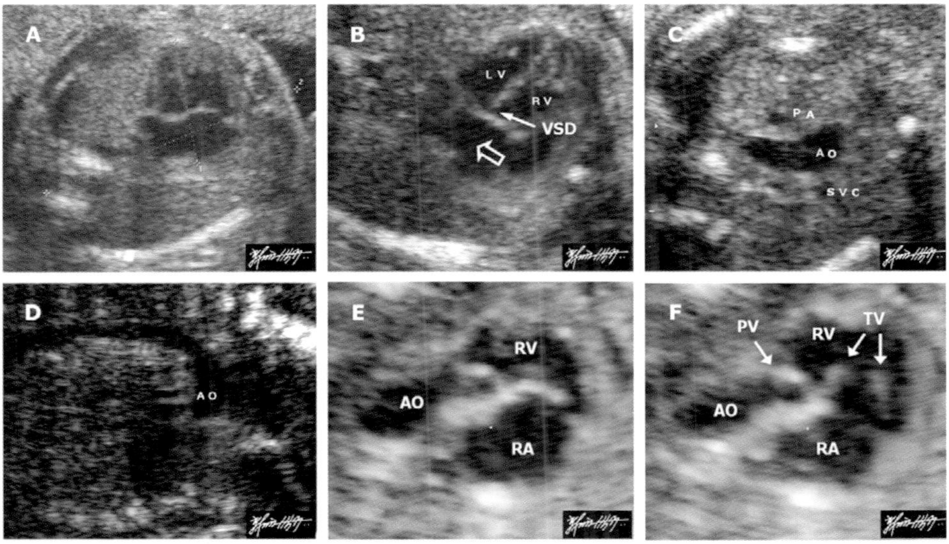

Figure XII-44. Truncus arteriosus diagnosed at 24 weeks of gestation. (A) 4CV. Heart axis가 약 80° 가량 왼쪽으로 deviation되어있다. (B) 4CV에서 perimembranous VSD가 보이고, interatrial septum이나 flapping foramen ovale가 관찰되지 않아 ASD도 의심된다. (C) 3VV에서 aorta (AO)는 5.1 mm로 매우 prominent하게 커져 있고, pulmonary artery (PA)는 1.7 mm 로 매우 작다. (D) Aortic arch view로 tracing을 해보면 3VV의 중간에 위치한 혈관은 aorta가 맞다. (E) RVOT view에서 3VV에서 중간에 위치한 혈관은 RV로부터 연결되어 있다. 태아의 위치 때문에 LVOT view가 제대로 잡히지는 않았고, PA가 RV로부터 나오는지 LV로부터 나오는지 확인할 수 없었다. 그러나 LV의 outflow를 tracing 해보면 3VV에서 중간에 위치한 aorta로 연결됨이 관찰되어 common arterial trunk임을 알 수 있고 ductus arteriosus로 보이는 혈관은 보이지 않았다. (F) RVOT view during diastole. Tricuspid valve (TV)가 열리는 것이 관찰된다. 이와 같은 소견을 보이는 경우 감별해야 할 진단은 1) Truncus arteriosus with VSD and ASD, 2) DORV with VSD and ASD and PS, 3) TGA with VSD and ASD and PS가 있으나 이 case는 1)에 가장 합당하다 (CSJ). 이 case의 fetus는 normal karyotype이었고, single umbilical artery 이외에 다른 동반 기형은 관찰되지 않았다.

9. Coarctation of the Aorta (CoA)

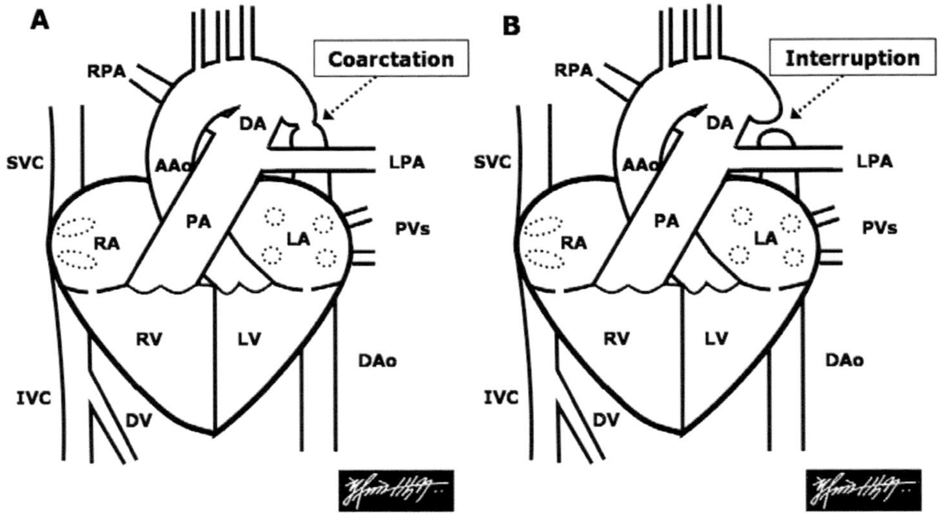

Figure XII-45. (A) Diagram of the CoA. (B) Diagram of the interrupted aortic arch

1) Definition

① Interruption of aortic arch (IAA): Ascending aorta와 descending aorta 사이의 structural continuity가 전혀 없는 상태

② Aortic arch atresia: Vessel은 연결되어 있으나 luminal continuity가 없는 상태

③ Coarctation of aorta: Aortic branch와 iliac bifurcation사이의 어느 부위에서든 aortic lumen이 좁아져 있는 상태 (discrete shelf-like lesion). Tubular hypoplasia는 aortic arch 일부분에서의 segmental narrowing이 특징이다. Ductus arteriosus의 proximal (preductal)에 생길 수도 있고, distal (postductal)에 생길 수도 있다. 그러나 clinical and surgical relevance가 별로 없어서 꼭 분류할 필요는 없다.

2) Incidence: 4.6% of structural heart defects

3) Pathology

① Localized narrowing of the juxtaductal arch, most commonly between left subclavian artery and ductus arteriosus

② Bicuspid aortic valve가 25~50%의 환자에서 동반. Bicuspid aortic valve가 PDA와 같이 있으면 aorta로 갈 blood가 pulmonary arterial system로 가는 intracardiac anomaly가 동반되는 경우가 흔하다 (left-sided obstructive lesions).

4) Hemodynamic considerations

① 태아는 aortic isthmus를 통해 가는 혈액량이 10% 밖에 되질 않으므로 in utero에서는

별 문제 없을 것으로 생각되지만, RV hypertrophy가 생기는 case가 있어 isthmal flow의 obstruction이 hemodynamics의 변화가 가능하다.

② Narrowing이 LV로부터의 blood flow를 제한하기 때문에 RV로부터의 blood flow가 증가한다. 이로 인해 RV enlargement가 발생한다.

③ 출생 후엔 ductus가 얼마나 빨리 막히는지, 동반 기형이 있는지에 따라 혈역학이 달라진다. 약 반에서는 CHF가 신생아기에 발생한다.

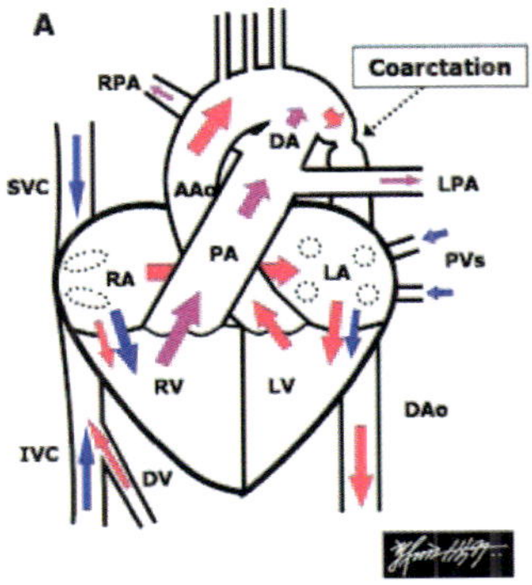

Figure XII-46. Fetal and neonatal circulation of the CoA. (A) Before birth. (B) After birth (No foramen ovale, ductus arteriosus, ductus venosus).

5) Associated anomalies

① Bicuspid aortic valve: 85%

② Intracardiac associated malformations: 87~90%
(AS, AR, VSD, ASD, TGA, ostium primum defects, truncus arteriosus, DORV)

③ Noncardiac malformations: Up to 13%

④ Chromosomal abnormality: 30% (Turner, trisomy 21, CATCH 22)
CoA와 VSD는 Turner's syndrome에서 가장 흔한 심질환.

6) USG findings

① Prenatal diagnosis가 매우 어려운 질환 중 하나이다. 출생 후에도 진단이 어렵다.
Positive predictive value of fetal echo in detecting isolated CoA: 80%

② <u>Ventricular size discrepancy</u>: RV > LV, indirect finding
a. Overall predictive value of ventricular size discrepancy for CoA: 33%
b. 임신 후반부로 갈수록 민감도가 감소한다.

③ <u>Great artery size discrepancy</u>: Ao/PA ratio (3VV), more reliable, CoA의 75%에서 발견됨
a. Aortic arch view: A narrowing of the aortic lumen on 2-D and color Doppler.
Transverse aortic arch & aortic isthmus hypoplasia (more sensitive)
b. Pulmonary artery가 LVOT에 비해 더 커 보인다.

④ Color Doppler: 좌심의 압력 증가로 FO의 bidirectional flow를 관찰할 수 있고,
descending aorta의 turbulence flow를 관찰할 수 있다.

7) Prognosis
  ① Severity의 정도에 따라 다름
    a. Simple CoA: 거의100%에서 완쾌
    b. Complex CoA: 수술 사망률은 <5%로 완쾌가 가능하나 간혹 residual CoA (balloon dilation으로 치료)나 subaortic stenosis가 남을 수 있다.
  ② 일찍 발견된 경우 LV hypoplasia가 동반될 수 있다.
  ③ CoA는 임신 중 진행할 수 있는 질환이다.

8) Obstetrical management
  ① Fetal chromosomal analysis
    FISH for CATCH 22, if interrupted aortic arch type B
  ② Level II USG (동반 기형 확인!)
  ③ Serial USG F/U for CHF (ominous sign), isolated CoA이거나 CHF 없으면 산과적 치료가 바뀌지는 않는다.
  ④ Delivery at tertiary center: PGE1 therapy for ductal patency, operation

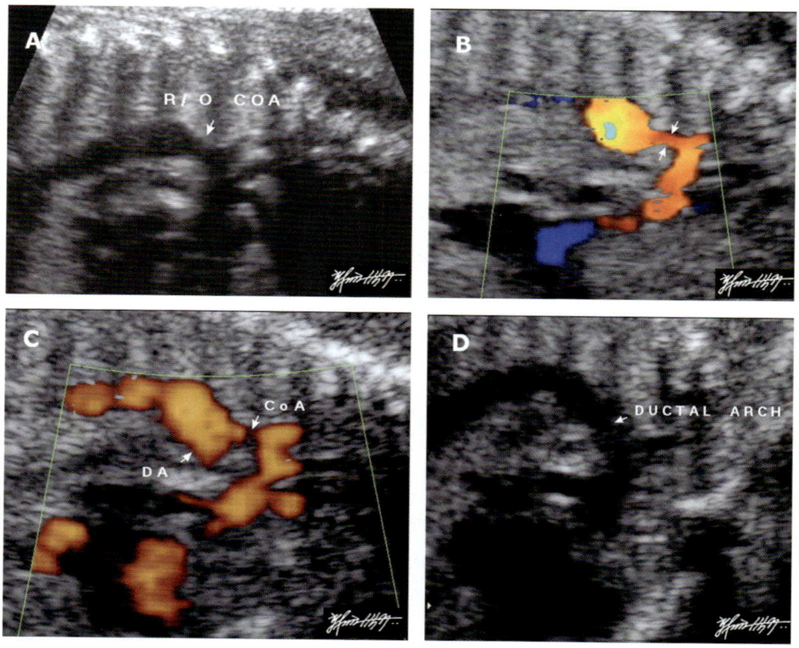

Figure XII-47. Coarctation of aorta. (A) Aortic arch view. Narrowing of the aorta at the level proximal to ductus arteriosus and distal to vessels to head and neck (B) Color Doppler image에서도 같은 부위의 flow가 감소되어 있음이 보인다. (C) Power Doppler image. Aortic arch와 descending aorta 사이의 flow가 끊겨 있는 것처럼 보인다. (D) Ductus arteriosus 및 descending aorta의 flow는 유지되고 있다.

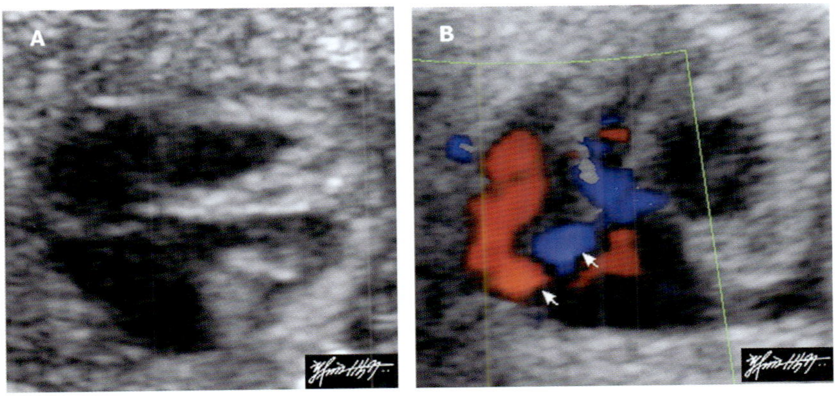

Figure XII-48. Same case of the Figure XII-47. (A) 4CV는 **mild RV hypertrophy**가 의심되는 것 이외에는 거의 정상으로 보인다. **(B)** 그러나 **color Doppler** 상에서 **foramen ovale**를 통한 **bidirectional flow**가 관찰된다.

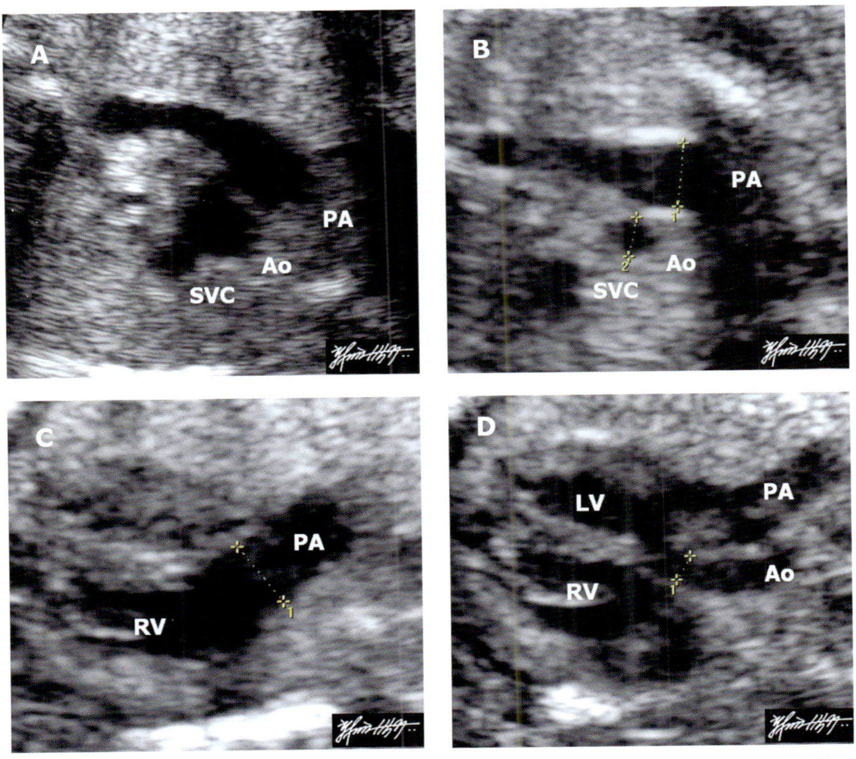

Figure XII-49. Same case of Figure XII-47, 48. (A) Normal fetal heart 3VV에서 혈관의 크기는 **P > A > V**의 순서로 보인다. **(B) Small aorta on 3VV.** 혈관의 크기가 **P >> A ≥ V**로 보인다. **(C) RVOT view. (D) LVOT view. Aortic diameter (2.6 mm)**가 **PA diameter (6.1 mm)**에 비해 현저히 작다.

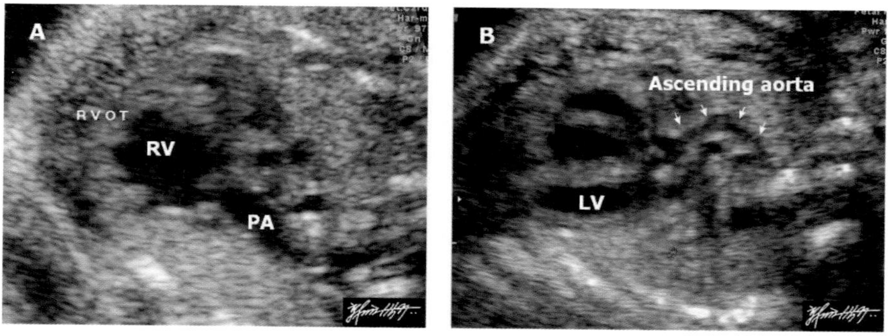

Figure XII-50. Severe coarctation of aorta with arch hypoplasia diagnosed at 24 weeks of gestation. (A) RVOT view는 정상으로 보인다. **(B) LVOT view**에서 **ascending aorta**가 전반적으로 매우 가늘어져 있음이 관찰된다.

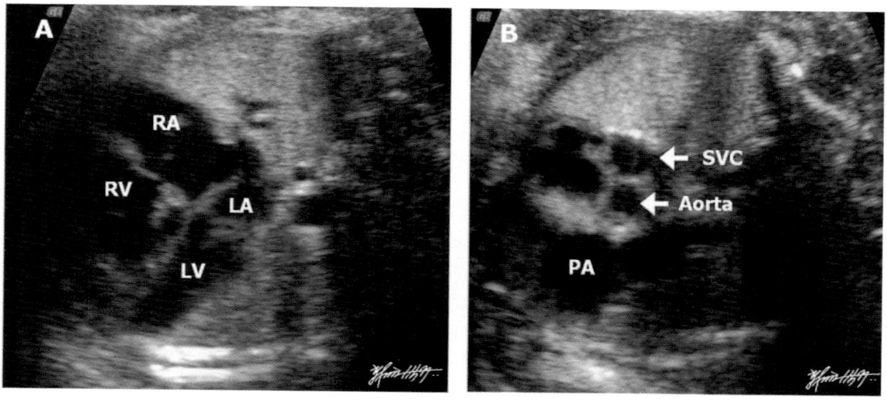

Figure XII-51. Follow up ultrasound of the case in the Figure XII-50 at term. (A) 4CV에서 **RV and RV enlargement**를 보이고 있고, **LV and LA**는 상대적으로 작아져 있어 **(R-L discrepancy) hypoplastic left heart syndrome** 양상을 보인다. **(B) 3VV**에서도 **pulmonary artery**가 매우 커져 있는 반면 **aorta**는 매우 작아져 **SVC**보다도 작음을 볼 수 있다. 이 **case**는 **D-W malformation (Figure X-8, 9, 10** 참조**), echogenic bowel, liver calcification, single umbilical artery, UC cyst (Figure VI-22** 참조**)** 등 **multiple anomaly**가 동반되어 있었고, **fetal echo**에서 **severe CoA with arch hypoplasia, subaortic diffuse narrowing suggesting subaortic stenosis, large VSD, cardiomegaly with dilated RA/RV and large PA/ductus arteriosus** 소견을 보였다. **Cordocentesis**에서 **TORCH IgM**은 모두 **negative**이었고, **fetal karyotype**은 **46,XY,der(9),t(9:20)(p24:q13.1)**으로 나왔고, **CATCH22 FISH**에서 **22q11.2**의 **deletion**은 없었다 **(CSJ)**.

10. Aortic Stenosis (AS)

1) Definition

: An obstructive lesion of the left outflow tract. Aortic valvar stenosis, aortic supravalvar stenosis, aortic subvalvar stenosis, subaortic stenosis, asymmetric septal hypertrophy (ASH), and idiopathic hypertrophic subaortic stenosis (IHSS)가 모두 포함된다.

2) Etiology and Pathology

① Supravalvar AS (one of three anatomic defects)

a. Membrane (usually placed above the sinuses of Valsalva)

b. Localized narrowing of the ascending aorta (hourglass deformity)

c. Diffuse narrowing involving the aortic arch & branching arteries (tubular variety)

♥ Isolated supravalvar AS: AR로 유전되기도 함.

♥ Williams syndrome: A sporadic disease, supravalvar AS or PS, elfin facies, and idiopathic hypercalcemia.
Maternal hypervitaminosis D이 원인으로 제기되기도 함.

② Valvar AS: Dysplastic, thickened aortic cusps or fusion of the commissures between cusps

③ Subvalvar AS (2 forms)

a. Fixed form: Due to either a membrane (discrete subaortic stenosis) or a fibromuscular tunnel (diffuse subaortic stenosis)

b. Dynamic form: Due to a muscular thickening of the septal surface.

♥ AD 형식으로 유전되기도 한다. ASH, IHSS, Hypertrophic obstructive cardiomyopathy (HOCM) 등이 이에 해당함.

♥ A transient form of dynamic LVOT obstruction – DM 산모의 태아에게서 간혹 생기며, fetal hyperglycemia와 hyperinsulinemia와 관련 있다.

3) Associated anomalies

① Supravalvar AS: Williams syndrome과 연관

② Subaortic AS: Turner's syndrome, Noonan's syndrome, congenital rubella.

4) Hemodynamic considerations

① LV pressure 증가 (stenosis의 정도에 따라)

② Subvalvar와 supravalvar type은 신생아 시기에 나타나지 않지만, valvar type은 태아나 신생아에서 CHF를 유발할 수 있다.

③ IUGR과 관련이 가장 많은 선천성 심질환이다.

5) USG findings

① 산전 진단은 극히 어렵다. LV 또는 aorta의 enlargement 또는 hypoplasia가 있는 경우 의심해야 한다.

② Supravalvar AS의 산전 진단은 보고된 바 없다.

③ 신생아의 valvar AS는 systolic doming (incomplete opening)으로 진단할 수 있지만, 태아는 이런 방법으로 진단이 극히 어렵다.

④ M-mode가 진단에 유용하지만, aortic valve의 normal opening이 보인다고 AS를 R/O 할 수는 없다.

⑤ Color Doppler: 신생아에서는 ascending aorta에서 poststenotic turbulent flow 관찰. 그러나 태아에서는 관찰하기 매우 어렵다. 심한 경우 MR이 있으면 Doppler가 진단에 도움이 되기도 한다.

⑥ ASH, IHSS, HOCM: Abnormal thickening of the interventricular septum

6) Obstetrical management

① Fetal chromosomal analysis

② Level II USG (동반 기형 확인!)

③ DM mother에서 잘 생기므로 DM 여부 확인

④ Serial USG F/U for CHF (ominous sign), CHF 없으면 산과적 치료가 바뀌지 않음.

11. Pulmonary Stenosis (PS)

1) Definition: Obstructive lesion of the right outflow tract.

2) Prevalence

① 0.8% of congenital heart defects in fetal life (isolated)

② 10% of all cardiac malformations (relatively common congenital defect)

③ More common in children

④ Recurrence rate in siblings: 2.1~4%

⑤ Very rare for isolated PS to be associated with chromosomal anomalies

3) Pathology

① Most common: Pulmonic valve level of obstruction
Trileaflet valve의 commissural fusion에 의해 valve orifice가 감소함

② Less common: Subvalvular, infundibular level obstruction, pulmonary valve dysplasia

③ RV size: variable (RV hypertrophy, RV chamber size 감소, TV size 감소하기도 한다.)
RV hypertrophy는 RVOT obstruction의 severity와 비례 (Critical PS: severe RV hypertrophy)

a. Severe form: Hypertrophied or hypoplastic RV → detectable by 4CV

b. Mild to moderate form: Doppler로만 진단이 가능, 그러나 매우 mild한 경우에는 normal Doppler로 보일 수도 있음

④ 폐동맥은 poststenotic dilatation 된다.

⑤ 심방간 communication (patent foramen ovale or secundum defect)이 흔하다.

4) Hemodynamic considerations

: Outflow tract의 obstruction으로 인해 RV의 demand가 과도하게 증가한다. 폐 혈류는 ductus를 통해 공급된다. 일반적으로 신생아 시기에 응급 질환은 아니지만 심한 경우 CHF 생기기도 한다. In utero에서도 obstruction이 진행될 수 있어서 초기의 mild PS가 더욱 심해져 term에 pulmonary atresia로 progression하는 경우도 있다.

5) Associated anomalies

① Intracardiac: ASD, TAPVR, supravalvar AS, Ebstein anomaly, DORV, TOF, heterotaxy syndrome.

② Noonan syndrome의 most common finding

③ Alagille's syndrome, Williams syndrome

④ Congenital rubella syndrome의 findings 중 하나.

6) USG findings

① Spectrum이 매우 넓으므로 산전 진단은 매우 어렵다. PA의 감소나 RV size 감소가 있는 경우 의심해야 한다.

② 심실 중격 결손을 동반하지 않은 폐동맥 폐쇄인 경우

a. 4CV: RV hypertrophy (sometimes), dilated, poorly functioning (occasionally)
심실 중격이 좌심실 쪽으로 휜다.
Thickened restricted pulmonary valve leaflets

b. 3 vessel view: Small PA, but occasionally dilated (post-stenotic dilatation)

c. Outflow tract: PV가 열리는 듯 보이기도 하지만, color Doppler view로 forward flow가 있는지 확인해야 한다.

d. Color Doppler: No forward flow across the PV
Reversal flow in the DA / PA
Main PA에서 turbulent flow 관찰
Severe TR
Increased velocity of flow in pulmonary artery

7) Obstetrical management

① Fetal chromosomal analysis

② Level II USG (동반 기형 확인!)

③ Prenatal Management

a. Severity 와 gestational age at diagnosis에 의해 결정함

b. Serial USG F/U for CHF (ominous sign), CHF 없으면 산과적 치료가 바뀌지는 않는다.

c. Counseling: 임신 중기에 진단된 경우에는 모든 postnatal surgical option에 대한 counseling이 필요하다. Spectrum of disease가 다양하고 in utero에서 progression하는 경우도 있으므로 counseling에 주의를 요함

d. 분만: tertiary center (특히 ductus를 통한 reverse flow가 있는 경우, postnatal로 indomethacin을 써야 하므로)

④ Postnatal management

a. Mild stenosis (Doppler gradient < 36 mmHg): Conservative Mx

b. Moderate (36 mm Hg < Doppler gradient < 75 mm Hg), severe (Doppler gradient > 75 mm Hg): RV의 function이 향상될 때까지 indomethacin사용하여 ductal patency유지 후 수술 (balloon dilatation, surgery)

8) Outcome

① Prenatal series: Fetal series 진단된 PS 18례 예후에 관한 보고 (외국보고)

a. 22%는 termination of pregnancy를 시행 (Pulmonary aresia처럼 심한 경우)

b. 2명의 neonatal death, 14명은 생존함

② Post-natal series (외국보고)

a. Critical pulmonic valve stenosis의 balloon dilatation에 의한 mortality rate는 5~15%

b. RV의 크기가 중요한 인자

c. Neonates의 치료성적: 1개월 생존율 89%, 4년 생존율 81%

③ 중증도 이상의 PS는 진단즉시 balloon dilatation하며 거의 모든 환자에서 후유증 없이 완쾌된다.

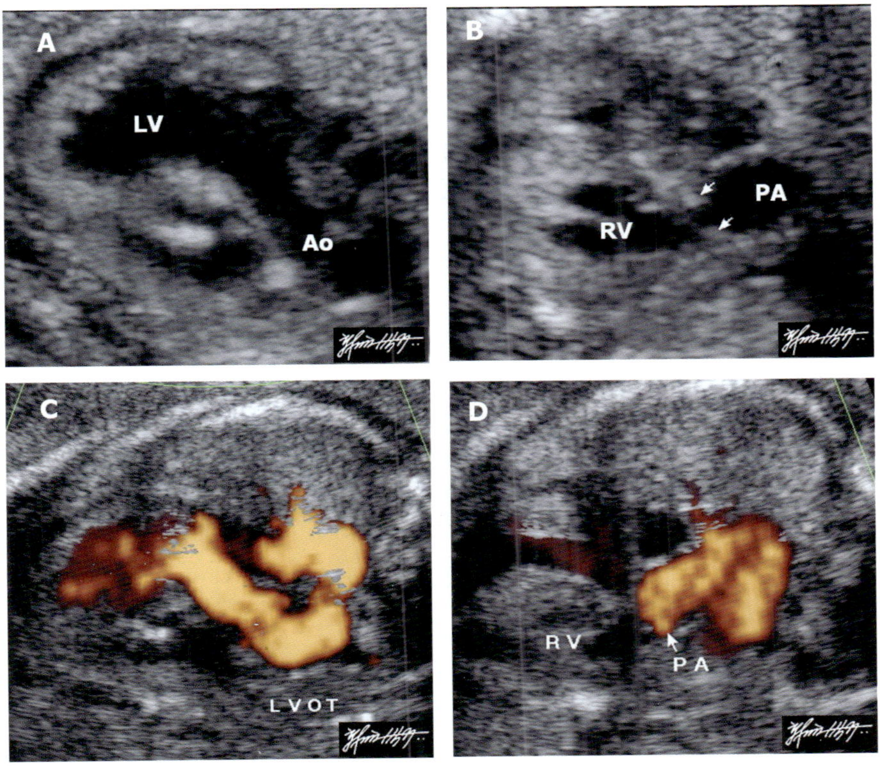

Figure XII-52. LVOT and RVOT in PS. **LVOT**는 정상으로 보이나 **(A and C) RVOT**에서 **pulmonary valve narrowing**이 관찰되고 **power Doppler** 상 **RV**로부터 **PA**로의 **forward flow**가 관찰되지 않는다 **(D).**

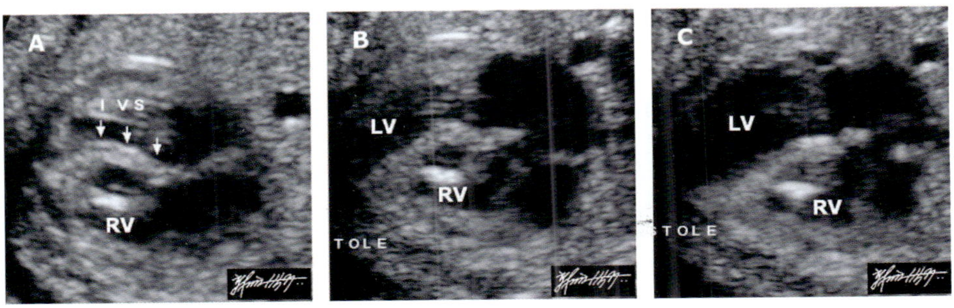

Figure XII-53. Same case of the Figure XII-52. (A) Interventricular septum deviation to LV (B) Systole. (C) Diastole. Systole과 **diastole** 시 **RV cavity size**의 변화가 전혀 없다.

12. Tricuspid Atresia (TA)

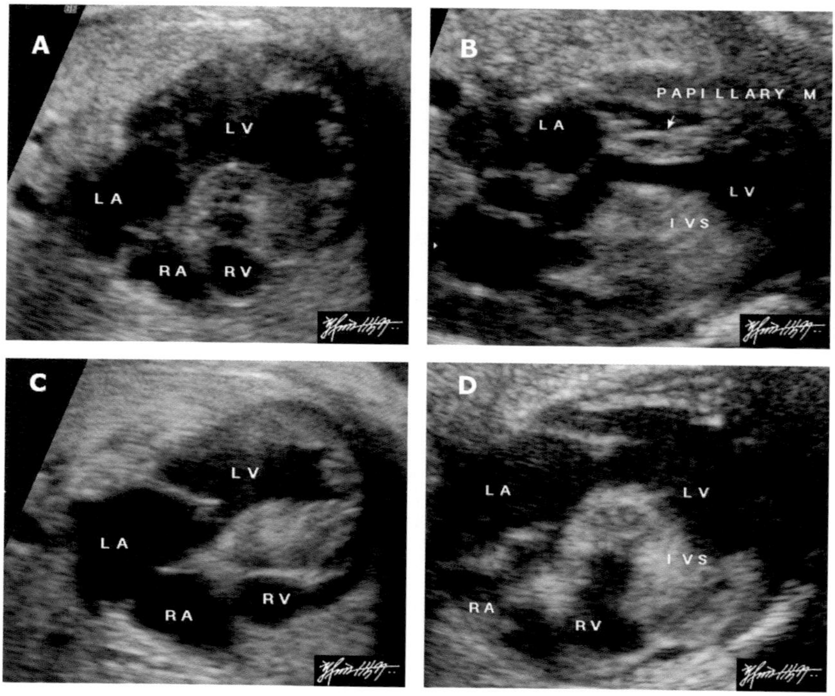

Figure XII-54. Severe TV atresia. (A) Size discrepancy between left and right heart (L>R) on 4CV. Dysplastic RV 때문에 IVS가 aneurysm처럼 LV 쪽으로 protruding 하고 있으나 Figure XII-55 (A)에서 보이는 것 같이 LVOT obstruction은 없다. (B) LV의 papillary muscle이 prominent 해서 처음에는 interventricular septum (IVS)으로 오인되었다. Systole (C) 및 diastole (D) 시 mitral valve의 개폐는 쉽게 관찰할 수 있으나 tricuspid valve와 RV size는 변화가 없다. IVS는 매우 두꺼워져 있고, diastole 시에 LV 쪽으로 더욱 휘어져 보인다. VSD는 없었으나 small to moderate ASD와 IAS aneurysm (3 mm) 및 R-L shunt가 있었다.

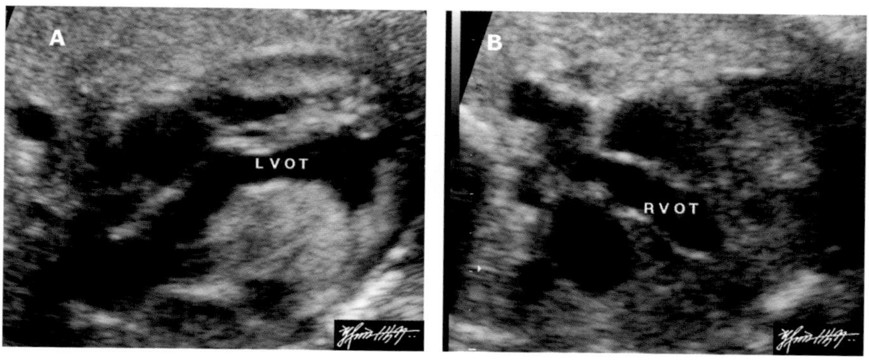

Figure XII-55. Same case of the Figure XII-54. Normal crossing of two outflow tracts. Relatively large LVOT (A), and small RVOT (B)

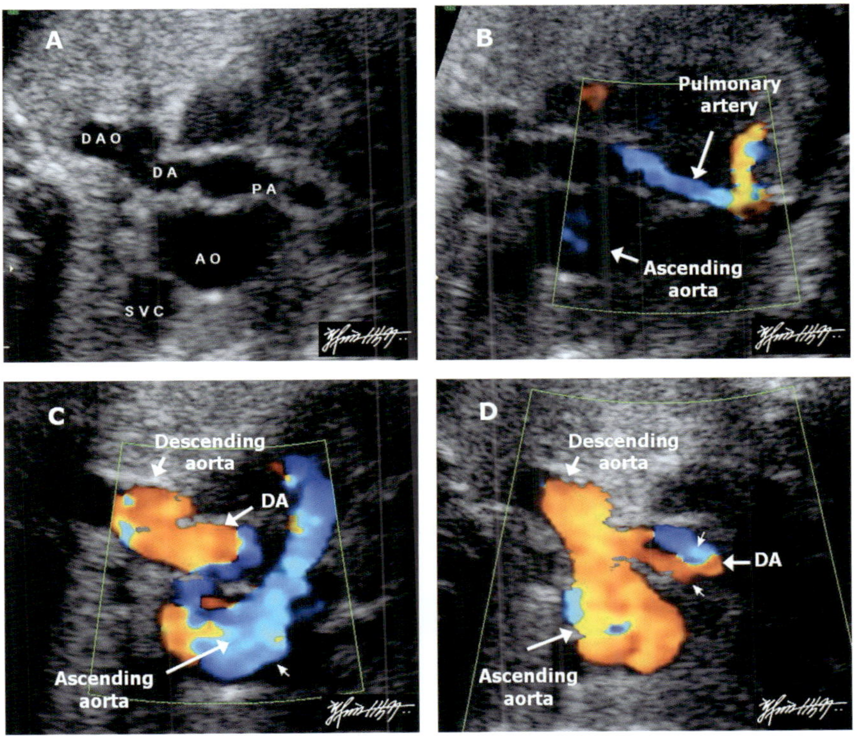

Figure XII-56. Same case of the Figure XII-54, 55. (A) 3VV에서 **ascending aorta**는 매우 크고 **pulmonary artery**는 매우 작게 보인다. **(B) Color Doppler of 3VV. (C) Color Doppler**에서 **ductus arteriosus (DA)**의 **blood flow**와 **ascending aorta**의 **blood flow**가 반대로 **(reversal flow)** 보인다. **(D) Aortic arch**가 보이는 **plane**에서는 **ductus** 내에 두 가지 색이 동시에 보인다 **(turbulent flow) (CSJ).**

13. Total Anomalous Pulmonary Venous Return (TAPVR)

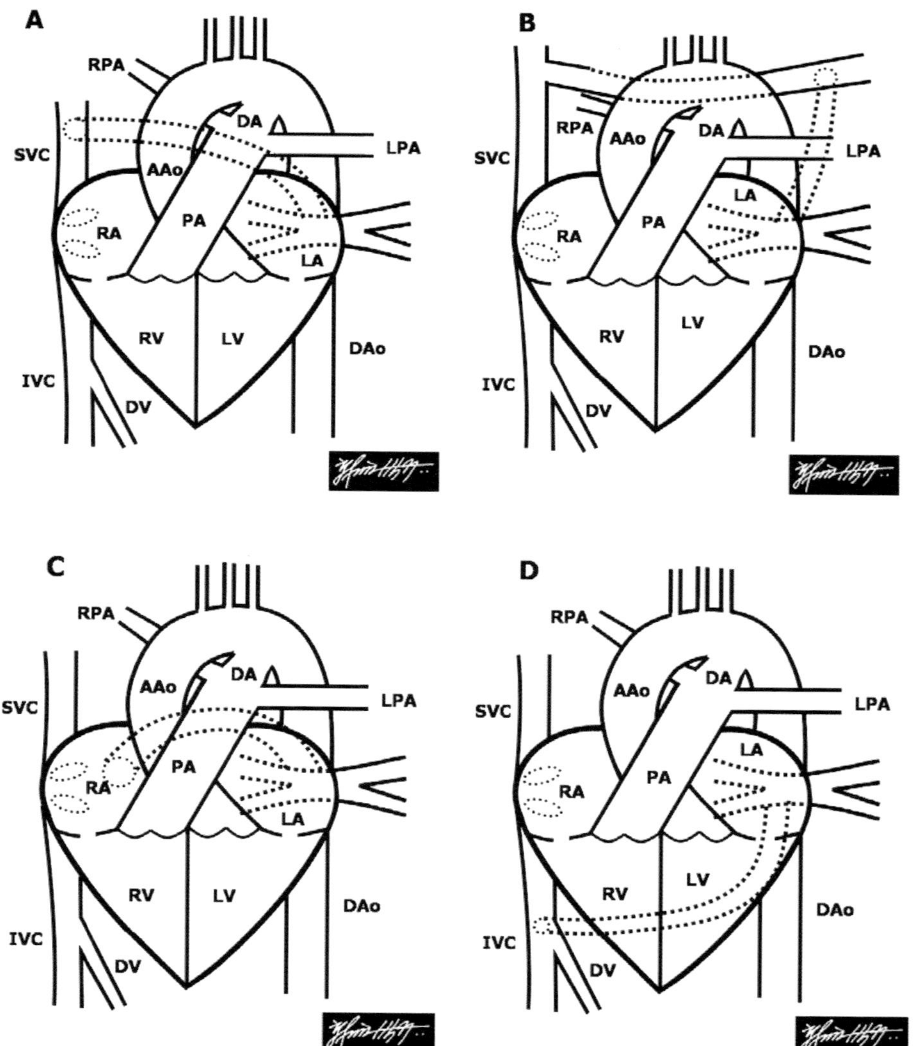

Figure XII-57. Diagrams of the total anomalous pulmonary venous return. (A) PV → SVC. (B) PV → Left persistent SVC. (C) PV → RA or coronary sinus. (D) PV → IVC or portal veins (infradiaphragmatic type).

1) Definition: Drainage of the pulmonary veins into the right atrium

Cf. 폐정맥은 정상적으로 LA로 drain된다.

2) Incidence: 1.5% of all congenital heart anomalies

3) Embryology: 발생 초기에는 intraparenchymal 또는 primary pulmonary vein들은 systemic circulation의 vein과 연결되어 있다가 발생 후기에 우심방에 연결된 primary pulmonary vein과 intraparenchymal pulmonary vein들 사이의 anastomosis가 이루어지면서 systemic circulation과의 communication이 사라진다. Intraparenchymal pulmonary vein들과 systemic circulation과의 communication의 reabsorption이 일어나지 않으면 TAPVR이 발생한다.

4) Classification

① Total (bilateral) vs. partial (unilateral)

a. Total: All the blood coming from both lungs (bilateral) drains inside the RA

b. Partial: All the blood coming from one lung (unilateral) drains inside the RA

② Supradiaphragmatic vs. infradiaphragmatic (depending on the site of the drainage)

a. Supradiaphragmatic

i. Supracardiac (52%, most common)

: Left innominate vein, SVC, left brachiocephalic vein → SVC, vertical vein → left persistent SVC, hemiazygos and azygos veins

ii. Cardiac (30%): directly into the RA or into the coronary sinus.

b. Infradiaphragmatic (12%): Either to the IVC or to the portal veins.

c. Mixed (6%)

5) Hemodynamic Considerations: Atrial chamber 사이에 foramen ovale 등의 R-L shunt가 있으므로 태아기에는 문제를 일으키지 않는다. 단, 폐정맥의 obstruction이 있는 경우에는 문제가 발생한다. 출생 후 우심실의 volume overload와 우심방에서의 systemic and pulmonary venous blood의 mixture가 발생하게 되므로 생후 수일 또는 수개월 이내에 심부전이 발생하게 된다.

6) Associated anomaly: ASD가 동반된 경우가 흔하며, 1/3에서는 major cardiac anomaly 동반

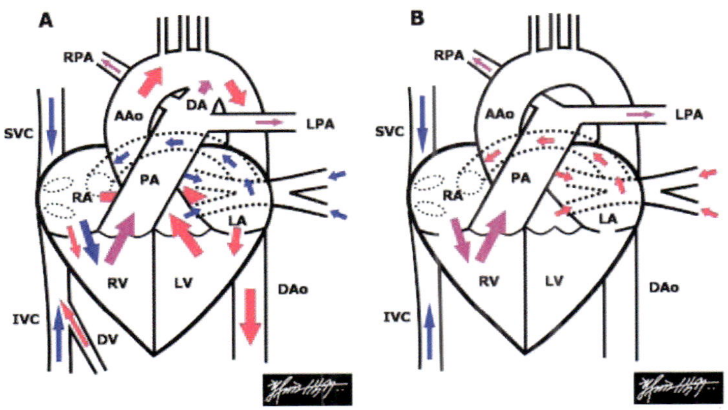

Figure XII-58. Fetal and neonatal circulation of the TAPVR. (A) Before birth. (B) After birth (No foramen ovale, ductus arteriosus, ductus venosus). R-L shunt가 없으면 LV → Ao flow는 전혀 없게 된다.

7) USG findings

① 폐순환과 RA의 비정상적 연결을 찾기 어려우므로 TAPVR의 산전진단은 쉽지 않다. 특히 supracardiac or infradiaphragmatic인 경우 더욱 어렵다.

② 4CV

a. LA로 drain되는 pulmonary vein의 entrance를 확인할 수 없을 때 의심해야 한다.

b. LA가 정상보다 약간 작게 보이는 것도 의심할 수 있는 소견이다.

(신생아에서 TAPVR의 진단에는 small left heart도 포함되지만, 태아에서는 R-L shunt로 인해서 이런 소견이 기대되지 않는다.)

③ AVSD, asplenia and polysplenia syndromes 등이 있을 때 반드시 의심해야 한다.

④ ASD가 동반되거나 PV obstruction이 없는 경우에는 출생 직후에도 증상이 뚜렷하지 않은 경우가 있어 진단이 어렵다.

8) Prognosis

① 치료를 받은 신생아는 생후 1년 이내에 75%가 사망하고, 나머지도 성인기에 이르기 전에 사망한다.

② 수술적 치료로 정상적 폐정맥 drainage를 회복시켜야 한다. 수술시기는 type이나 neonatal condition에 따라 다르지만, infradiaphragmatic type은 출생 직후 수술 필요.

③ 25명의 TAPVR 신생아를 대상으로 한 연구에서 수술 사망률은 20%이었으며 모두 pulmonary venous obstruction이 동반된 심한 경우였다. 후기 사망률은 없었고, 생존자의 hemodynamic condition도 모두 좋았으므로 가장 중요한 예후 인자는 pulmonary venous obstruction 유무이다.

8) Obstetrical Management

① Fetal chromosomal analysis, level II USG (동반 기형 확인!)

② Serial USG F/U for CHF (잘 발생하지는 않음), CHF 없으면 산과적 치료가 바뀌지 않음.

③ Delivery in a tertiary care center where a pediatric cardiologist is immediately available

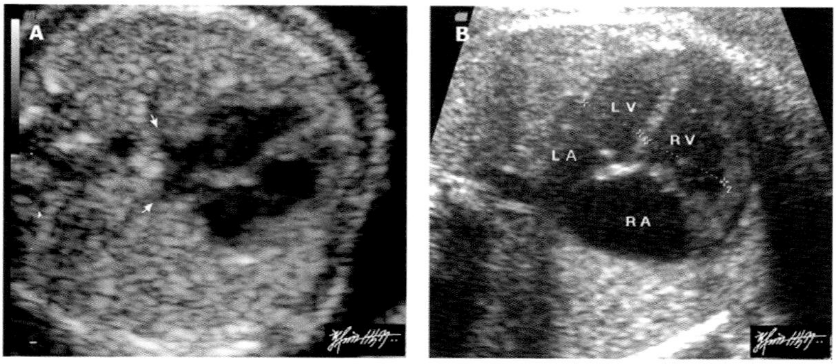

Figure XII-59. (A) Normal 4CV에서 LA로 들어가는 pulmonary vein (PV)들이 관찰된다. (B) Falsely diagnosed TAPVR. 이 **case**는 **36**주에 **IUGR, cardiomegaly**가 있었던 경우로 산전초음파에서 **LA**로 **PV drainage**가 관찰되지 않고, **RA**에 비해 **LA**가 상대적으로 작고, **LV**도 **RV**에 비해 작아 **TAPVR**이 의심되었으나 **postnatal USG**에서는 정상소견을 보였다 **(CSJ).**

14. Hypoplastic Left Heart Syndrome (HLHS)

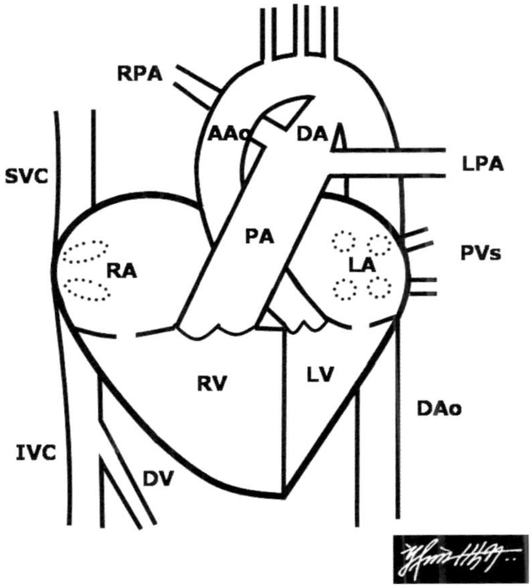

1) Definition: LV의 underdevelopment 또는 absence of visualization
MV, LV, AV and ascending aorta의 hypoplasia or atresia

2) Hemodynamic considerations

① RV에서 pulmonary and systemic circulation 둘 다 공급한다.

② 폐로부터 돌아온 혈액은 LA에서 RA로 넘어간다.

③ RV → Pulmonary a. → Ductus → Descending aorta
↘ Aortic arch, ascending aorta, coronary a.

④ Work overload of RV으로 인해 intrauterine CHF 유발

⑤ 치료 받지 않으면 출생 후 6주 이내 사망.

⑥ 원인

a. Cyanosis in patients with an inadequate atrial L-R shunt

b. Decreased perfusion of the aorta and coronary arteries, resulting in generalized tissue hypoxia and compromise of myocardial function

c. CHF due to RV volume and pressure overload

3) USG findings

① Apical 4CV: LV와 RV 사이의 size discrepancy, MV와 TV 사이의 size discrepancy
(Small or normal LA, small LV, slit-like LV, atretic or hypoplastic MV)

♥ 초음파상 LV가 작다는 것을 보여주면 되는데, 실제로 애매한 경우 nomogram만으로 진단하기 어렵고 비정상적 심장에서 anatomic landmark를 찾기도 어렵다. 이런 경우 유용하게 사용할 수 있는 "rule" 은 양측 심실의 apex는 항상 같은 level에 있다는 점이다. 한쪽 심실이 심하게 dilatation 되어도 일반적으로 심실의 diameter가 커질 뿐, length는 변하지 않는다.

② Foramen ovale 정상보다 작고, flow가 reverse되기도 한다.

③ 3 vessel view: Aorta가 매우 작게 보임.

④ Aortic arch view: Aortic atresia or hypoplastic ascending aorta (80% 에서 CoA 동반)

⑤ Color Doppler: LA → RA (정상 태아에서는 RA → LA)

Reverse flow in the aortic arch (transverse view)

⑥ M-mode: ventricular chamber size, A-V valve의 annulus, aorta annulus 측정

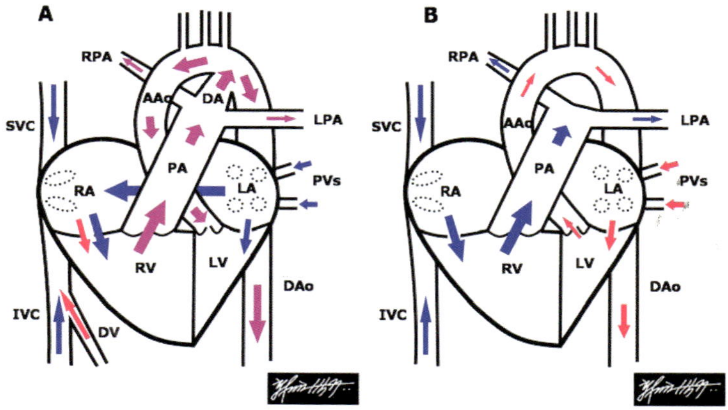

Figure XII-60. Fetal and neonatal circulation of the HLHS. (A) Before birth. (B) After birth (No foramen ovale, ductus arteriosus, ductus venosus).

4) Obstetrical management

① Fetal chromosomal analysis and FISH for CATCH 22

② Level II USG (동반 기형 확인!)

③ Viability 이전 진단되면 termination을 option으로 제공

④ Serial USG F/U for CHF (ominous sign, extremely poor prognosis)

5) Postnatal treatment

① Norwood procedure (60% survival)

② Heart transplantation

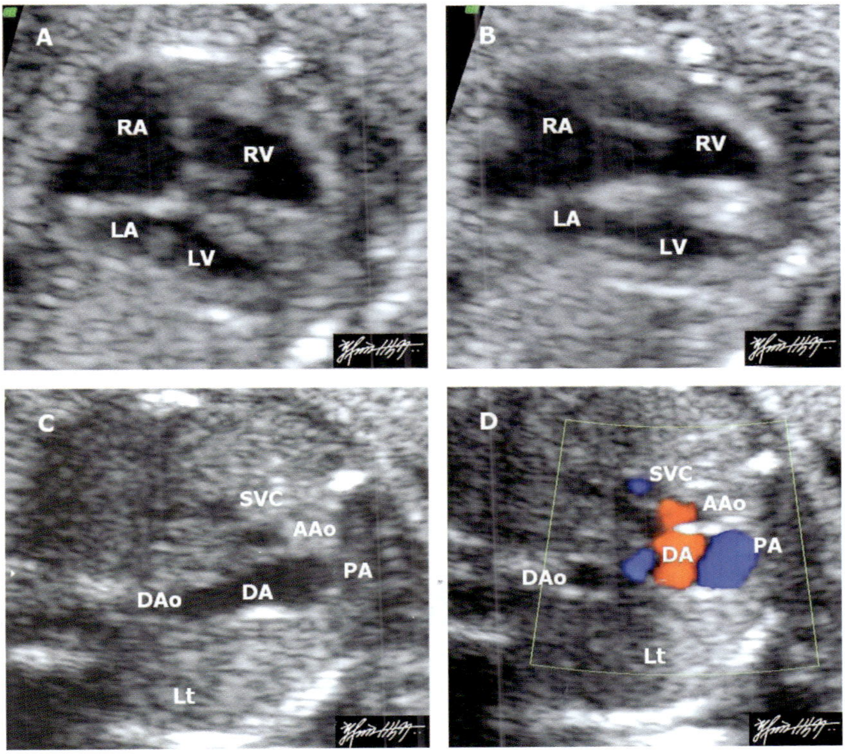

Figure XII-61. HLHS diagnosed at 21 weeks of gestation. (A) 4CV during systole. (B) 4CV during diastole. **4CV**에서 **RV**와 **RA**에 비해 현저히 작은 **LV**와 **LA**를 관찰할 수 있다 **(CSJ). (C) 3VV**에서 **ascending aorta (AAo)**의 **diameter (2.9 mm)**가 **Pulmonary artery (PA)**의 **diameter (6 mm)**에 비해 현저히 작고, **SVC**의 **diameter (2.9 mm)**와 같다. **(D) Color Doppler**에서 **PA**와 **AAo**의 **blood flow**가 반대이다. 즉, **DA**를 통해 **AAo**로 **reverse flow**가 있음을 나타낸다 **(CSJ).**

15. Ebstein Anomaly

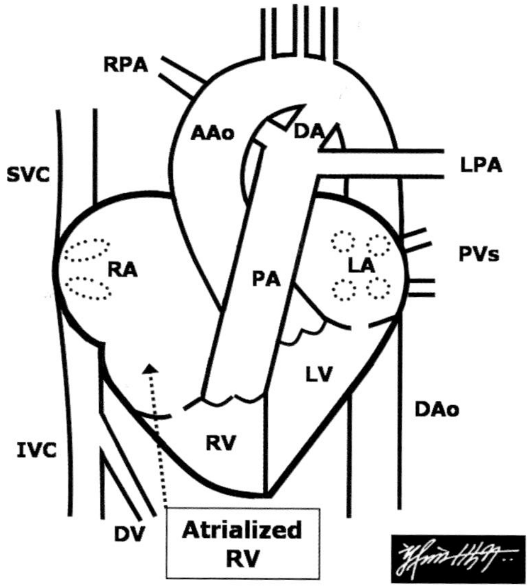

1) Definition: Downward displacement of the septal and posterior leaflets of the tricuspid valve with dysplasia. Anterior leaflet은 대부분 정상이다.

2) Hemodynamic considerations

① Tricuspid valve의 displacement로 인하여 RV가 superior or atrialized portion과 inferior, functional chamber의 두 component로 나뉘게 된다. RV의 wall은 얇다.

② TR 때문에 RA enlargement가 발생하고, cardiomegaly가 생긴다 (newborn의 50%).

③ TR이 없으면 태어나서도 무증상일 수도 있으나 CHF가 생길 수도 있다. 성공적인 수술로 예후는 좋다.

3) Associated anomalies: ASD, PA or PS, PDA, TOF, CoA, AVSD, TGA

4) USG findings

① 4CV: Cardiomegaly with RA enlargement, TV의 apical downward displacement into RV, thickening, nodularity

② Color Doppler: TR (RV에서 RA로의 빠른 jet-flow) 여부 확인!!

5) Obstetrical management

① Fetal chromosomal analysis

② Level II USG (동반 기형 확인!)

③ Viability 이전 진단되면 termination을 option으로 제공.

④ Serial USG F/U for CHF (ominous sign), CHF 없으면 산과적 치료가 바뀌지는 않는다.

16. Fetal Arrhythmias

♥ 4CV에서 M-mode cursor line이 심방과 심실을 동시에 통과하도록 하고 봐야 심방과 심실의 rhythm을 제대로 볼 수 있다. 정상적으로 1:1 conduction ratio를 보인다.

Table XII-3. Flow Chart for Diagnosing Fetal Rhythm Analysis

<table>
<tr><th colspan="5">Regular FHR by Doppler Ultrasound</th></tr>
<tr><td colspan="4">Normal range (100-180 bpm)</td><td>Normal sinus rhythm</td></tr>
<tr><td rowspan="3">Slow (<100 bpm)</td><td colspan="3">A & V contractions associated</td><td>Sinus bradycardia (LQTS?)</td></tr>
<tr><td colspan="3">Premature A contractions, bigeminal, blocked</td><td>Bigeminal blocked PACs</td></tr>
<tr><td colspan="3">A & V contractions dissociated; normal A, slow V rate</td><td>Complete AV-block</td></tr>
<tr><td rowspan="4">Fast (>200 bpm)</td><td rowspan="2">A & V contractions associated</td><td rowspan="2">SVT</td><td>Constant HR, sudden onset/end</td><td>AV-reentry tachycardia</td></tr>
<tr><td>Changing HR, warming-up, possible AV-block</td><td>Ectopic atrial tachycardia</td></tr>
<tr><td colspan="3">A > V rate; AV-block</td><td>A flutter</td></tr>
<tr><td colspan="3">A & V contractions dissociated; V > A rate</td><td>V tachycardia/ junctional ectopic tachycardia</td></tr>
<tr><th colspan="5">Irregular FHR by Doppler Ultrasound</th></tr>
<tr><td rowspan="4">Normal (100-180 bpm)</td><td rowspan="3">Premature contractions</td><td colspan="2">Incomplete compensatory pause; irregular A activity</td><td>PAC</td></tr>
<tr><td rowspan="2">Complete compensatory pause</td><td>Irregular V, regular A activity</td><td>PVC</td></tr>
<tr><td>Simultaneous A & V activity</td><td>Premature junctional contraction</td></tr>
<tr><td colspan="3">Fast A rate, different degree of AV-block</td><td>A flutter</td></tr>
<tr><td>Fast (>200 bpm)</td><td colspan="3">Fast A rate, different degree of AV-block</td><td>A flutter</td></tr>
<tr><td>Slow (<100 bpm)</td><td colspan="3">A & V contractions dissociated; A rate normal, V rate slow and irregular</td><td>Complete AV-block with PVC</td></tr>
</table>

A. Premature Atrial and Ventricular Contraction (PAC and PVC)

① 가장 흔한 부정맥, 대부분 치료가 필요 없다.

② 대부분 기질적 이상과 연관이 없으며, 태내에서나 출생 직후 소실되는 경우가 많다. 그러나 structural cardiac defect에서 동반되거나 immature conduction system에 2차적으로 발생할 수 있다.

③ 간혹 reentrant tachycardia의 가능성이 있으므로 정기적 관찰이 요망된다 (2주 간격).

④ PAC (incomplete compensatory pause)

a. Extra beats of the atrium usually arising from an ectopic focus

b. PAC가 심실에 전달되면 corresponding ventricular contraction이 생성되고, 전달되지 않으면 ventricular repolarization을 위한 compensatory pause가 발생한다 (일시적으로 심장이 멈추는 것처럼 보임).

c. 산모의 caffeine 또는 alcohol 복용과 관계가 있다는 보고도 있다.

d. 2.5%에서 SVT 일으킨다.

⑤ PVC (complete compensatory pause)

a. PAC에 비해 드물다.

b. 대부분 치료를 필요로 하지는 않는다.

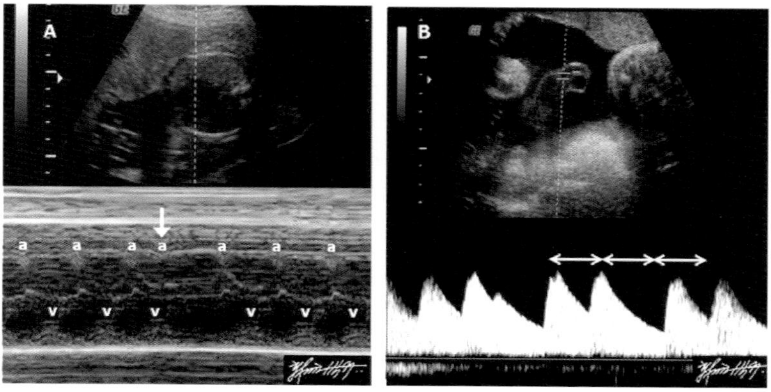

Figure XII-62. PAC diagnosed at 31 weeks of gestation. (A) Ectopic atrial beat (arrow) on M-mode. (B) Umbilical artery P-W Doppler. Ventricular pause의 interval이 two regular ventricular interval의 두 배보다 짧다 (incomplete compensatory pause). 이 case는 특별한 치료 없이 만삭에 분만하였다 (CSJ).

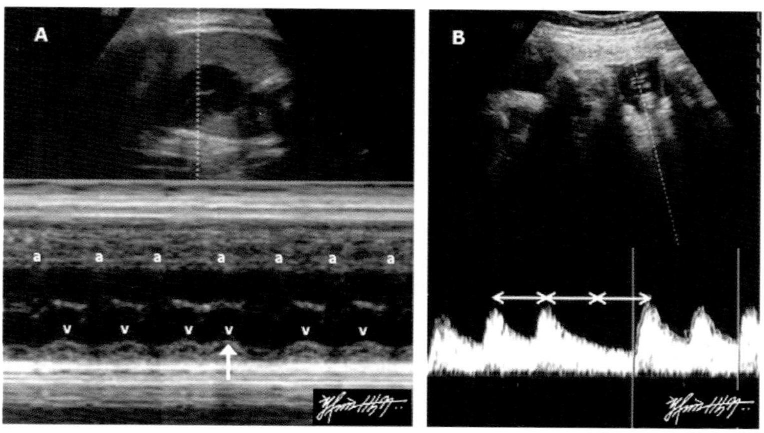

Figure XII-63. PVC diagnosed at 38 weeks of gestation. (A) M-mode. Regular atrial beat and ectopic ventricular beat (arrow). (B) Umbilical artery P-W Doppler. Ventricular pause 의 interval 이 two regular ventricular interval 의 약 두 배가 된다 (complete compensatory pause).

B. Supraventricular Tachyarrhythmia (SVT)

① Paroxysmal supraventricular tachycardia (PSVT)

a. Atrial frequency 200-300 bpm and 1:1 AV conduction rate

b. 발생기전: Automaticity (irritable ectopic focus discharges at high frequency) 또는
Reentry (electrical impulse reenters the atria → repeated electric activity)

c. Most common tachyarrhythmia in children

② Atrial flutter

a. Atrial rate range: 300-400 bpm

b. Ventricular rate는 다양한 정도의 AV-block으로 인해 60-200 bpm

③ Atrial fibrillation

a. Atrial rate range: > 400 bpm

b. Ventricular rate: 120-200 bpm

c. A flutter와 A fibrillation은 번갈아 나타나기도 한다.

④ Fast ventricular rate → Suboptimal filling of the ventricles
→ Decreased cardiac output, atrial overload, congestive heart failure

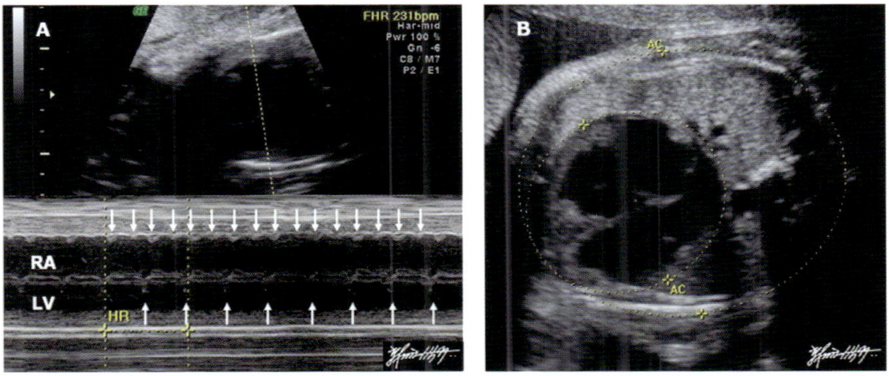

Figure XII-64. Atrial flutter diagnosed at 31 weeks of gestation. (A) M-mode. Atrial flutter (atrial rate 231 bpm) and A-V block. (B) Cardiomegaly (TC 24.75 cm, CC 15.75 cm, CC/TC=64.6%). 이 case는 maternal digoxin and sotalol 치료 후 normal sinus rhythm 회복되어 퇴원하여 만삭에 분만하였다 (CSJ).

⑤ Management

a. Maternal drug administration → Intrauterine cardioversion of fetal tachyarrhythmia

b. 다양한 protocol이 책마다 center마다 다르게 있다. 그 중 몇 가지...

i) Digoxin 1.5-2.0 mg/24 hr (total)

Loading: 0.5 mg + NS 50 cc IV (10-20 min slowly)
0.25 mg q 4-6 hrs (10-20 min slowly)

첫 24시간 loading 끝나면 digoxin level check

(Therapeutic level: 2.0-2.5 ng%, Toxic level: > 3.5 ng%)

Maintenance: IV 0.5-1.25 mg/24 hr

PO 0.5-1.25 mg/24 hr divided by 6-8 hrs

ii) Digoxin 0.25 mg + 50 cc fluid mix loading (10-15 min slowly)

이후 0.25 mg q 8 hr X 3번

PO로 maintenance 0.25 mg 1T qd

Digoxin level check 첫 24 hr 후 & 5일마다

c. Fetal hydrops가 있는 경우에는 약물의 transplacental delivery가 저해되므로 이런 경우 cordocentesis로 약을 주는 것을 시도해 볼 수 있다.

C. Atrioventricular Block

① Mechanism: Immaturity of the conduction system, absence of connection to the AV node, or abnormal anatomic position of the AV node

② First-degree AV block: Simple conduction delay associated with a prolongation of the PR interval

③ Second-degree AV block

a. Mobitz type I: A progressive prolongation of the PR interval that finally leads to the block of one atrial impulse

b. Mobitz type II: Ventricular rate is a submultiple of the atrial rate (e.g., 2:1, 3:1)

④ First- and second-degree AV block은 대부분 significant hemodynamic perturbances를 일으키지 않는다.

⑤ Third-degree AV block

a. Complete dissociation of atria and ventricle, usually with independent and slow activation of the ventricles

b. Associated in over half of the cases with cardiac structural anomalies, mostly with isomerism or AV discordance

c. Nonstructural cardiac disease: Maternal SS-A and SS-B antibodies → Inflammation and damage of the conduction system

d. Bradycardia 및 cardiac output 감소를 통해 CHF를 유발할 수 있다.

e. Adverse prognostic factors: Structural cardiac disease, hydrops, ventricular rate < 55

f. Intrauterine ventricular pacing, plasmapheresis, steroid, immunosuppressive agent 등이 치료로 이용되었으나 효과가 입증된 것은 없다.

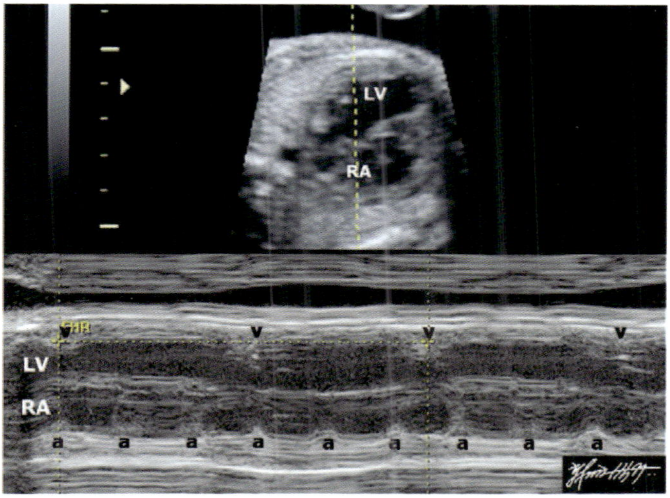

Figure XII-65. Complete AV block diagnosed at 27 weeks of gestation. Atrial rate (a) 153 bpm, ventricular rate (v) 53 bpm. 이 case는 cardiomegaly (CT ratio = 64%), mild TR, minimal MR, minimal pericardial effusion이 동반되어 치료 권하였으나 follow up loss 되었다 (CSJ).

17. Pericardial Effusion

1) M-mode를 이용하면 small amount defect 가능하며 pleural effusion과 구별 가능하다.
2) 4CV에서 2 mm까지 정상으로 간주함.

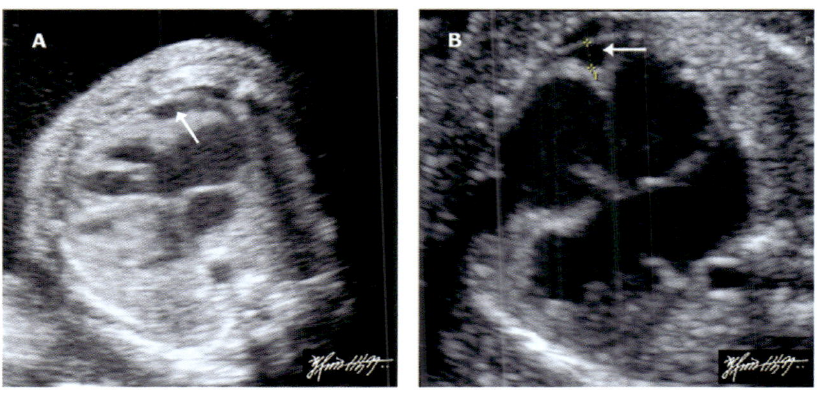

Figure XII-66. Pericardial effusion associated with fetal hydrops. (A) A case with large chorangioma (Figure VI-16, 17 참조). (B) A case with congestive heart failure (Figure XVII-1, 2 참조).

18. Cardiac Rhabdomyoma

1) Synonym: Myocardial hamartoma

2) Definition: Benign smooth muscle tumor of myocardium, consisting of immature myocytes

3) Prevalence: 0.2~1/10,000

Most common primary cardiac tumor in the fetus, neonate, and young child

4) USG findings

① Echogenic mass impinging upon the cardiac cavities

② Single or multiple (50%)

5) Resulting cardiac anomalies: Arrhythmias (15%), pericardial effusions and hydrops (rare), ventricular outflow obstruction, structural cardiac anomalies (occasionally)

6) Tuberous sclerosis (TS): 50~60%에서 TS와 관련, TS의 반에서 rhabdomyoma가 있음.

① A familial disease inherited as an AD trait, with a high degree of penetrance and variable expressivity, new mutation: 50~80%

② Clinical manifestations

a. Skin lesions: Depigmented marks, adenoma sebaceum, shagreen patches

b. Cerebral abnormality: Periventricular calcifications or nodules, seizure, cerebral atrophy

c. Others: Retinal phakotoma, renal angiomyolipomas, hamartoma

7) Differential diagnosis: rhabdomyoma (90%), teratoma, fibro (usually solitary), myxoma, hemangioma

8) Prognosis

① Tumor의 size, location, number, presence of associated anomalies에 따라 달라진다.

② Hydrops, cardiac dysrhythmia가 발생할 수 있다.

③ Rhabdomyoma는 산전에 천천히 자라다가 출생 후 저절로 regress 되는 경향이 있다.

④ TS가 동반된 경우에는 80%의 infant가 seizure나 mental retardation이 생길 수 있다. (가장 심각하고 오래 지속되는 합병증)

⑤ 산전에 또는 출생 후 6개월 이내에 문제를 일으키지 않는 한 다행히 그 이후 문제를 일으키는 일은 드물다.

9) Management

① 산전에 문제를 일으키는 일은 흔치 않으므로 경과를 관찰하고, 출생 후 regression 되는 경우가 많으므로 역시 출생 후에도 경과를 관찰한다.

② 가족력 (특히 정신지체, epilepsy)을 확인하고, 가족 중에 TS가 있지는 않은지 확인한다.

③ Viability 이전에는 임신종결을 권유할 수 있다.

④ Congestive heart failure 또는 dysrhythmia가 발생하는지 serial USG를 시행한다. (특히 CNS와 kidney에 주의)

⑤ 합병증이 동반되지 않는 이상 obstetrical management가 바뀌지는 않는다.

⑥ Hemodynamic compromise가 있으면 수술을 시행하고, 증상이 없으면 경과를 관찰한다.

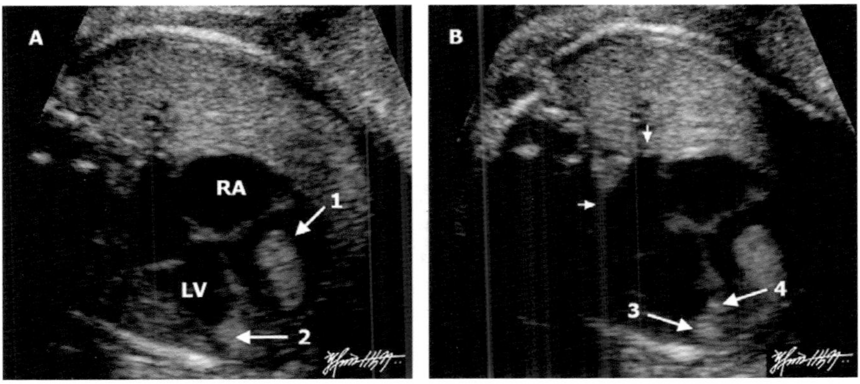

Figure XII-67. Multiple cardiac rhabdomyomas in bilateral ventricles diagnosed at 32 weeks of gestation. (A) RV에 1.9 X 0.9 cm size의 homogenous isoechoic ovoid mass가 관찰된다. LV에도 0.9 X 0.7 cm size의 rhabdomyoma가 관찰된다. (B) LV에 0.7 X 0.7 cm, 0.5 X 0.5 cm size의 작은 rhabdomyoma들이 관찰된다. 이 case는 fetal hydrops, cardiomegaly, valve regurgitation, outflow or inflow obstruction, arrhythmia 등은 없었고, 다른 extracardiac 동반 기형은 관찰되지 않았다. Follow up USG에서 특별한 변화 보이지 않아 만삭에 분만하였고, neonatal work up에서 tuberous sclerosis가 진단되었다.

19. Cardiomegaly

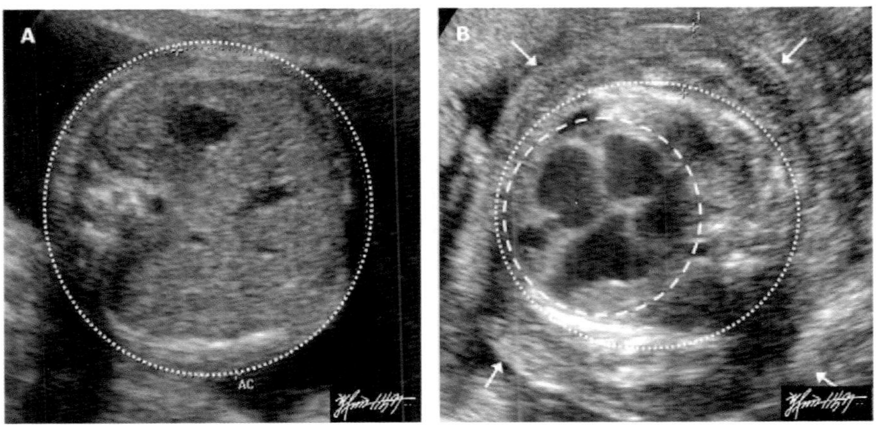

Figure XII-68. Cardiomegaly. (A) Normal AC measurement. AC 측정 시에는 skin edge를 포함한다. (B) 그러나 thoracic circumference (TC) 측정 시에는 skin edge는 포함시키지 않는다. 이 case는 severe fetal hydrops case (Figure XVII-1, 2 참조)로 전신에 skin edema가 심하고, cardiomegaly, pleural effusion, ascites 등이 있던 경우였다. 이와 같은 경우 TC 측정 시 soft tissue (arrows)를 모두 포함하면 C/T ratio가 underestimation된다 (CSJ).

1) Cardiac chambers의 enlargement는 heart failure의 universal sign이다.

2) Definition and diagnosis

① C/T area ratio = Cardiac area / Thorax area (normal < 0.3)

② C/T circumference ratio = Cardiac circumference / Thoracic circumference (normal < 0.5)

③ Thoracic circumference measurement

a. 4CV level의 axial plane에서 측정

b. AC 측정과 다르게 soft tissue는 제외시킨다.

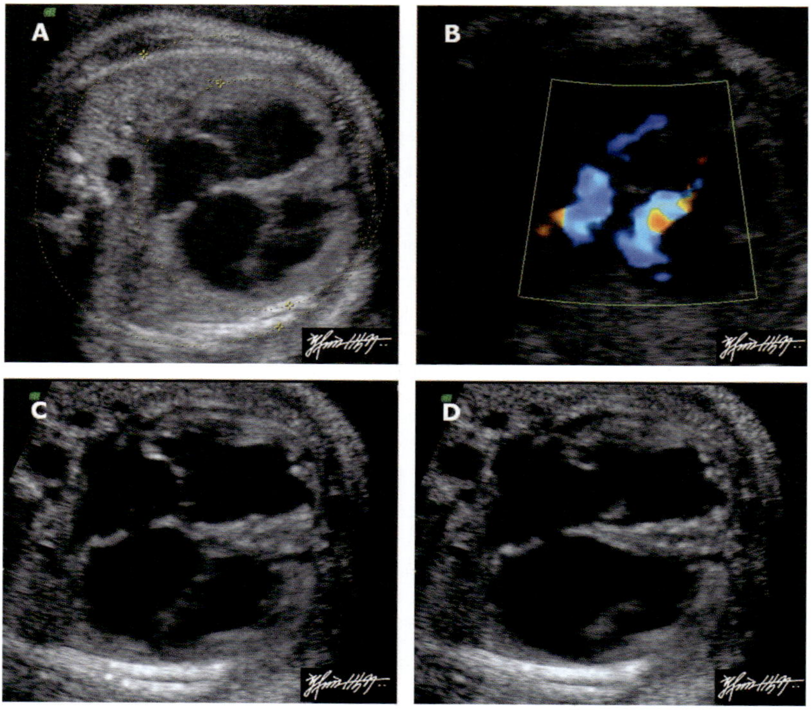

Figure XII-69. Cardiomegaly in a case with congenital portocaval shunt (Figure XIV-27, 28 참조). (A) TC=21.7 cm, CC=15.5 cm, CC/TC=69%. (B) Color Doppler image. (C) Systole. (D) Diastole.

XIII. Lung

1. Pulmonary Hypoplasia

1) Causes

① Prolonged oligohydramnios

② Small bony thorax

③ Intrathoracic mass(CDH 등)

2) Thoracic circumference (TC): 4CV에서 측정 (soft tissue 제외) <5% → hypoplasia

3) TC/AC > 0.8 이면 (20주 이상) 대부분 정상

4) TC/AC ratio는 pleural effusion, lung mass 등 lung 이외의 조직이 thoracic cavity를 차지하고 있는 경우에는 폐의 성숙을 평가하는 데에는 제한 점이 있다.

2. Pleural Effusion

1) Pleural space에는 소량이라도 fluid가 있으면 비정상 (소량의 pericardial fluid는 정상)

2) Incidence: 1/15,000 pregnancies in tertiary care centers

3) Primary는 주로 chylothorax에 의해, secondary는 주로 hydrops에서 나타난다.

Table XIII-1. Primary versus Secondary Fetal Hydrothorax: Sonographic Features

Primary	Secondary
1. Unilateral	1. Bilateral
2. Isolated	2. Other malformation/effusions
3. Mediastinal shift (mass effect)	3. Little or no mediastinal shift

4) Pleural effusion은 hydrops fetalis의 earliest sign으로 간주된다.

5) Chylothorax는 신생아 RDS를 일으키는 isolated pleural effusion의 가장 흔한 원인이며, thoracic duct의 atresia, fistula 또는 absence 때문에 발생한다.
Thoracocentesis C/C, D/C 상 WBC 증가 (>1,000), lymphocyte dominant >80%

6) Pleural effusion이 발견 되면 → ① Level II sono to R/O other anomalies
② Fetal chromosomal analysis
③ Viral screening (TORCH)

7) Overall survival: 39% (35~50%)

8) Primary fetal hydrothorax의 9~22%는 저절로 줄어들거나 없어지기도 한다. 저절로 없어지는 경우는 2nd trimester의 초기에 발견된 경우 (67%), unilateral인 경우 (65%), polyhydramnios가 없는 경우 (69%), hydrops가 없는 경우 (90%)와 관련이 있다.

9) Thoracoamniotic shunt: 32주 이전에는 조산의 위험이 더 크므로 유용하다. Hydrops의 징후가 보이는 태아에게 가장 dramatic effect를 나타낸다.

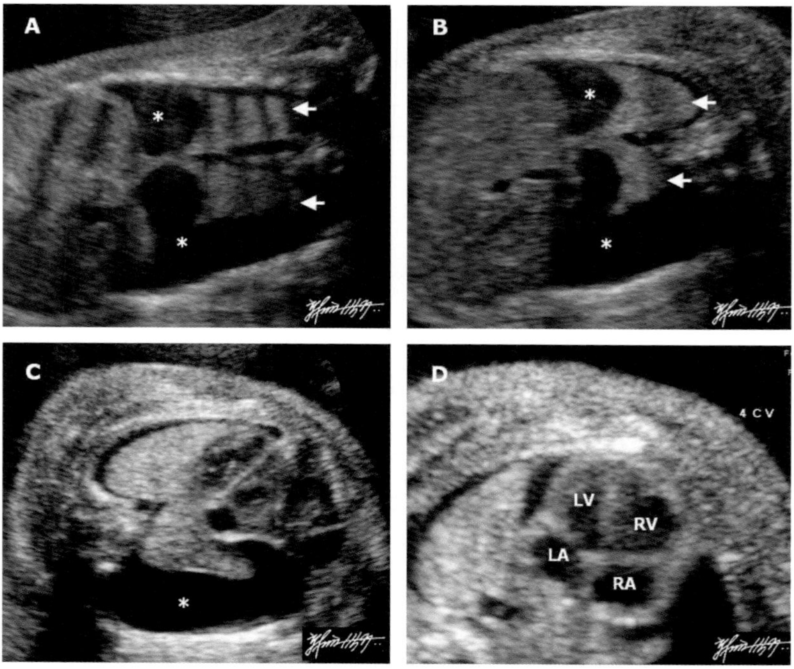

Figure XIII-1. Severe bilateral pleural effusion with pulmonary hypoplasia diagnosed at 26 weeks of gestation. (A, B) Coronal view에서 large amount의 fluid (*)가 intrathoracic cavity를 차지하고 있고, 양측 lung (arrow)은 collapse 되어있다 (angel's wing appearance). (C, D) 4CV level에서 heart에 특별히 이상소견은 보이지 않았고, skin edema (6 mm)가 관찰된다 (CSJ).

Table XII-2. Fetal Hydrothorax; Prognostic Features

Good	Poor
1. Unilateral	1. Bilateral
2. Isolated abnormality	2. Other abnormalities (infection, chromosome anomaly)
3. No hydrops	3. Hydrops
4. Spontaneous resolution (10% to 20%)	4. Progression in size/hydrops

- Causes of hydrops
  - ① Immune hydrops fetalis,
  - ② NIHF: anemia, infection, cardiac and vascular anomalies, skeletal dysplasia, chromosomal abnormality, ELS, CDH
- Hydrops on USG: Scalp edema (≥5 mm), pericardial effusion, ascites, Placental thickness (≥5 mm), polyhydramnios

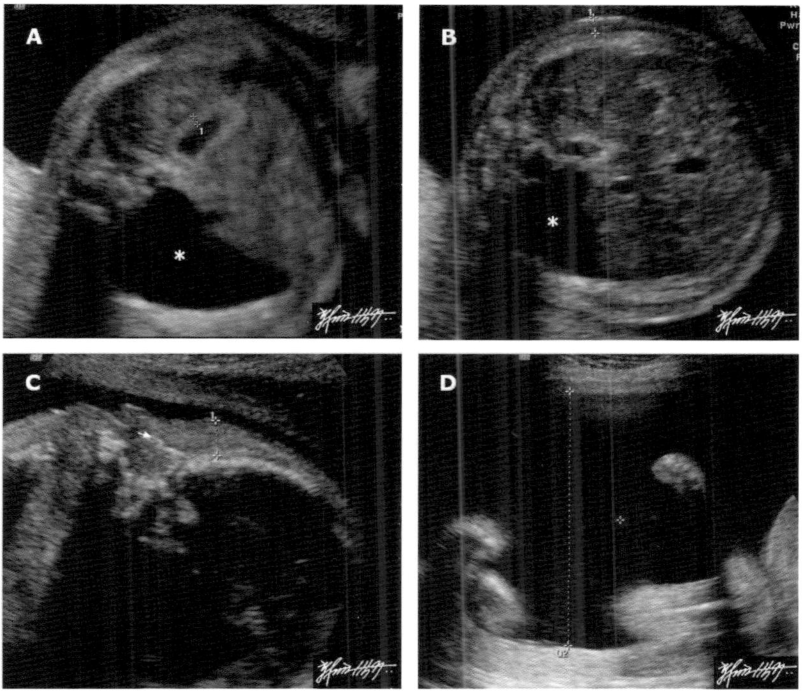

Figure XIII-2. Same case of the Figure XIII-1. (A, B) Large amount of pleural effusion (*). Mild thickening of the stomach wall (2.3 mm). (C) Frontal scalp edema (8.7 mm). (D) Polyhydramnios (AFI 32 cm). 이case는 follow up loss 되었다 (CSJ).

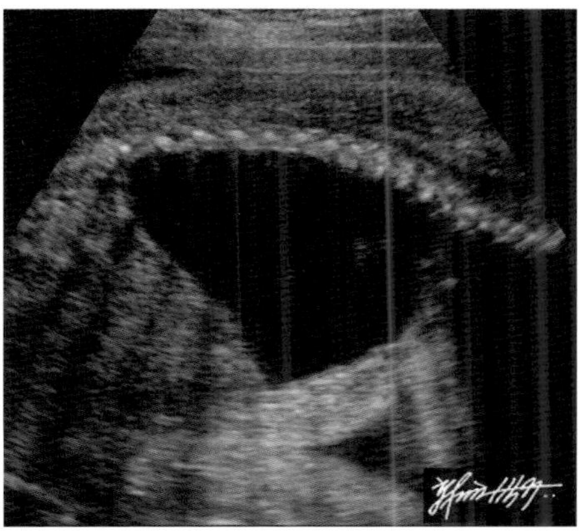

Figure XIII-3. Another case of the large pleural effusion diagnosed at 34 weeks of gestation. 이 case는 34주에 severe pleural effusion을 동반한 fetal hydrops가 있었고, 진단 시 이미 FDIU가 되어 있었다 (CSJ).

3. Congenital Diaphragmatic Hernia

1) Incidence: 1~4.5/10,000 live birth 또는 1/2,000~1/5,000
   ① Left side (75~90%), right (10%), bilateral (<5%)
   ② Perinatal mortality: 80%
   ③ Pulmonary hypoplasia & pulmonary hypertension 동반된 경우 예후가 좋지 않다.

2) Pathogenesis
   ① Unknown
   ② Organogenesis 말기에 pleuroperitoneal canal이 제대로 닫히지 못하여 발생한다.
   ③ Muscular diaphragm은 임신 6~14주에 다음의 4 가지로부터 발생한다.
      a. Septum transversum (central tendon)
      b. Pleuroperitoneal membranes
      c. Dorsal mesentery of the esophagus (crura)
      d. Body wall (Most posterior, most commonly defective)
   ④ CDH는 위의 4 가지 중 하나 이상의 fusion의 장애로 말미암아 physiologic umbilical hernia가 감소하여 복강 내로 들어가는 시기에 abdominal viscera가 흉강 내로 빠져 들어가면서 발생하는 것으로 여겨진다.

3) USG findings
   ① Cardiomediastinal shift
   ② Coronal or sagittal view에서 diaphragm 을 꼭 확인!!
   ③ Hydramnios (75%), oligohydramnios도 생긴다.
   ④ Small AC

4) **Left-side CDH**
   ① Fluid-filled stomach in the chest: 4CV에서 heart를 오른쪽으로 밀고 있는 양상 관찰
   ② 흉강 내 small bowel, large bowel, liver를 확인할 수도 있으나 임신 중기에는 bowel이 collapse 되어 있으므로 확인하기 어렵다.
   ③ Peristaltic movement of bowel
   ④ Liver herniation: color Doppler를 이용하여 diaphragm 위에서 portal vein 연결을 확인.

5) **Right-side CDH**
   ① 진단이 left에 비해 더 어렵다.
   ② Stomach은 보통 정상 위치에 있고, liver가 heart를 더 왼쪽으로 deviation 시킨다.
   ③ Solid mass in the chest: CCAM와 혼동하기 쉽다.
   ④ Absence of the hypoechoic diaphragmatic muscle on the right
   ⑤ Ascitic fluid in chest: Pleural effusion처럼 보이기도 한다.
   ⑥ 다른 lung mass에서 pleural fluid collection은 흔하지 않다.

6) **Bilateral CDH**: Rare, tricky
   ① Little or no cardiomediastinal shift
   ② Herniation may be intermittent → Change size & contents of hernia.

7) 반드시 fetal chromosomal analysis, level II sono, fetal echo 할 것!

8) Prognosis

① Poor prognostic factor: GA at diagnosis (<24 weeks), size of the hernia,
presence of intrathoracic stomach and liver,
size of the contralateral lung, associated anomalies,
cardiac ventricular disproportion (right-sided CDH)

② **One important prognostic factor**

a. Associated anomalies: 15~45%

b. Chromosomal abnormalities: 5~25% (Trisomy 13, 18, 21, and Turner)

c. Most common chromosomal abnormality: Trisomy 18. → Karyotyping 할 것!

③ **Two important sonographic prognostic factor**

a. Presence of intrathoracic liver in left-sided lesions

- Fetal surgery 도중 liver를 복강 내로 넣으면서 umbilical vein과 ductus venosus가 흔히 kinking되어 intraoperative fetal death를 유발할 수 있다.

	Survival
Intra-abdominal liver (liver down):	93%
Intra-thoracic liver (liver up):	43%

b. Size of the contralateral lung

- Ipsilateral lung은 초음파로 보기 거의 불가능하다.
- Axial 4CV에서 contralateral lung의 크기를 측정한다.

	Survival
Right lung area > 50%:	86%
Right lung area < 50%:	25%

- Lung/head ratio: 24~26주에 4CV에서 right lung의 크기를 측정, lung의 두 diameter를 곱하여 HC로 나눈다.

	Survival
LHR < 1.0:	0%
LHR > 1.4:	100%

6) Fetal Therapy: FETENDO (Fetal endoscopic surgical techniques)

① Repair of the defect and reduction of the herniated viscera in utero.

② Occlusion of the fetal trachea (left-sided CDH)
"PLUG" (Plug the Lung Until it Grows)

③ Tracheal atresia가 있는 태아의 폐는 hypoplastic 하지 않고 오히려 더 mature 상태가 되는 것에 착안한 치료법이다.

④ Videofetoscopic clip: ex utero intrapartum treatment (EXIT)

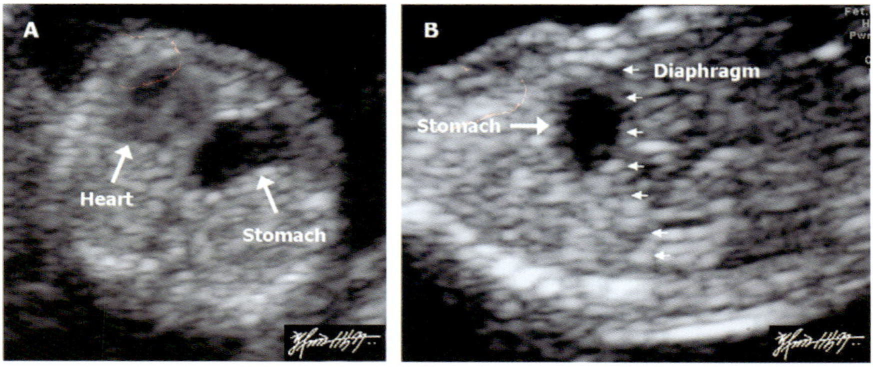

Figure XIII-4. Left-side CDH diagnosed at 14 weeks of gestation. (A) Right cardiomediastinal shift. (B) Stomach is seen in left thoracic cavity above the diaphragm. 이 **case**는 **follow up loss** 되었다 **(CSJ).**

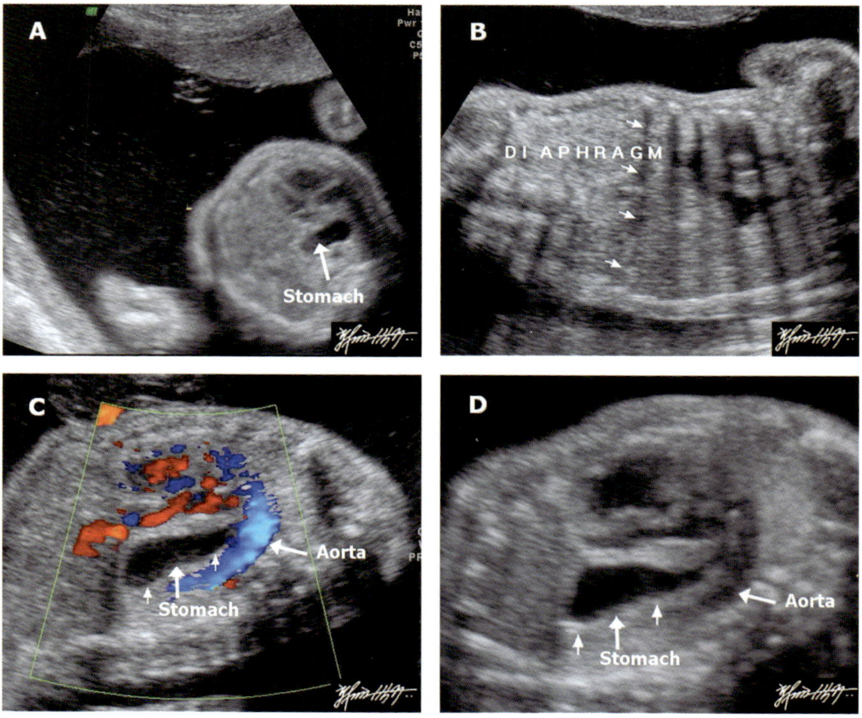

Figure XIII-5. Left-side CDH diagnosed at 24 weeks of gestation. (A) 4CV에서 **heart axis**가 **right side**로 **deviation** 되어 있고, **RA**와 **LA** 뒤에 **stomach**이 관찰된다. **Polyhydramnios**도 동반되어 있다. **(B) Sagittal view** 에서 **diaphragm**의 **defect**는 관찰할 수 없으나 **abdomen**이 **chest**에 비해 매우 작아져 있음을 관찰할 수 있다. **(C, D) Stomach**이 **heart**와 **thoracic aorta**사이에 관찰된다. 이 **case**는 **follow up loss** 되었다 **(CSJ).**

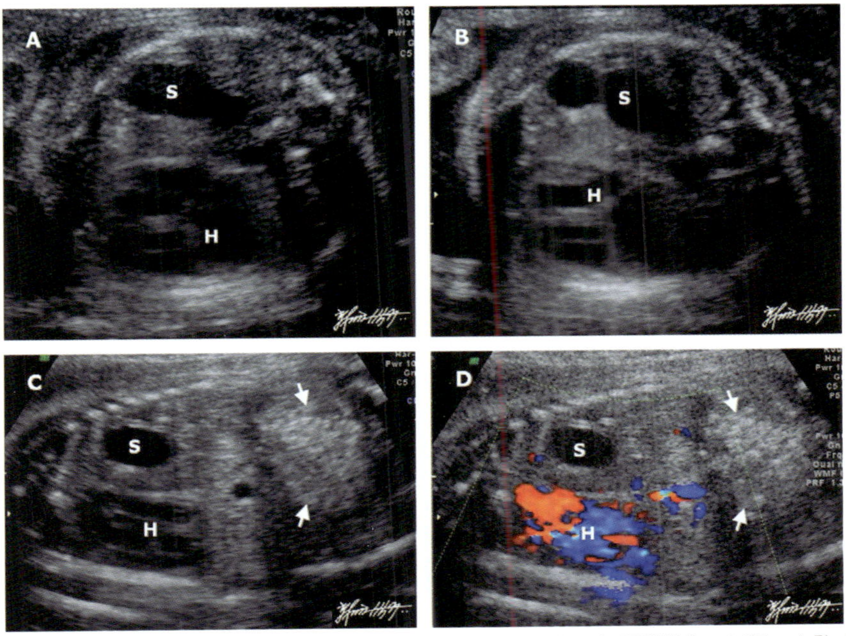

Figure XIII-6. Left-side CDH diagnosed at 28 weeks of gestation. (A, B) 4CV에서 heart (H) axis가 right side로 deviation 되어 있고, herniated stomach (S)의 peristalsis가 관찰된다. (C) Coronal view. Echogenic bowel (grade II)이 관찰된다. (D) Color Doppler image. 이 case는 amniocentesis에서 normal karyotype이었고, 39주에 elective repeat cesarean delivery 후 postnatal day 1에 hernia repair 수술을 받고 postop day 16에 complication 없이 퇴원하였다 (CSJ). Echogenic bowel에 대한 work up 결과에서는 bowel의 malrotation이 관찰되었다 (Figure XIV-15 참조).

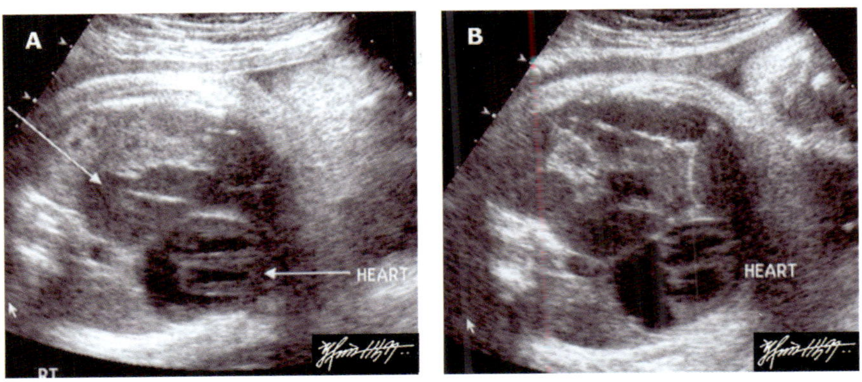

Figure XIII-7. CDH diagnosed at 39 weeks of gestation. (A, B) Peristaltic movements of the bowels in the chest. Fetal bowel의 위치와 크기가 시간에 따라 변하는 것을 관찰할 수 있다 (CSJ). 이 case는 39주에 local에서 처음 CDH가 발견되어 transfer왔고, vaginal delivery 후 postnatal day 2에 hernia repair 수술을 받고, postop day 11에 complication 없이 퇴원하였다 (CSJ).

4. Congenital Cystadenomatoid Malformation (CCAM)

1) Hamartomatous pulmonary lesion, unilateral, limited to one lobe or segment in more than 95%, variable cyst

2) Classification

① Type I (macrocysts): 2~10 cm, 60% of cases

② Type II (medium sized cysts): < 2 cm

③ Type III (microcysts): 0.3~0.5 cm, 40% of cases

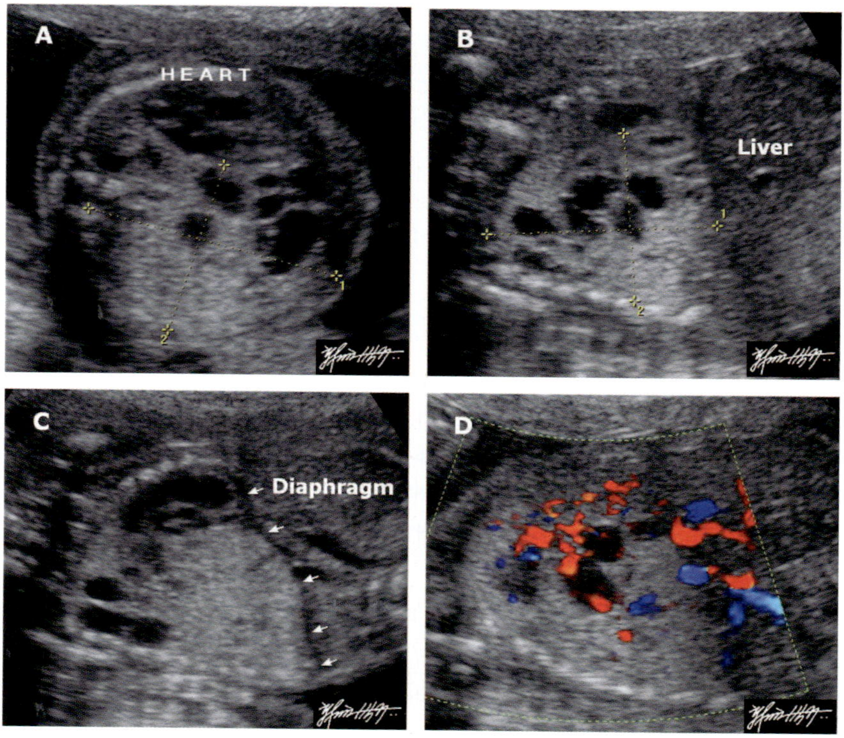

Figure XIII-8. Type I CCAM. (A) Echogenic solid and cystic mass in left lung deviating the heart to the right side (mediastinal shift). Largest cyst size는 3 cm이었다. CDH와 감별이 어려운 경우이나 Figure XIII-4, 5와 같이 stomach의 위치를 확인하고, (B)와 같이 liver의 위치를 확인하고, (C)와 같이 sagittal 또는 coronal view에서 diaphragm이 intact 한지도 확인해야 한다. (D) Color Doppler를 이용하면 cystic lesion의 peristaltic movement 여부와 ELS에서의 feeding vessel이 있는지를 확인하는 데 도움이 된다 (CSJ).

3) 임신 16~22주에 진단을 할 수 있고, 일찍 진단될수록 CCAM의 크기가 크고 macrocyst가 많다.

4) Prognostic factor: Mass size, degree of mediastinal shift, hydrops, polyhydramnios.
"polyhydramnios, ascites, hydrops, large size → poor prognosis"

5) Overall survival rate: 75~80% (90% survival rate with no mediastinal shift)

6) CDH와는 달리, CCAM은 출생 후 폐 기능이 매우 좋은 편이다.

7) 50~70%에서 mass regression이 나타난다. 이런 경우 예후 좋다. (Survival 100%)
그러나 3rd trimester가 될 때까지 regression이 일어나지 않을 수도 있고, 초음파로 어떤 CCAM이 regression할 지 예측할 수 없다.

8) 25%에서 동반기형이 발생하고, 염색체 이상의 위험은 약간 증가하는 것으로 알려져 있다.
→ 동반기형이 없으면 karyotyping을 반드시 할 필요는 없으나 careful fetal survey는 반드시 해야!!

9) DDx: CDH, neurenteric cyst, esophageal duplication, sequestration

10) USG findings: Solid or mixed cystic and solid (microcystic) noncompressible mass.
At least one discernible albeit small cyst compression
→ Pulmonary hypoplasia, hydrops

11) Treatment: Delivery, in utero aspiration, thoracoamniotic shunt,
surgical resection (rhabdomyosarcoma 발생 가능 위험)

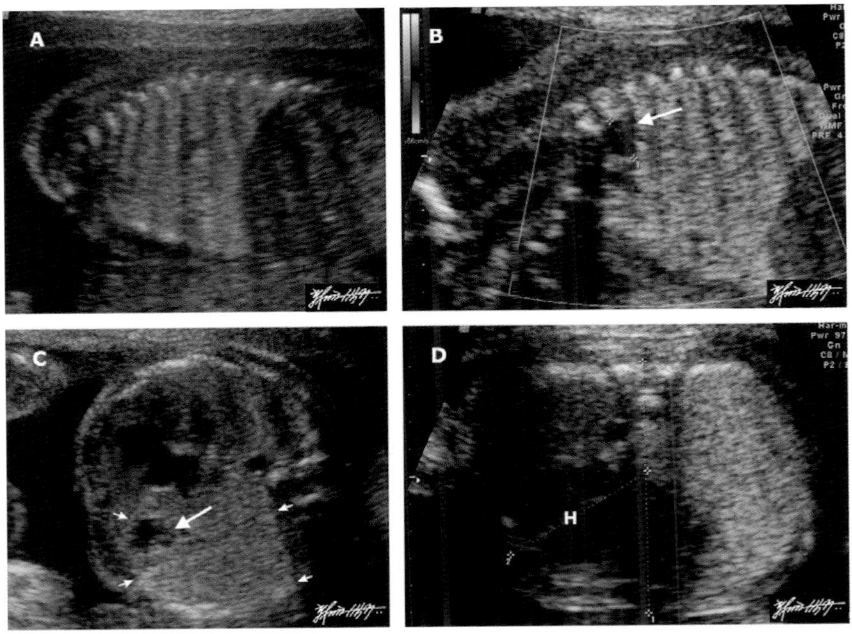

Figure XIII-9. Type II CCAM diagnosed at 22 weeks of gestation. (A) Echogenic solid and cystic mass (3.8 X 2.4 cm) in right lung. (B, C) Largest cyst in right upper lobe size was 0.9 cm. (D) Heart는 left side deviation (mediastinal shift) 되어있다.이 case는 follow up USG에서 CCAM이 regression 하는 양상을 보여 term에는 USG로 거의 확인이 되지 않을 정도로 작아졌다. 그러나 neonatal chest CT에서 작은 CCAM이 남아 있는 것이 발견되어 수술을 하였다 (CSJ).

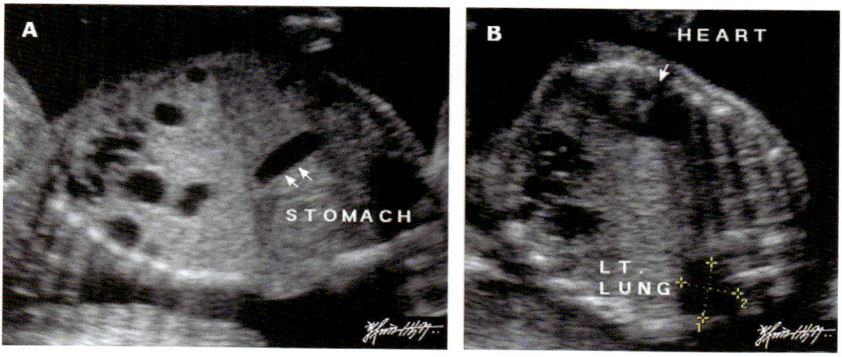

Figure XIII-10. Another case of type II CCAM. (A) Echogenic solid and cystic mass in left lung. Largest cyst size was 1.2 cm. (B) Heart는 right side deviation (mediastinal shift) 되어있고, pleural effusion은 없다.

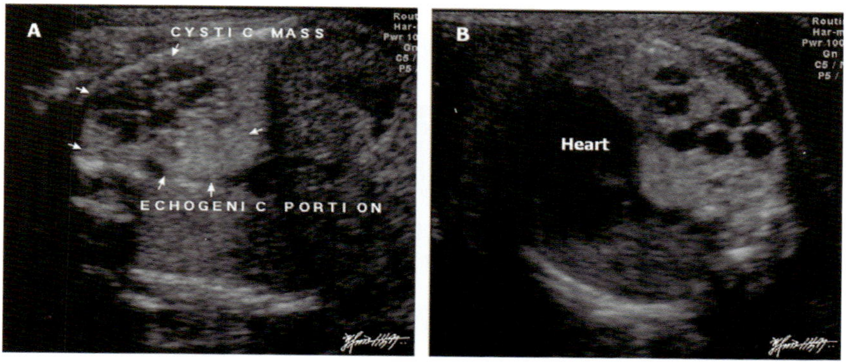

Figure XIII-11. Another case of type II CCAM. (A) Echogenic solid and cystic mass in right lung. Largest cyst size was 1.0 cm. (B) Heart는 left side deviation (mediastinal shift) 되어있고, pleural effusion은 없다.

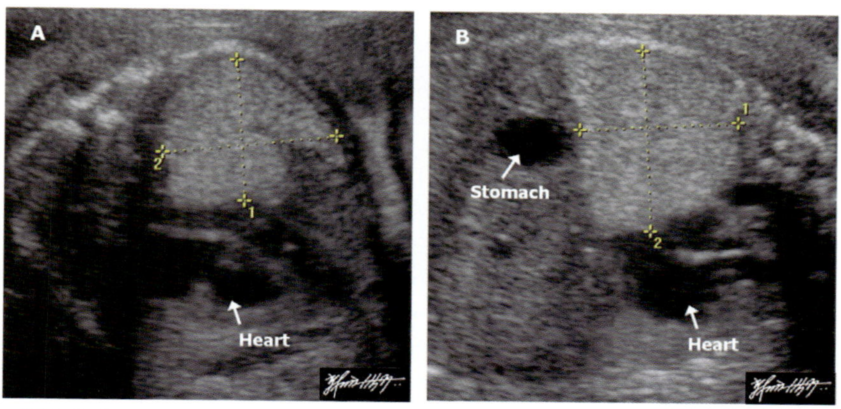

Figure XIII-12. Type III CCAM diagnosed at 24 weeks of gestation. (A, B) LLL에 2.9 X 2.5 cm의 크기의 mass가 heart를 오른쪽으로 deviation (mediastinal shift) 시키고 있다. Aorta로부터의 blood supply는 color Doppler에서 관찰되지 않았다 (CSJ).

5. Pulmonary Sequestration

1) Bronchopulmonary foregut malformation

2) Classification

① Intralobar: Postnatal diagnosis. 75~85%가 성인기에 발생

② Extralobar: fetus and neonate

3) Circulation

① Blood supply: 80% thoracic or abdominal aorta

② Blood drain: Azygos, hemiazygos system or vena cava, pulmonary vein (25%)

4) 80~90%가 Left lung에 생긴다. (Left lung & diaphragm 사이)

5) USG findings

① Well-circumscribed echogenic triangular shape mass

② Lobar or triangular shape

③ Base of left lung

④ Mediastinal shift 또는 hydrops (hydrothorax)를 유발할 수 있다.

⑤ Homogenous in echotexture

⑥ Systemic artery arising from thoracic or abdominal aorta (Doppler)

⑦ 10~15%는 diaphragm 아래에서 발견됨.

⑧ Neuroblastoma와 DDx (Cystic, right side, 3rd trimester)

6) Prognosis: Excellent, may spontaneously resolve (50~75% partial or complete regression)

7) Complication: Tension pneumothorax – life threatening emergency
Thoracocentesis 만으로는 불충분, shunt 필요

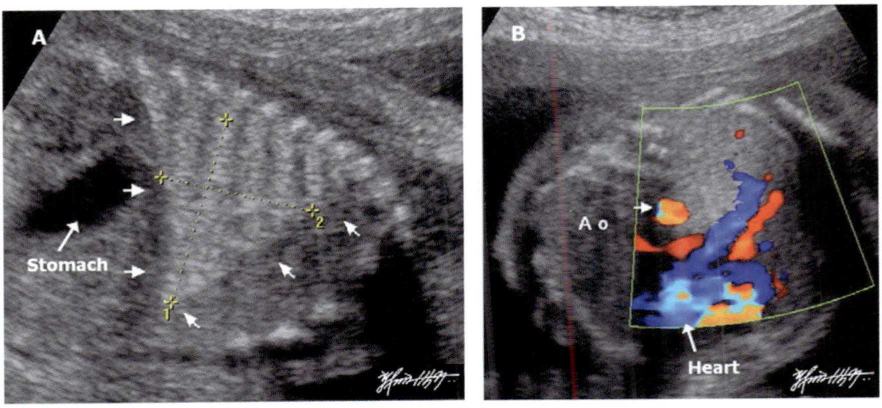

Figure XIII-13. Extralobar pulmonary sequestration. (A) Triangular shaped homogenous echogenic mass in LLL. (B) Color Doppler image (CSJ).

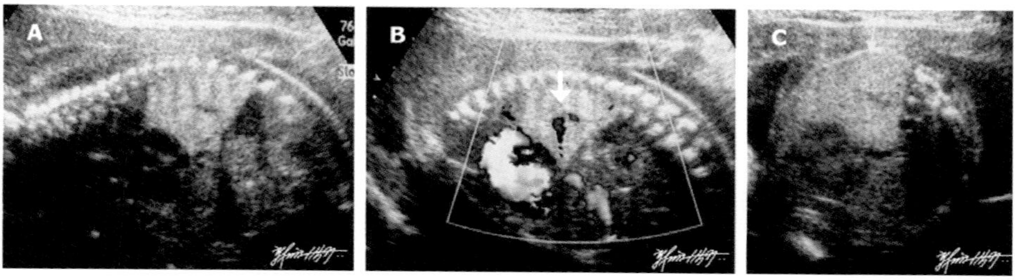

Figure XIII-14. Another case of pulmonary sequestration. (A) Homogenous hyperechoic triangular mass in LLL. (B) Blood supply (arrow) from the thoracic aorta was seen by color Doppler. (C) Axial view at 4CV level shows mediastinal shift by the intrathoracic mass.

Table XIII-3. CCAM vs. pulmonary sequestration

	CCAM	Pulmonary sequestration
Definition	Lung hamartoma with proliferation of terminal bronchioles & lack of normal alveoli	Bronchopulmonary tissue that dose not connect to tracheobronchial tree or pulmonary artery
Incidence	Most common fetal lung mass 75%, M≥F	0.5~6% of all congenital lesion of thorax, M:F=4:1
Location	No side predilection (Rt = Lt) Typically unilateral (bilateral <2%) >95% limited to one lobe or segment	90% Lt side, 10~15% below or within diaphragm
DX 시기	Not detected until midgestation	As early as 16 wks
USG findings	Unilateral solid or mixed cystic/solid chest mass	Well-defined homogenously echogenic mass in LLL
Feeding vessel	Supplied from pulmonary artery	Abdominal or thoracic aorta
Type	Type I: macrocystic cyst, 2 to 10 cm Type II: macro & microcystic, < 2 cm Type III: microcystic < 0.5 cm	Intralobar: 75~80 % in adult, rare in fetus Extralobar: nearly all of prenatal
Pleural effusion	Not associated if not hydrops	Ipsilateral to the mass, 5~10% of ELS
Prognosis	Mass size, pulmonary hypoplasia, hydrops, polyhydramnios, mediastinal shift	Pulmonary hypoplasia, hydrops
Regression	50~70%	50~75%
Malignancy risk	Small, rhabdomyosarcoma, myxosarcoma bronchoalveolar carcinoma	100% survival rate
Survival	75~80%, 100% mortality with hydrops (rare)	No higher than 7~18% if hydrops (+)
Anomaly	25% associated anomaly Chromosomal abnormality - slightly increased	2~18% significant congenital anomaly

6. Mediastinal Mass

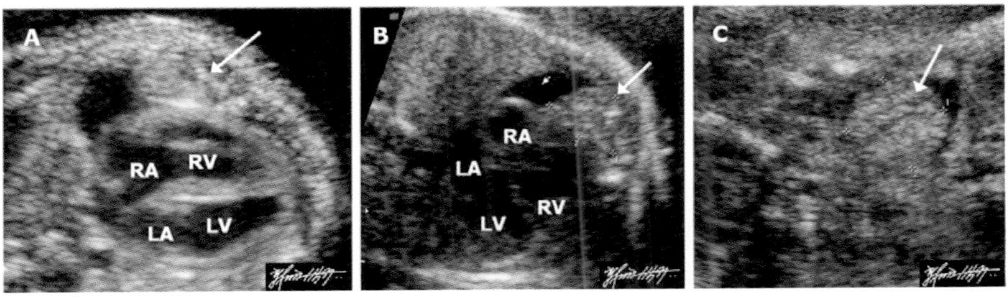

Figure XIII-15. A heterogenous cystic and solid mass, containing a 1.53 cm sized echogenic component (long arrows), adjacent to RA and RV. A germ cell tumor in anterior mediastinum was suspected, but the final diagnosis was unknown due to loss of follow up (CSJ).

XIV. Gastrointestinal Tract

1. Esophagus, Stomach and Duodenum

1) 태아는 16주부터 양수를 삼킬 수 있고, 만삭에는 약 400~500 cc를 삼킨다.
2) Esophagus가 patent 하지 않으면, stomach은 보이지 않으나 다음의 두 경우는 예외다.
   ① TEF: 24주가 지나면 양수과다가 생길 수 있다.
   ② Esophageal atresia and 2nd proximal GI obstruction.
3) Stomach: 14주 이후 98%이상에서 확인 가능. 만약 14주 이후에 stomach이 보이지 않으면 1주 후에 초음파를 반복하여 stomach을 확인하고, F/U scan에서 계속 안보이면 fetal chromosomal analysis 해야 한다.
4) Stomach은 oligohydramnios가 있는 경우 17%에서 보이지 않을 수 있다.
5) Fetal stomach이 보이지 않는 경우 14주 이후에는 55%에서, 19주 이후에는 100%에서 abnormal outcome을 초래한다고 한다.
6) 19주 이후에 fetal stomach이 보이지 않으면 **esophageal atresia**를 의심해야 한다.
7) 임신 중기 위의 연동 운동이 활발하여 간혹 정상 태아에서 위의 양수가 보이지 않는 경우가 있다. 이 경우 적어도 30분 이상의 반복검사를 시행하여 양수가 보이지 않는 경우 이상으로 판정한다.
8) Congenital malformation associated with non-visualization of the fetal stomach
   : Cleft palate, CDH, esophageal atresia, microgastria, arthrogryposis.

A. Esophageal Atresia

1) 1/2,500~1/3,000, Unknown etiology
2) Other anomaly 50~70%: VACTERL 등
   Chromosomal anomaly (20%, Trisomy 18과 연관) → fetal chromosomal analysis 해야 함!
3) IUGR (40%, amniotic fluid로부터 protein 섭취가 안되기 때문),
4) USG findings
   ① Small to absent stomach (41%)
   ② Polyhydramnios
   ③ Proximal esophageal pouch
      (②, ③ 만으로 sensitivity 42%, positive predictive value 56%)
      (①, ② 만으로 찾는 건 uncommon. 90%가 TEF 연관. 이 fistula로 stomach에 fluid 들어가기 때문)

B. Gastric Pseudomass

1) 2nd trimester에 1/287의 빈도로 발견된다.
2) Bloody amniotic fluid를 태아가 삼키는 경우.
3) Amniocentesis 시행 후 1.5%에서 발생할 수 있다.

C. Gastric Outlet Obstruction

1) Incidence: 1/1,000,000
2) Aneuploidy risk는 증가하지 않는다.
3) Other anomalies: Pyloric stenosis (5%), antral web (28%)
4) Enlarged stomach and polyhydramnios (detectable after 22 weeks)

D. Duodenal Atresia

1) Incidence: 1/2,710 ~ 1/10,000
   Most common perinatal intestinal obstruction
2) Pathogenesis: 임신 5~6주 경에 duodenum은 급속한 epithelium의 replication으로 인해 일시적으로obliteration이 일어난다. 정상적으로는 embryonic period에 duodenum은 recanalization이 일어나는데 이 recanalization이 일어나지 않으면 duodenal atresia가 발생한다 (89%의 경우가 이에 해당함).
3) Second or third segment: Most commonly involved
4) Associated intestinal anomaly (50%)
   ① Esophageal atresia: 7%
   ② Intestinal malrotation: 40%
   ③ Hepatobiliary and pancreatic duct anomaly: 1%
   (Agenesis of gall bladder – specific association)
5) More than half of fetuses have associated anomalies
   ① Congenital heart disease: 36%
   ② Vertebral anomalies: 33%
   ③ Trisomy 21: 30% (15% of trisomy 21 fetuses have duodenal atresia)
   → Fetal chromosomal analysis 해야 함!
6) 결국 65%에서 염색체 이상이나 동반기형이 발생한다.
7) USG findings
   ① Polyhydramnios (50%) - Obstruction의 정도와 동반 위장관 기형에 따라 달라진다.
   ② **"Double bubble sign" -** dilated stomach and proximal duodenum
   ③ 12주에 TV-USG로 진단이 가능했던 경우도 있고, 동반기형이 있는 경우 late first or early second trimester에 진단될 수도 있다.
   ④ 그러나 duodenal atresia에 동반된 polyhydramnios는 19주에 진단된 경우가 가장 빠르고, double bubble sign은 late second or early third trimester 이전에는 잘 보이지 않으므로 duodenal atresia의 진단은 24주 이전에는 매우 힘들다.
   ⑤ 두 cyst 사이의 connection을 확인하는 것이 중요!!
8) Duodenal atresia 신생아 사망의 대부분은 동반 기형 때문이고, isolated duodenal atresia의 경우 예후가 매우 좋다.
9) 다음 임신에서 정상 염색체의 duodenal atresia의 재발은 증가하지 않는다.

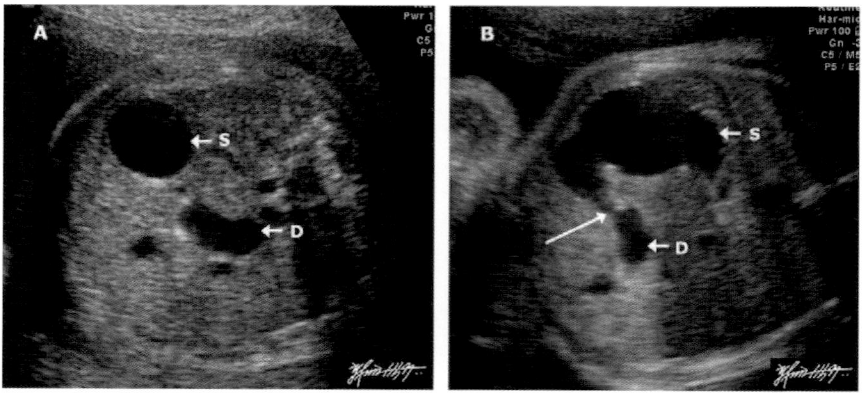

Figure XIV-1. Duodenal atresia diagnosed at 29 weeks of gestation. (A) Double bubble sign. Distension of the stomach & 1st part of duodenum. (B) A connection between the stomach and the duodenum (long arrow).

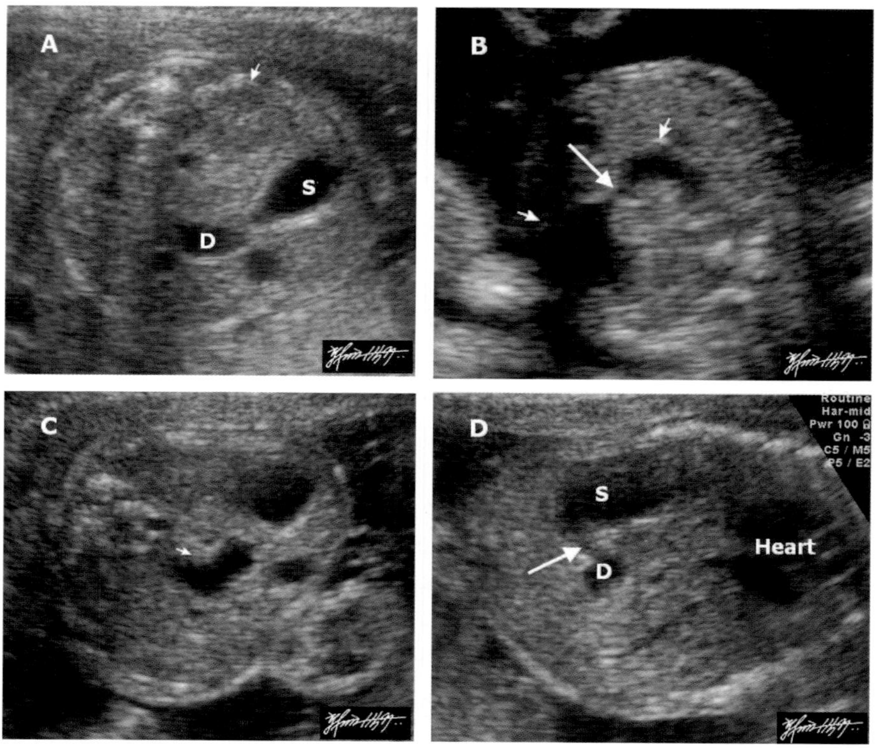

Figure XIV-2. Another case of duodenal atresia diagnosed at 22 weeks of gestation. (A) Typical double bubble sign. (B) A connection between the stomach and the duodenum (long arrow). (C) Distended 1st part of the duodenum. (D) Coronal view.

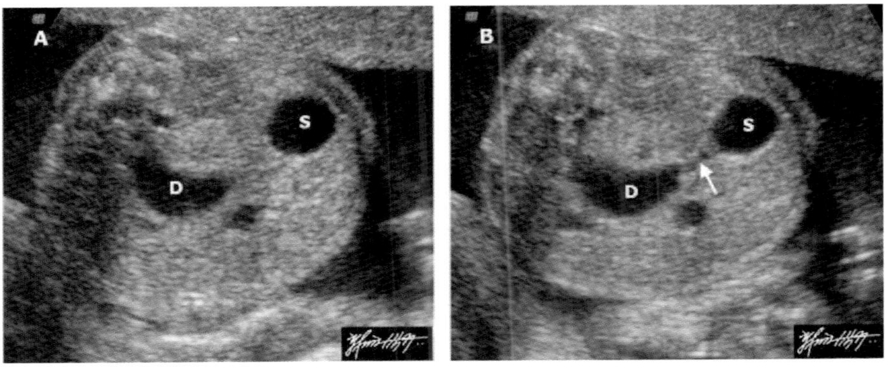

Figure XIV-3. Follow up USG of the case in the Figure XIV-2.

2. Dilated Bowel Loop (Intestinal Obstruction or Atresia)

❖ G.I. obstruction은 level에 따라 보이는 양상이 다르다. Distal일수록 multiple bubble이고 polyhydramnios 드물다. 매우 distal인 경우 bubble이 안 보인다.

❖ Normal colon < 18~20 mm, small bowel < 5 mm

❖ Upper normal limit of colonic diameter: 25주까지 7 mm, term까지 18 mm

1) Incidence: 1/3,000~1/5,000. Colon atresia는 매우 드물다 (5~10 % of bowel atresia).

2) Type

① Type I: Mucosal diaphragm with intact bowel wall (20%)

② Type II: Blind ends of intestine connected by a fibrous band (32%)

③ Type III: Blind ends of intestine separated by a mesenteric gap (48%)

④ Type IV: Multiple atresias

3) Pathophysiology

① Usually result from vascular impairment during embryonic development

② Sporadic or secondary to volvulus, gastroschisis

③ 1/3 have cystic fibrosis

4) Site: Distal ileum (36%) > proximal jejunum (31%) > distal jejunum (20%) > proximal ileum (13%) > more than one site (6%)

5) Associated anomalies

① Extraintestinal anomalies are uncommon

② Other GI abnormalities

a. Probable cause of atresia (27%): Gastroschisis, volvulus, intussusception, malrotation

b. Complications of atresia (6%): Meconium peritonitis

c. Concurrent bowel anomalies (5%): Colon atresia, esophageal atresia, anorectal atresia enteric duplication

6) USG findings

① Small bowel obstruction sign

a. 24~26주 이전에는 발견되지 않는다.

b. Dilated small bowel segments proximal to the site of atresia

- Internal diameter > 7 mm,

- Midabdominal location of dilated loops of bowel: "Sausage-shaped" bowel loops

c. Polyhydramnios (during 3rd trimester, more common in proximal atresia)

d. Hyperperistalsis (constant movement)

e. Abdominal calcifications

f. Ascites (in bowel perforation)

g. DDx: Meconium ileus (microvillar enzyme), hydroureter (oligohydramnios), other abdominal cystic mass

Table XIV-1. Jejunal atresia vs. ileal atresia

	Jejunal atresia	Ileal atresia
Site	Frequently multiple	Usually single
Dilatation	Significant dilatation	Perforates only after moderate dilatation
Prematurity	66%	20%

② Large bowel obstruction

a. Internal diameter > 23 mm

b. Large bowel obstruction이나 anal atresia는 산전에 찾기 힘들다. Hydramnios가 typical 하지 않고, significant bowel dilatation 되지 않는 경우 많기 때문.

c. Lower pelvis에 V 또는 U 모양의 dilated bowel segment가 보이면 anorectal atresia를 의심할 수 있다.

7) DDx

① Meconium ileus: Echogenic bowel in 2nd trimester

② Midgut volvulus: Dilated bowel with no peristalsis, heterogenous lumen contents

③ Abdominal cyst: Usually single cyst, not tubular, not associated with polyhydramnios

8) Prognosis

① Site, extent of bowel involvement, complication 등에 따라 예후가 달라진다.

② Primary complication: Ischemia, infarction

→ in utero bowel perforation, meconium peritonitis (6%)

③ Surgical management: Resection of the blind loop and end-to-end anastomosis

④ Overall mortality rate: < 10%

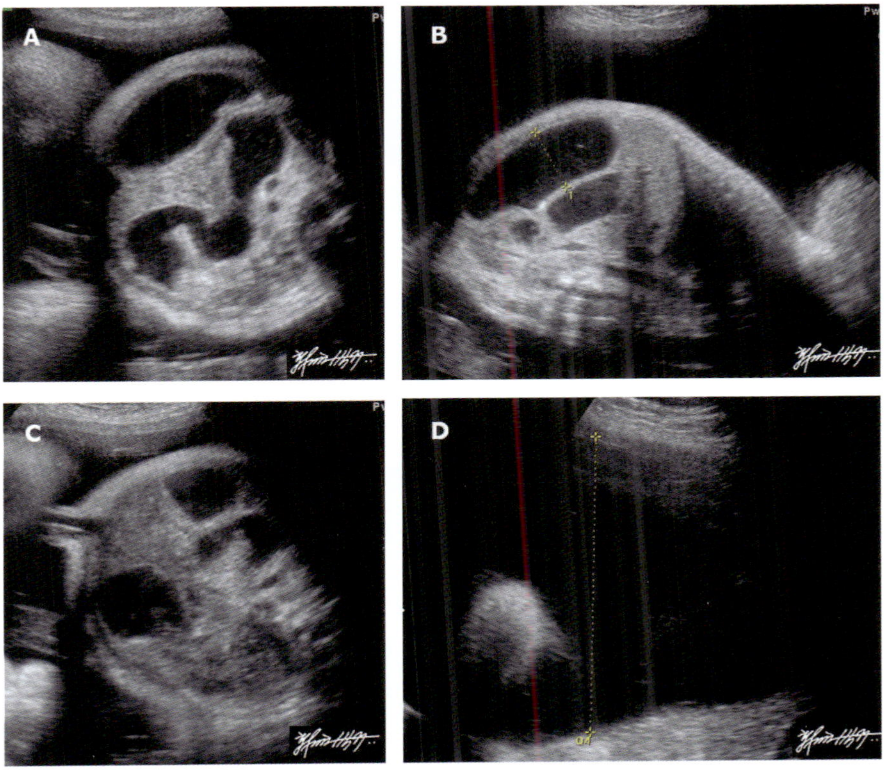

Figure XIV-4. Jejunal atresia. Small bowel dilatation (26 mm) and multiple loops were noticed. (A, B and C). Polyhydramnios (maximal vertical pocket = 11.5 cm) was also accompanied (CSJ).

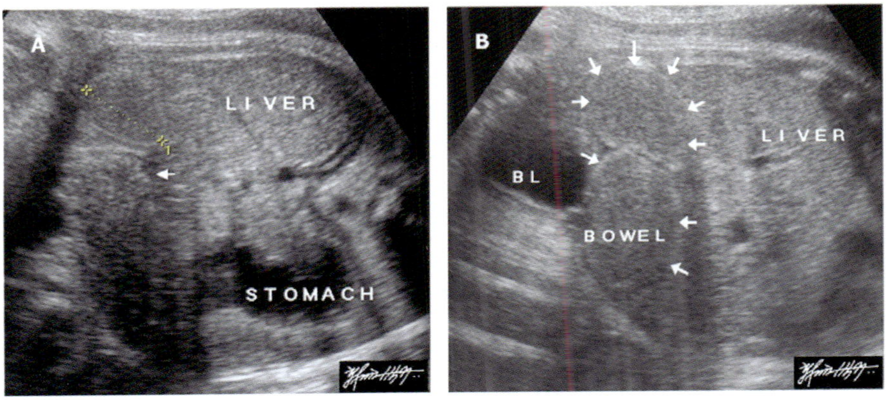

Figure XIV-5. Another atypical case of jejunal atresia, small bowel dilatation 30 mm. 산전에는 bowel loop 들이 meconium으로 의심되는 homogenous echogenic material로 채워져 있어서 meconium ileus로 의심하였으나 postnatal colon study에서 distal jejunal atresia로 진단되었다 (CSJ).

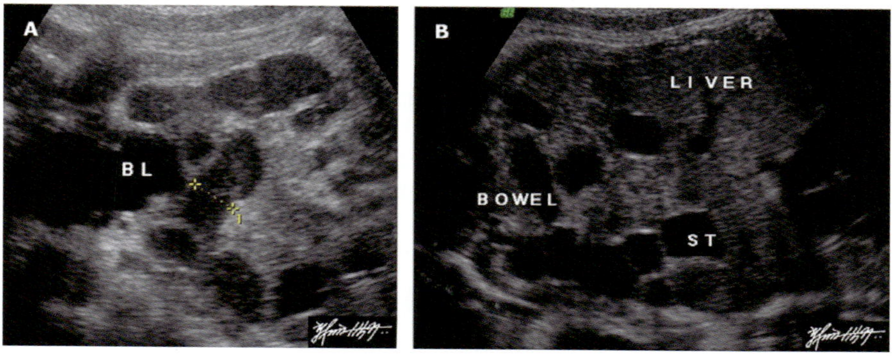

Figure XIV-6. Ileal atresia, multi-loop small bowel dilatation detected at 37 weeks of gestation. Figure XIV-4의 jejunal atresia에 비해 bowel loop이 많고, polyhydramnios가 없는 것이 차이점이다 (CSJ).

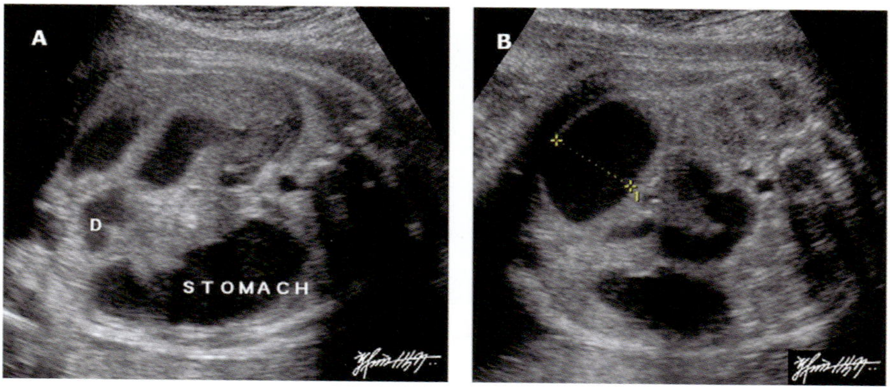

Figure XIV-7. Ileal atresia. Multi-loop small bowel dilatation detected at 30 weeks of gestation. Maximal bowel internal diameter 2.07 cm.

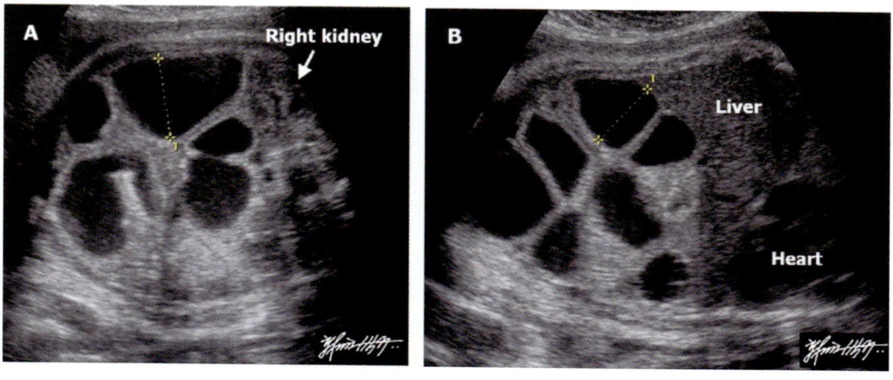

Figure XIV-8. Follow up USG at 34 weeks of gestation of the case in Figure XIII-7. Maximal bowel internal diameter가 2.55 cm으로 bowel dilatation이 진행하였다. 이 case는 follow up loss 되었다 (CSJ).

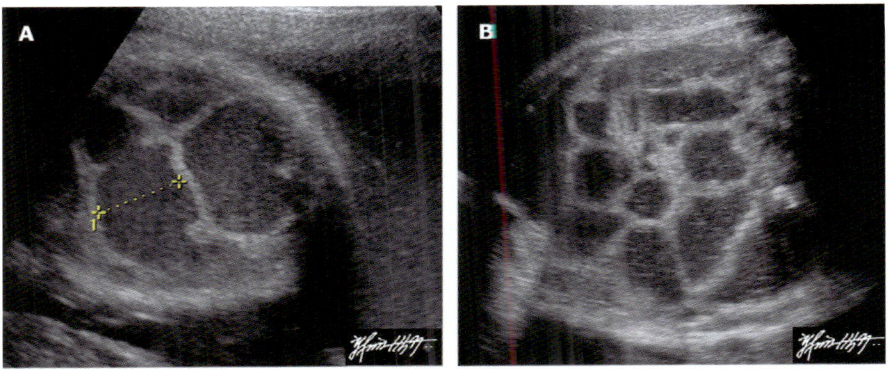

Figure XIV-9. Another severe ileal atresia diagnosed at 36 weeks of gestation. Postnatal colon study에서 **terminal ileal atresia** 진단되어 **resection and anastomosis**를 시행 받았다 **(CSJ).**

3. Meconium Ileus

1) 3rd most common cause of neonatal bowel obstruction
2) USG findings
   ① Echogenic 2nd trimester small bowel
   ② Dilated fluid-filled loops
   ③ Echogenic dilated bowel → Colon처럼 보인다.

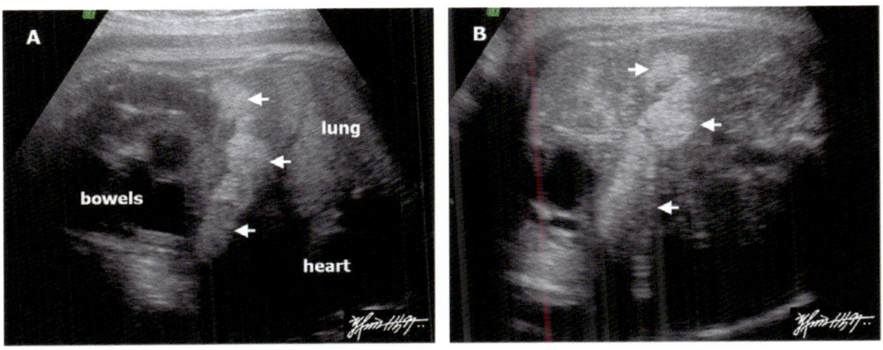

Figure XIV-10. Echogenic homogenous materials (normal meconium) in transverse colon at term (CSJ).

4. Meconium Peritonitis

1) Incidence: 1/35,000
2) In utero bowel perforation → Sterile chemical peritonitis
3) Pathology: Bowel perforation이 일어나면 intense fibrous reaction이 일어나서 질긴 막 같은 것들이 perforation이 일어난 부위를 감싸게 된다. Fibrous reaction이 효과적이지 않은 경우 thick-walled cystic cavity가 형성되고, 이 cystic space내로 meconium이 계속 흘러 들어가서 주위의 intestine을 압박하게 된다.

4) Causes: Bowel atresia, volvulus, intussusception, intestinal duplication, meconium ileus, vascular insufficiency, cystic fibrosis (7.7%~40%)와 연관

5) USG findings

① Intraperitoneal calcification (86%에서 보이고 perforation된 지 8일 지나야 보임)

a. 18주부터 발견될 수 있다.

b. "The larger intraabdominal calcification cast an acoustic shadow": Pathognomonic!

c. Size 크면 acoustic shadowing 보인다.

d. Punctuate echogenic lesions은 acoustic shadow를 보이지 않는다.

e. Diaphragmatic defect가 있으면, 흉강 내에도 calcifications이 보일 수 있다.

f. Scrotal calcification이 보이는 경우도 있다.

② Polyhydramnios, bowel distension, ascites (echogenic debris), meconium pseudocyst, abdominal wall thickening

③ Pleural effusion (이런 경우 nonimmune hydrops와 DDx 해야 함.)

6) Differential diagnosis

① Nonimmune hydrops (anasarca and cardiomegaly)

② Congenital infection, hepatic necrosis, calcified neoplasm (liver & splenic calcifications)

7) Prognosis

① 산전에 진단되면 mortality, morbidity, cystic fibrosis의 risk가 적다.

② Simple (isolated intraabdominal calcifications)인 경우 예후 좋고, 치료 필요 없다.

③ Complex meconium peritonitis: 신생아기에 수술이 필요한 경우는 약 50%

④ Symptomatic neonates: Higher prevalence of morbidity and mortality

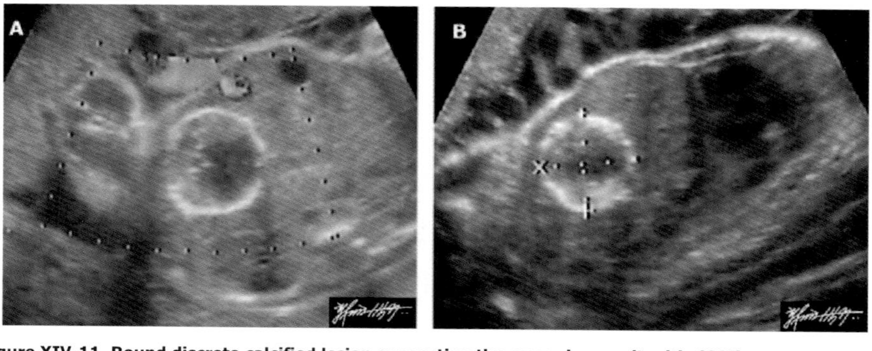

Figure XIV-11. Round discrete calcified lesion suggesting the meconium peritonitis (CSJ)

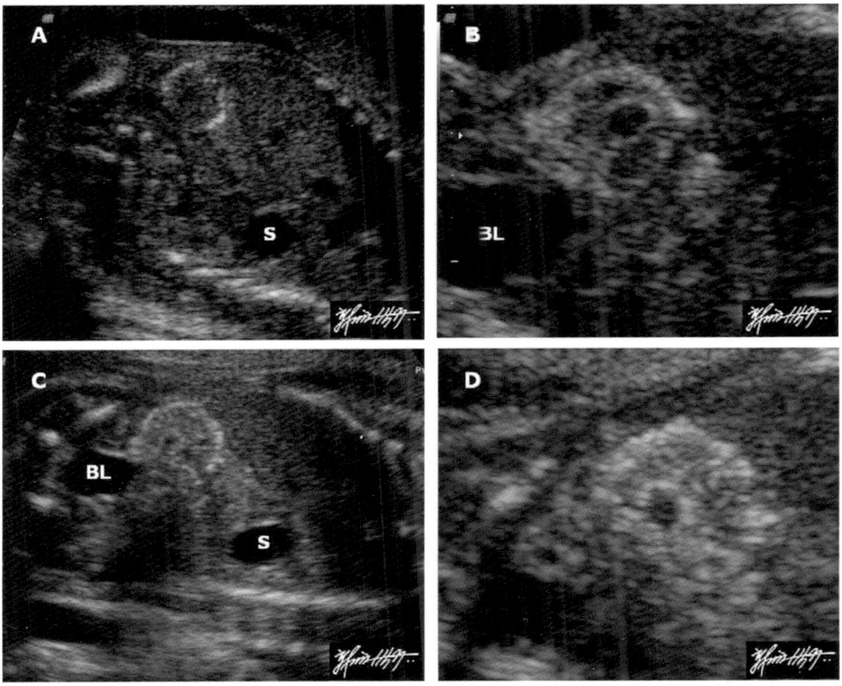

Figure XIV-12. (A) Round discrete calcified lesion suggesting meconium peritonitis at 22 weeks of gestation. Ascites나 dilated bowel, polyhydramnios 소견은 보이지 않았다. (B, D) 확대한 화면에서 round bowel loop을 따라서 calcification이 되어 있는 것으로 보이고, 내부에 또 다른 round hypoechoic lesion이 보인다.

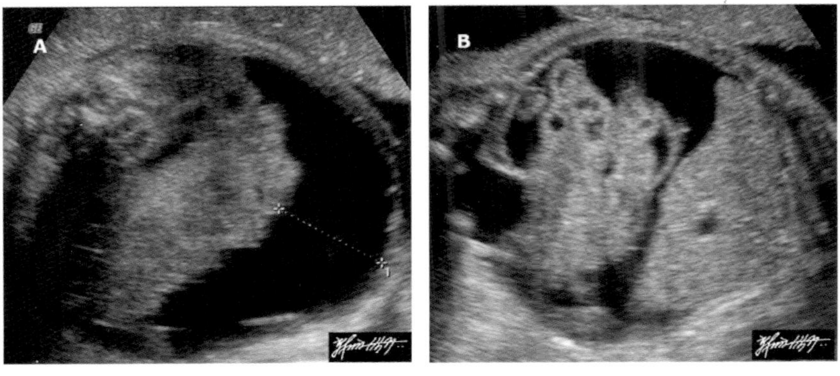

Figure XIV-13. Meconium peritonitis with large amount of ascites and polyhydramnios (AFI=34 cm) diagnosed at 27 weeks of gestation. 위의 초음파 소견만으로는 meconium peritonitis를 진단할 수는 없으나 local clinic에서 시행한 initial USG에서 bowel dilatation 및 calcification이 있었으므로 meconium peritonitis의 late finding으로 볼 수 있다 (CSJ).

5. Echogenic Small Bowel

1) Incidence: 1% (15~21 weeks)

2) Grade

① Grade 1: More echogenic than liver, but not as bone

② Grade 2: Echogenecity of bone

3) 76%는 정상으로 출생한다.

4) 2nd trimester에 echogenic dilated small bowel만 있는 경우 (isolated) 90%의 신생아는 normal outcome을 보인다.

5) Causes: Cystic fibrosis, chromosomal abnormalities, congenital infection (Toxoplasmosis, CMV), meconium peritonitis, growth restriction

6) Cystic Fibrosis: Autosomal recessive, 1:20,000 in white, 50~78% of hyperechoic bowel

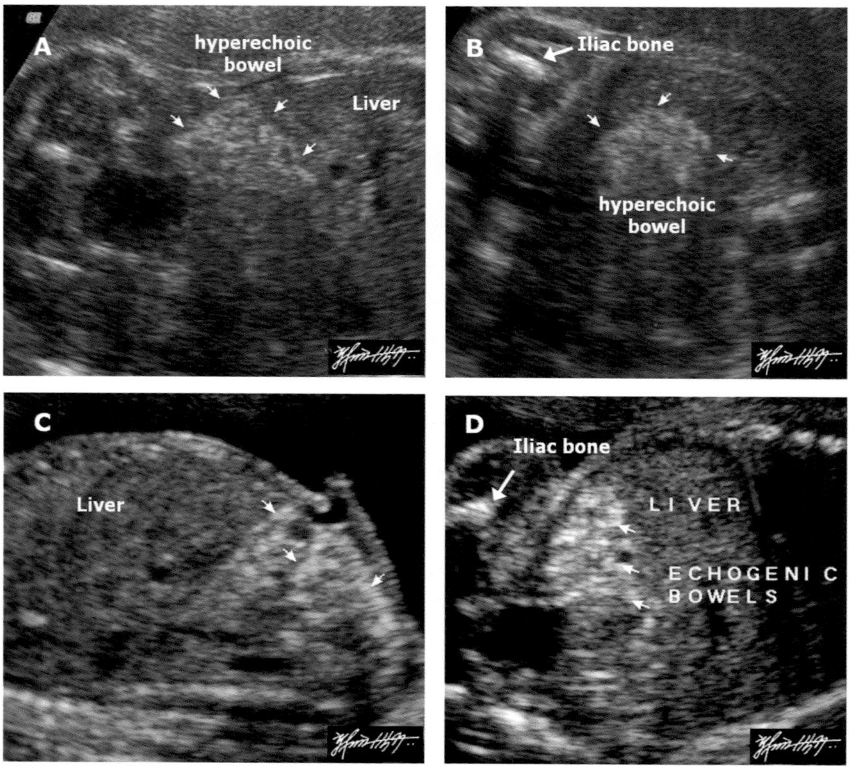

Figure XIV-14. Grade 1 (A and B) and grade 2 (C and D) echogenic small bowel

❖ Bone과의 echo 감별하는 법

- 5 MHz보다 8 MHz에서 더 잘 보임
- 5 MHz에서 bone (iliac crest)과 bowel을 동시에 보이게 한 후 gain을 낮춘다. Bowel의 echo가 먼저 사라지면 not truly echogenic bowel.

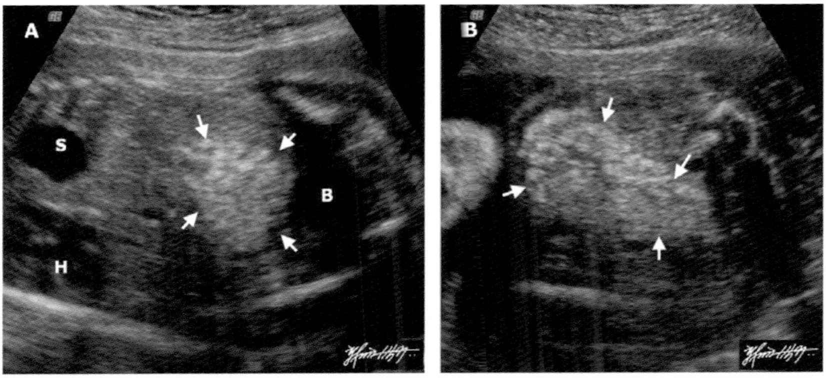

Figure XIV-15. Echogenic small bowel associated with bowel malrotation (Figure XIII-6의 CDH와 같은 case임).

6. Hyperechoic Bowel

1) Normal fetal bowel은 liver보다는 hyperechoic. Bone보다 hyperechoic하면 abnormal.
2) Severe IUGR의 early sign일 수 있음 (16%)
3) Amniotic fluid 내로의 bleeding & fetal death와도 연관
4) 16%에서는 chromosomal abnormalities (esp, Down)

7. Abdominal Cyst

❖ 3 common cysts: Meconium cyst, choledochal cyst, gut duplication cyst
❖ Other rare cysts: Mesenteric cyst, Meckel's diverticular cyst, urachal cyst, renal cyst, cystic teratoma
❖ Almost benign
❖ Location
  ① Right side: Choledochal cyst, Meckel's cyst
  ② Midline: Urachal cyst, mesenteric cyst

A. Meconium Cyst

1) Anywhere in abdomen
2) USG finding: Irregular contour, wall calcification, other sequelae of meconium peritonitis, peritoneal calcification, dilated bowel

B. Choledochal Cyst

1) Congenital cystic dilatation of extrahepatic and/or intrahepatic bile duct
2) Synonyms: Choledococele, biliary diverticulum
3) Incidence: Rare, 1/2백만, Female>Male, more common among Asian

4) Causes

① Common bile duct가 pancreatic duct로 들어가는 부분의 이상

② Failure of canalization of the biliary tree

❖ Choledochal cyst는 15주 때 발견될 수 있고 20주 때 pancreatic enzyme이 만들어지기 때문에 이런 경우 ①은 해당되지 않는다.

5) Classification

① Type I: Cystic dilatation of the extrahepatic bile duct with normal intrahepatic bile ducts (most common - 70 to 80%)

② Type II: Diverticulum of the CBD (rare)

③ Type III: Intrapancreatic diverticulum of the distal CBD or choledococele (rare)

④ Type IV: Cystic dilatation of extra- and intrahepatic bile ducts (second most common)

⑤ Type V: Cystic dilatation of the intrahepatic bile ducts with normal extrahepatic bile duct (Caroli's disease로 불림)

⑥ Form fruste: Combines dilatations of both intra- and extrahepatic ducts.

6) USG findings

① Second and third trimesters 에 진단된다.

② A simple anechoic cyst in RUQ very close to the porta hepatis. Right and left hepatic ducts 에 인접하거나 gall bladder 로 가는 duct 에 joining 하는 것처럼 보일 수도 있다.

③ Bile duct 와의 communication 이 확인되면 진단이 가능하다.

④ Doppler: Portal vein, hepatic artery, umbilical vein 과의 관계를 알 수 있고, cyst 내부의 flow 가 없음을 확인할 수 있다.

7) Recurrence risk: None.

8) Associated anomalies: Biliary obstruction / atresia (40%), congenital hepatic fibrosis, liver cirrhosis, Trisomy 18

9) Prognosis

① 생후 조기 진단 및 치료를 하면 예후가 매우 좋으므로 (excellent) 산전 진단이 중요하지만 정확한 biliary abnormality 를 산전에 진단하는 경우는 15%에 불과하다.

② Choledochal cyst 나 biliary atresia 를 발견하지 못하여 치료하지 않으면 hepatic fibrosis, cholangitis, portal hypertension 등의 주요 합병증 및 사망의 원인이 된다.

③ Bile duct cancer 의 발생이 증가한다.

④ 증상은 20~30 대에 뒤늦게 나타나고 이때 발견되는 사망률이 높다.

⑤ Mortality 또는 morbidity 와 관계된 것들: Biliary atresia, prolonged bile stasis, biliary cirrhosis, cholangitis, delayed surgery, gastric outlet obstruction, multiple anomalies

9) Management

① 산전: Obstetrics management 가 바뀌지 않는다. Fetal surgery 는 권장되지 않고, 출생 후 수술적 치료가 원칙이다.

② 출생 후: Biliary obstruction (jaundice)이 있는지 반드시 검사한다.
Gastric outlet obstruction 은 즉시 치료를 한다.

③ 수술: Kasai procedure (hepaticojejunostomy) for biliary atresia,
Retrocolic Roux-en-Y choledocho- or hepatico-jejunostomy with an antireflux valve,
Simply excision of the cyst.

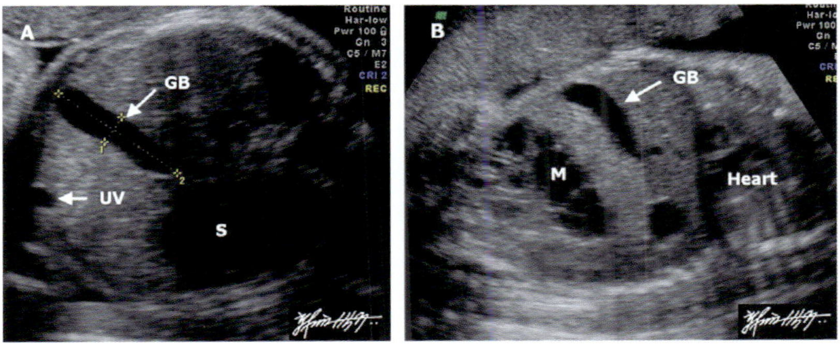

Figure XIV-16. Mild dilatation of gall bladder diagnosed at 27 weeks of gestation. (A) Axial plane. GB size 3.4 X 0.7 cm. (B) Sagittal plane. Intraabdominal lymphangioma (Figure XIV-16 참조)이 동반된 경우였다.

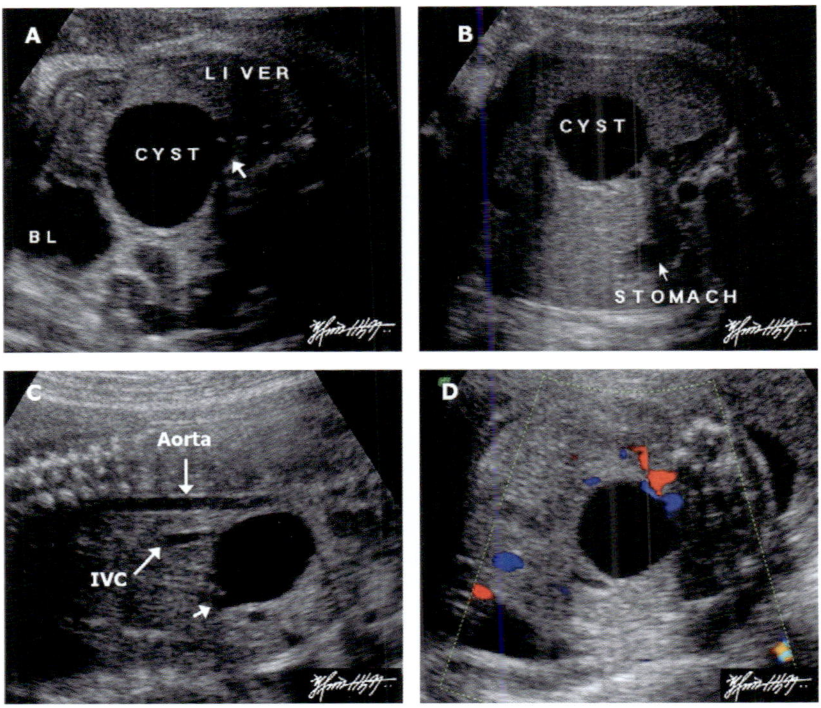

Figure XIV-17. Choledochal cyst diagnosed at 26 weeks of gestation. (A, B) Liver 아래의 right upper quadrant 에 anechoic round cyst 가 있고, (A, C) cyst 에서 liver 방향으로 duct 모양의 구조물이 관찰된다 (small arrow). (D) Doppler 에서 blood flow 는 보이지 않는다. Postnatal USG 에서 type IV choledochal cyst 가 진단되었다.

C. Mesenteric Cyst

1) 대부분 abdominal lymphangioma이며 주로 mid-abdomen에 위치한다.
2) Duodenum에서부터 rectum까지 GI tract의 어떠한 mesentery에서도 발생할 수 있고, mesentery의 base에서 retroperitoneum으로 파급될 수도 있다.
3) Most common: Ileal mesentery of the small bowel or sigmoid mesentery of the colon
4) Obstruction을 일으키는 일은 드물다.
5) USG finding: Multiseptated or unilocular, small or large fluid-filled cystic structures commonly with thin internal septi and sometimes with internal echoes from debris, hemorrhage, or infection, thinner wall

D. Gut Duplication Cyst

1) GI tract의 어떠한 부위에서도 발생할 수 있고, stomach에 가장 흔하게 생긴다.
2) Abnormal canalization of alimentary tract → Duplicated segments
3) USG finding: Thick walled cyst with hyperechoic lining, layered appearance and peristalsis

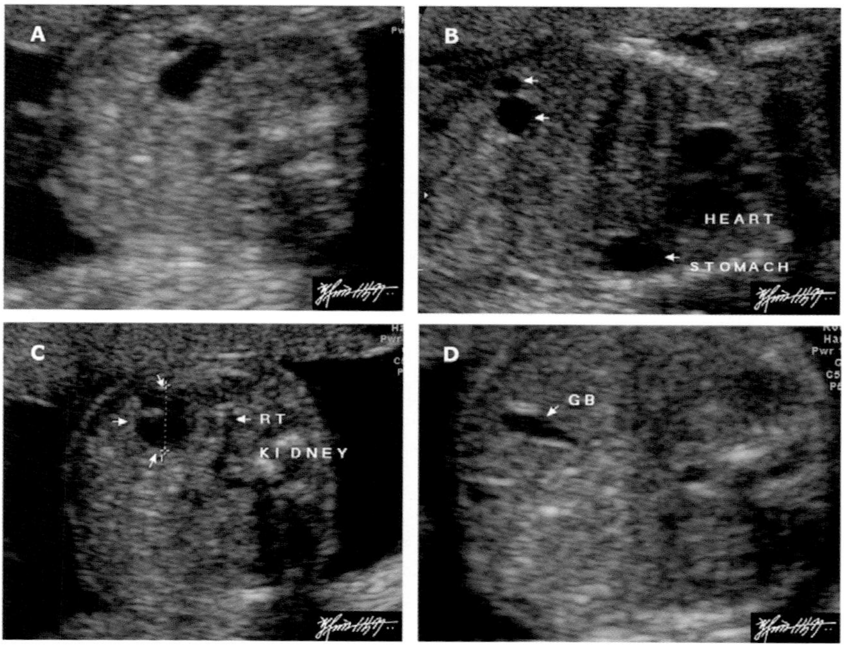

Figure XIV-18. Gut duplication cyst diagnosed at 22 weeks of gestation (A, B) Septated anechoic cystic mass (1.05 cm) at right upper abdomen. (C) Cyst는 right kidney 앞에 있으나 kidney와의 경계는 확실히 구분되고, (D) 정상적으로 보이는 GB와 cyst 사이의 연결은 없다 (CSJ).

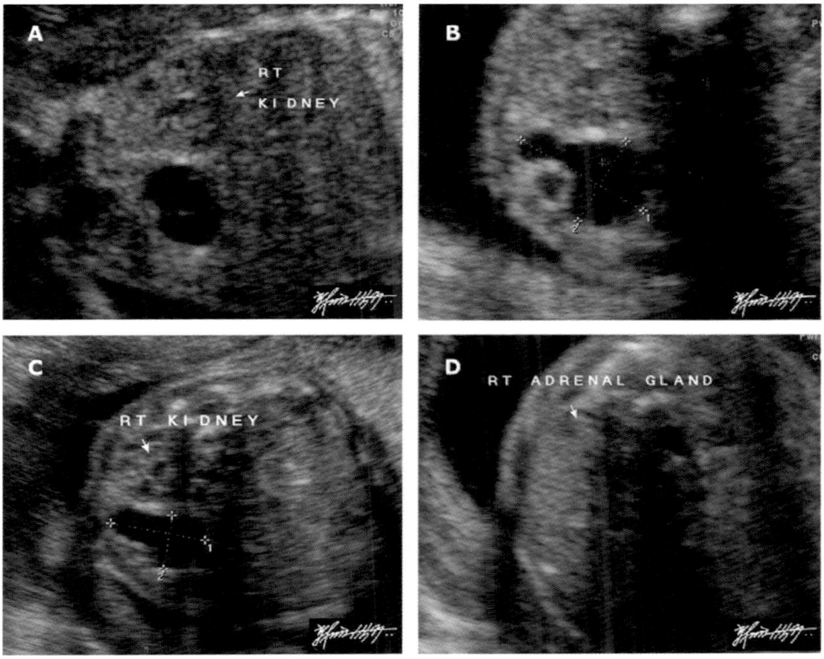

Figure XIV-19. Follow up USG of the case in the Figure XIII-18 at 26 weeks of gestation. (A, C) Right kidney 앞에 **kidney**와의 경계가 확실히 구분되는 **cyst**가 관찰되고 그 크기 **(2.0 cm)**는 이전에 비해 증가하였다. **(D) Adrenal gland**는 정상으로 보인다.산전에는**mesenteric cyst**를 의심하였으나**postnatal work up**에서 **gut duplication cyst**로 최종 진단된 **case**이다.

E. Urachal Cyst

1) Male >> female
2) Failure of the urachal lumen to close
   I: Complete patent urachus, II: Urachal diverticulum, III: Urachal sinus
   IV: Urachal cyst
3) USG findings: Fluid-filled structure occurring in between the two obliterated ends of the urachus (i.e., umbilicus and bladder dome). Distal third에 가장 흔하게 발생.

F. Persistent Cloaca

1) Persistent common chamber formed by urinary, GI and genital tract
2) Confluence of the rectum, vagina, and urethra into a single common channel
3) Female > male
4) Distended vagina (hydrocolpos)가 50%에서 나타남.
5) USG findings: Cystic pelvic mass, often septated, oligohydramnios, impaired fetal growth, ascites, ambiguous genitalia, nonvisualization of normal urinary bladder

G. Lymphangioma

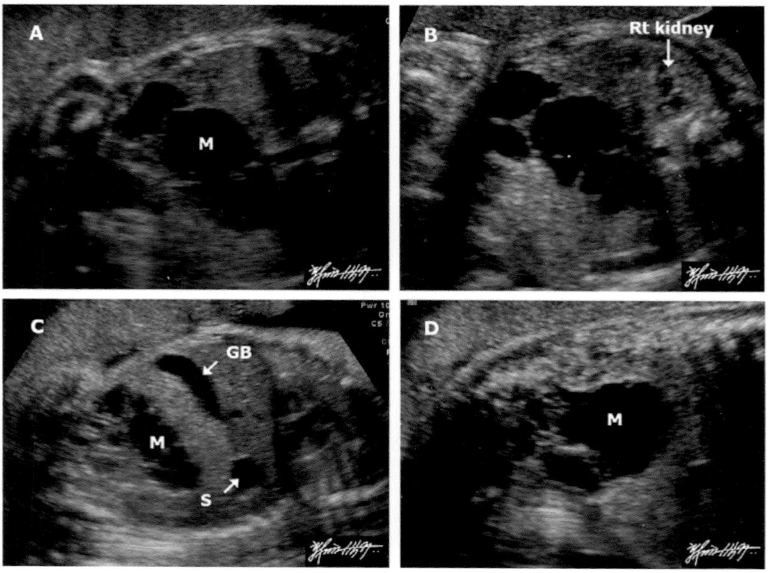

Figure XIV-20. Intraabdominal lymphangioma. 산전에는 **multiple dilated bowel loop**처럼 보여 **bowel obstruction**인 것으로 생각 되었으나 출생 후 **USG**에서 **lymphangioma**로 최종 진단이 바뀌었다. **Retrospective** 하게 초음파 사진을 확인한 결과 내부에 **septation**이 있는 **elongated huge cystic mass (M)**였다. 당시 **peristalsis**가 없었던 것도 **bowel**보다는 **cystic mass**를 의심케 하는 소견이었다. 이 **case**는**GB dilatation (Figure XIV-16** 참조)이 동반된 경우였다 **(CSJ).**

H. Hydrometrocolpos

1) Accumulation of secretions in the vagina and uterus
2) Dilatation of the vagina proximal to a congenital obstruction (e.g., imperforate hymen)
3) Produces a palpable, fixed midline mass
4) USG finding: Cystic mass posterior to bladder with scattered echoes due to cellular material and blood, hydronephrosis due to ureteral obstruction, ascites, peritoneal calcification

I. Ovarian Cyst

1) Most common intraabdominal cyst in female fetus
2) 대부분 3rd trimester에 정상 follicle의 증대로 인해 발생하는 benign, functional cyst이다.
3) 태아의 난소가 태반 또는 모체 호르몬에 의해 자극이 되어 발생한다 (mother with DM, toxemia, Rh isoimmunization, enlarged placenta의 hCG 과다 분비, fetal hypothyroidism).
4) After birth: Level of hCG and estrogen → plummet
   FSH, LH → 3 개월까지 증가, 그 후 떨어짐 → resolution

5) USG findings

① Female fetus에서 bladder, kidneys, abdominal wall, GI tract가 정상일 때 의심한다.

② 주로 3rd trimester에 발견된다.

③ Size & complication (torsion, hemorrhage)에 따라 초음파 소견이 달라진다.

a. Uncomplicated cyst: Unilocular cystic mass with internal septation

b. Complicated cyst: Fluid debris level retracting echo & internal echo wall echogenic from dystrophic calcification associated with infarction

④ Size: Variable, > 5 cm → Increased risk of torsion

6) Treatment

① Continue to involute & asymptomatic → Observation

② Simple cyst는 평균 2.6 개월 후에 없어진다.

③ Surgery indication: Oophorectomy rather than cystectomy

a. Cyst with solid or complex component

b. Symptoms from large size or torsion

④ Neonatal aspiration under USG guidance to reduce torsion

⑤ Fetal aspiration is not justified.

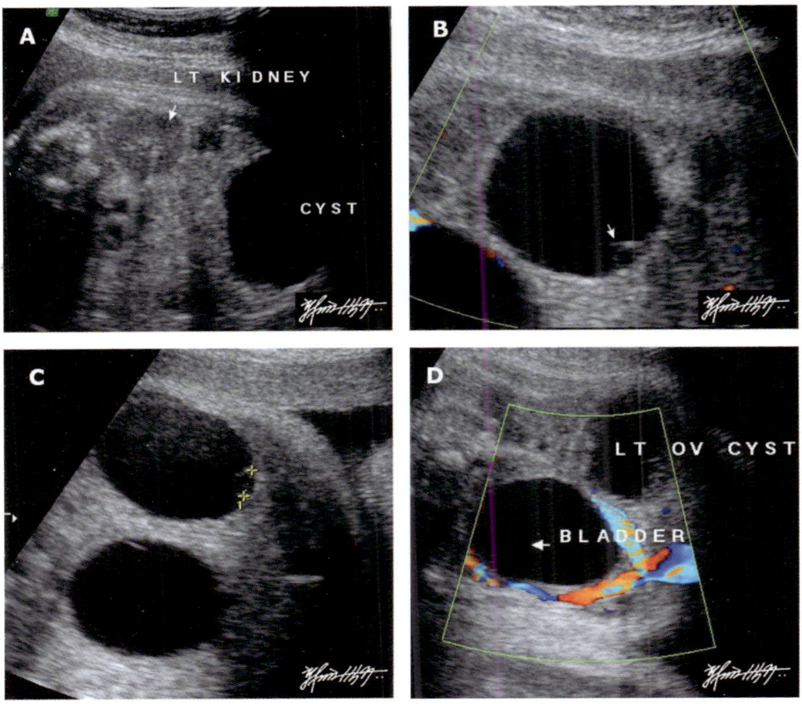

Figure XIV-21. An ovarian cyst diagnosed at 34 weeks of gestation. A 5 cm sized anechoic mass was found in the lower abdomen of the female fetus (A). A small daughter cyst (B) in the inner wall. Bladder 와의 위치 및 감별을 위해서는 color Doppler (C 와 D 를 비교)를 이용하는 것이 좋다 (CSJ).

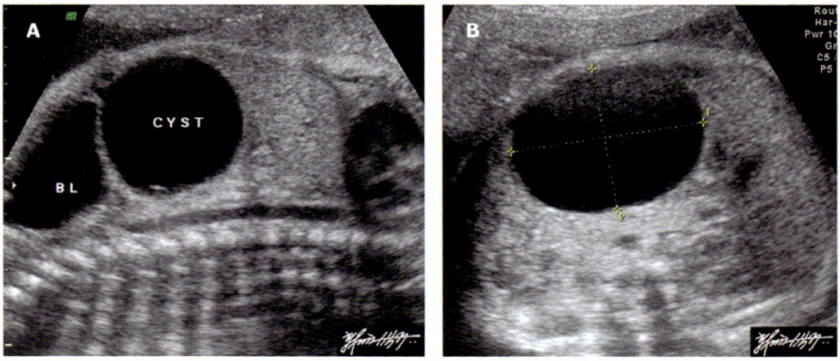

Figure XIV-22. Another case of huge ovarian cyst (5.1 X 3.6 cm size) diagnosed at 35 weeks of gestation.

8. Ascites

1) Always almost abnormal: Fetal hydrops, urine ascites, peritonitis
2) Pseudoascites: Hypoechoic rim around the interior border of the abdomen, correspond to the abdominal wall musculature

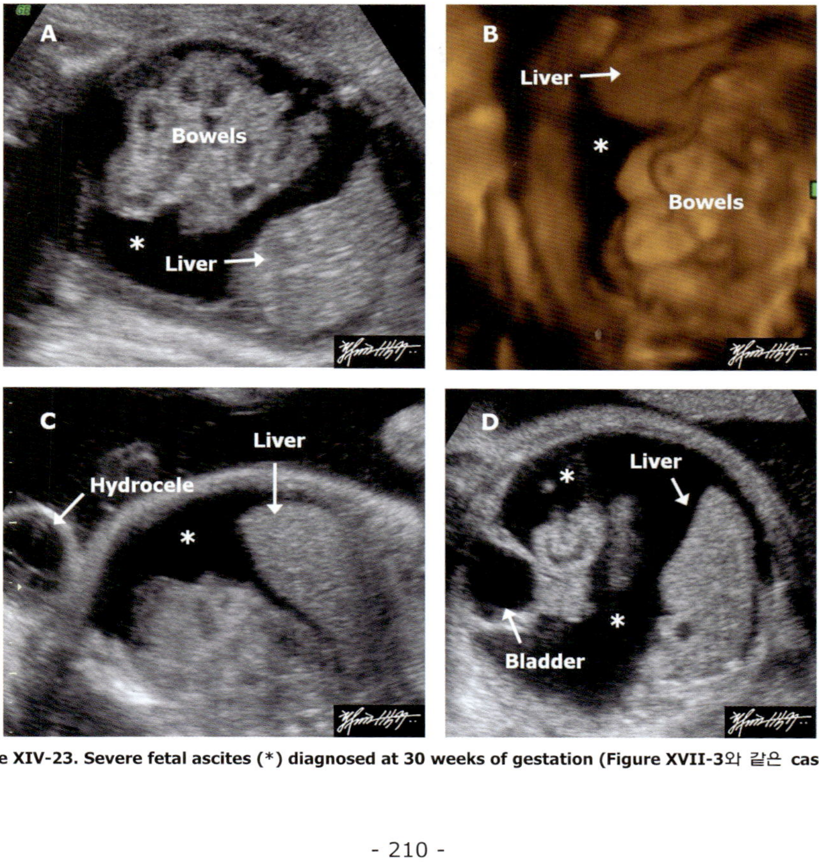

Figure XIV-23. Severe fetal ascites (*) diagnosed at 30 weeks of gestation (Figure XVII-3와 같은 case 임).

9. Umbilical Vein Varix

1) Focal dilation of the umbilical vein (9 mm 이상)
2) Umbilical vein의 intraabdominal portion에 주로 발생
3) Normal intraabdominal umbilical vein: 0.3 cm at 15 weeks, 0.8 cm at term
4) 다른 congenital malformation과의 연관성은 없다.
5) 다른 동반 기형이 없으면 fetal chromosomal analysis 할 필요 없다.

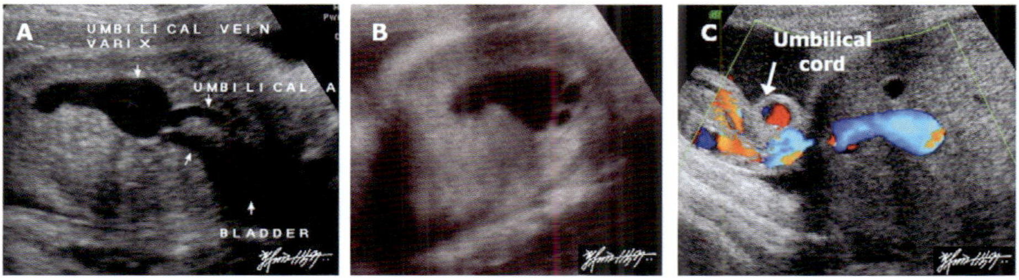

Figure XIV-24. Umbilical vein varix (isolated). (A) Intra-abdominal portion의 umbilical vein이 umbilical artery와 나뉘는 부위에서 늘어나있다. (C) Color Doppler에서 blood flow가 관찰된다 (CSJ).

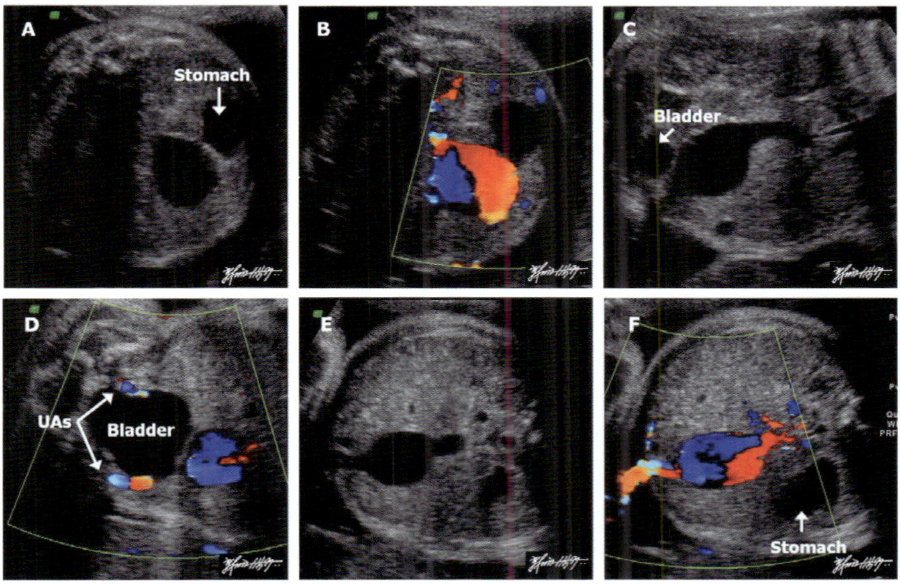

Figure XIV-25. Another case of isolated huge umbilical vein varix (2.1 X 2.0 X 2.5 cm sized) diagnosed at 30 weeks of gestation. (A) 그림만으로 보면 double-bubble sign으로 오인할 수 있으나, (B) color Doppler를 시행하면 내부의 blood flow를 관찰할 수 있어 duodenal atresia 는 배제할 수 있다. (D) 역시 color Doppler로 uterine arteries (UAs)를 확인함으로써 bladder를 감별 할 수 있다. (E) Axial plane에서 intraabdominal portion의 UV가 dilatation 되어 있는 특징적인 소견을 보이고 있고, (F) color Doppler로 varix 내부에 turbulent flow를 관찰할 수 있다 (B, F).

10. Persistent Right Umbilical Vein (PRUV)

1) Left UV가 막히고, right UV가 계속해서 남아서 열려 있는 상태

2) Pathogenesis: 정상적으로 right umbilical vein은 4주 경에 obliteration되어 7주 경에 없어진다. 그러나 ductus venosus 형성은 정상적으로 되므로 fetal blood distribution에 변화가 생기지는 않는다.

3) Causes

① First trimester folic acid deficiency

② Specific teratogens such as retinoic acid

③ Early obstruction of the left umbilical vein from external pressure or occlusion.

4) Types

① Intrahepatic type: Aberrant right UV가 sinus venosus에서 portal system과 만나 ductus venosus로 분지한다. 이런 경우 다른 동반 기형은 발생하지 않는다.

② Extrahepatic type: Right UV가 right atrium이나 inferior vena cava 또는 iliac vein으로 연결된다. CNS, cardiovascular, GI malformations 등의 동반기형 발생이 높다.

5) USG findings

① Transverse section of the fetal abdomen

② Portal vein이 liver 방향으로 휘어져 보인다.

③ Gall bladder가 umbilical vein의 medial side에 위치 (umbilical vein과 stomach 사이)

④ Umbilical vein이 left portal vein대신 right portal vein과 비정상적으로 연결.

⑤ Color Doppler를 이용하여 PRUV의 type을 확인해야 한다.

6) Associated anomalies

: Single umbilical artery (most common associated anomaly), dextrocardia, right sided descending aorta, GI tract malformation, skeletal malformations, cardiac defects, urinary tract malformation.

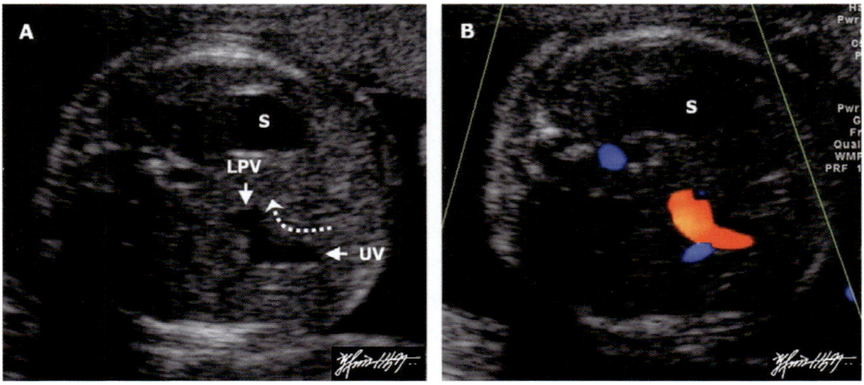

Figure XIV-26. PRUV. 이 **case**는 **intrahepatic type**이었고, 다른 동반 기형은 발견되지 않았다 **(CSJ)**

11. Congenital Portocaval Shunt (A case)

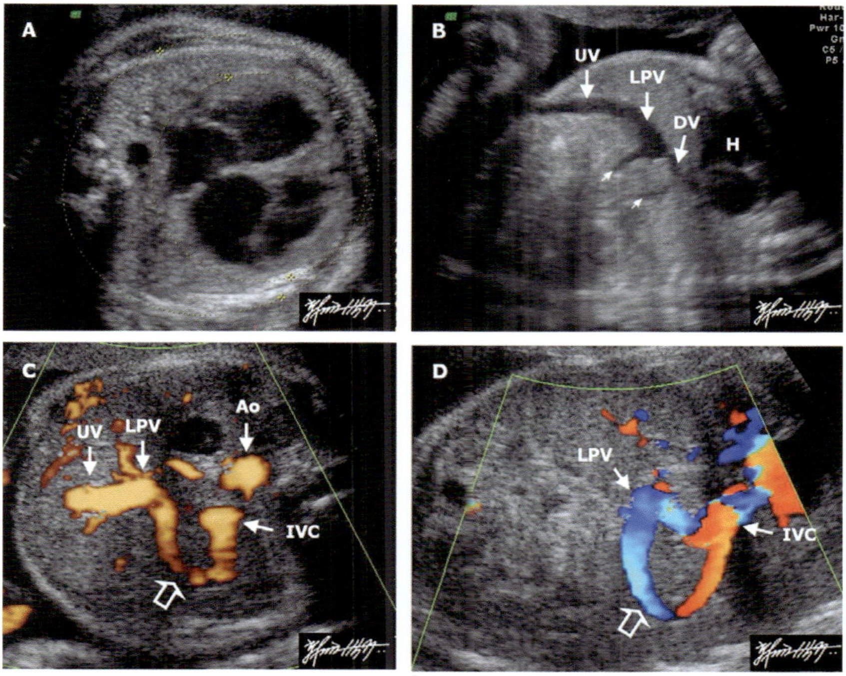

Figure XIV-27. Congenital portocaval shunt. (A) 임신 28주 에 **cardiomegaly**로 **(Figure XII-69** 참조) **transfer** 되어 온 **case**로 **cardiomegaly (CC/TC=69%)** 이오게 **fetal echocardiography**에서 이상 소견은 없었다. **(B) B-mode**에서 **intraabdominal umbilical vein (UV)**이 **left portal vein (LPV)**과 만나는 지점에서 **ductus venosus (DV)**로 **branching** 하는 곳 사이에 **loop**처럼 보이는 **vessel (small arrows)**이 **liver** 내에서 **IVC**로 **direct**하게 연결되어 있다. **(C) Power Doppler mode (shunt: open arrow). (D) Color Doppler mode (shunt: open arrow).** 이 **case**는 **vein of Galen**의 **aneurysm** 등 **brain vessel**에 이상 소견 보이지 않았다. **Follow up USG**에서 **cardiomegaly**의 정도나 **heart function**에 변화 보이지 않았고, 다른 **hydrops** 소견도 보이지 않아 **serial USG** 하며 **observation** 중 **35**주에 **PTL** 발생하여 **PSD (M/2.59 kg)** 하였다. **Neonatal work up**에서 **1) Brain USG: normal, 2) Abdomen US: Umbilical portion of the left portal vein**은 **patent ductus**를 통하여 **IVC** 및 **atrium**과 **communication**이 있음. **Left portal vein**의 **proximal**은 **main portal vein**과 연결이 있으며 그 보다 **upper level**에서 **hepatic vein** 또는 **IVC**와 또 다른 **communication**이 의심됨. **Main portal vein**을 **trace**했을 때 **right portal vein** 주행을 하다가 **right hepatic vein**쪽으로 돌아 **IVC**와 연결되고 있음. 결론: <u>**Complex anomaly of the portal vein with multiple portosystemic venous connection**</u>. **3) CT angiography: Right portal vein**이 **narrowing** 되면서 **right hepatic vein**과 **shunt**를 형성하고 있음. **Left portal vein**의 **umbilical portion** 기시부에서 **IVC**와 **direct**한 **communication**이 의심됨. 전반적으로 **left portal vein**의 **branching**이 관찰되지 않음. **Liver**의 양측 **lobe**의 **volume**은 전반적으로 작아져 있음. 결론: **1.** <u>**Congenital portal vein anomaly. 2. Porto systemic shunt in right portal vein and umbilical portion of left portal vein**</u>. 신생아는 **congenital portocaval shunt**로 최종 진단을 받고 **shunt embolization**을 시행 받았다 **(CSJ).**

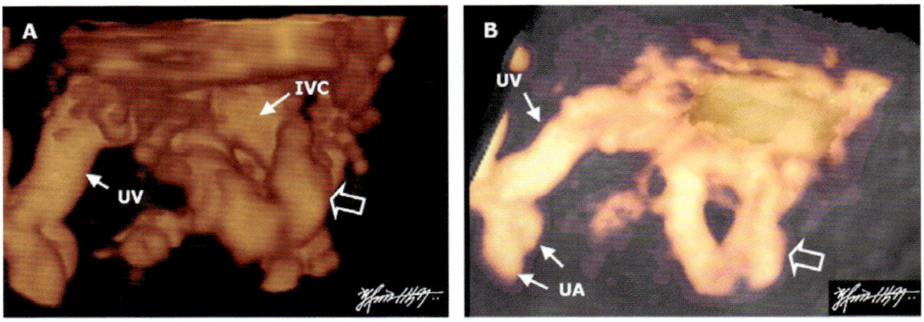

Figure XIV-28. 3D Doppler images of the congenital portocaval shunt. (A) 3D Power Doppler mode에서도 UV와 LPV junction에서 IVC로 직접 연결되는 loop 모양의 shunting vessel (open arrow)이 관찰된다. (B) 3D Power Doppler with gray scale (shunt: open arrow).

12. Congenital Abdominal Aortic Aneurysm (A case)

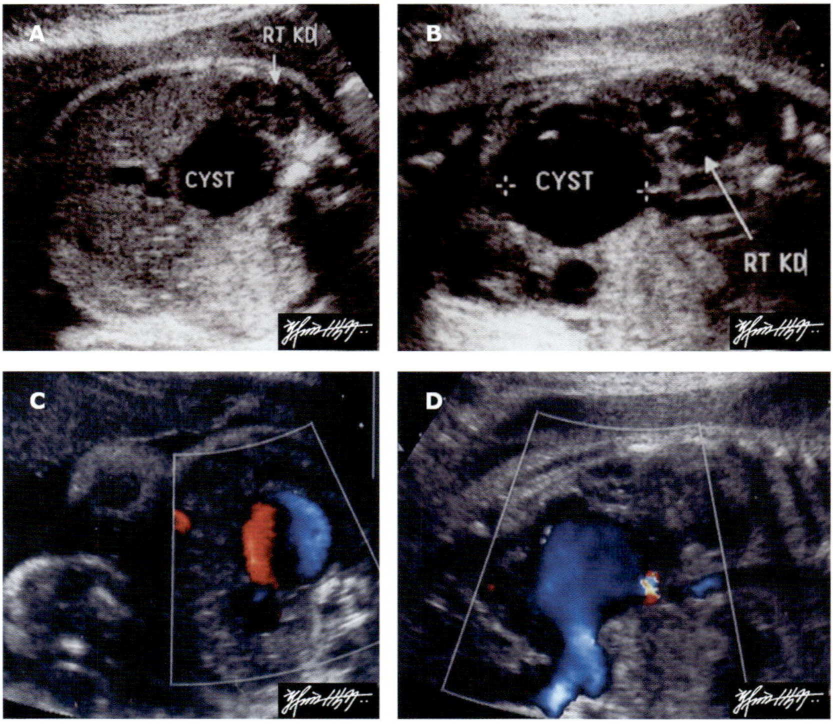

Figure XIV-29. Abdominal aortic aneurysm diagnosed at 30 weeks of gestation. Initially a huge cyst (4 X 3 cm) was found in the midportion of the abdomen (A and B). Color Doppler revealed a blood flow connection between the cyst and abdominal aorta (C and D). Notice the turbulent flow within the cyst (C). The patient was lost for follow up (CSJ).

13. Abdominal Wall Defects

❖ Omphalocele, gastroschisis: 각각 1/5,000
❖ MSAFP screening으로 인해 조기에 발견된다.

A. Omphalocele

1) 8주: Physiologic herniation of fetal bowel.
   9~10주: Prominent (<7 mm)
   11주: 배 안으로 들어감 (CRL 45 mm 이상이면서 herniation 있으면 비정상)
   그러므로 12주 이후에야 abdominal wall defect 여부를 진단할 수 있다.
2) Incidence: 2.5/10,000 births, similar to that of gastroschisis.
3) Anterior abdominal wall의 defect로 인해 복강 내 장기들이 umbilical cord의 base에서부터 빠져 나온다. 탈출된 복강 내 장기들은 parietal peritoneum과 amnion에 의해 싸이고, 두 membrane 사이에는 Wharton jelly가 존재한다.
4) Gastroschisis와는 다르게 maternal age의 증가와 관계 있고, 염색체 이상의 빈도도 증가한다 (Trisomy 18, 13, 21, Turner, Klinefelter, triploidy syndrome, 40~60%).
   → Fetal chromosomal analysis 해야 한다!!
5) 원인: Unknown
   ① Failure of bowel to return to the abdomen beyond 12 weeks (intracorporeal liver)
   ② Defective growth of the lateral folds that normally surround abdominal contents at 5~6 weeks (extracorporeal liver)
   ③ Failure of the lateral ectomesodermal folds to meet in the midline of the abdomen between 3rd~4th weeks
6) Diagnosis
   ① Elevated MSAFP (as in gastroschisis)
   ② Positive acetylcholinesterase.
   ③ Umbilical cord insertion site의 앞에 membrane에 둘러싸인 abdominal mass. Ascites가 동반될 수도 있다. Mass의 apex에 cord insertion이 있는지를 반드시 확인해야 gastroschisis와 감별할 수 있다.
   ④ Herniated mass / AC가 60% 미만이면 bowel만 빠져 나온 것이라는 보고도 있다.
7) Other associated anomalies: 50~88% (50~70%)
   Congenital heart anomaly가 전체 동반 기형의 50%를 차지한다 (GU 40%, NTD 40%).
8) Chromosomal abnormalities: 40~60% (Most commonly trisomy 18, 13, 21)
9) Beckwith-Weidemann syndrome, pentalogy of Cantrell과 같은 질환들에서 동반
10) Prognosis: 동반 기형에 따라 달라진다. Omphalocele의 크기는 morbidity rate와 수술적 치료에 영향을 주지만 mortality rate와는 관계가 없다.

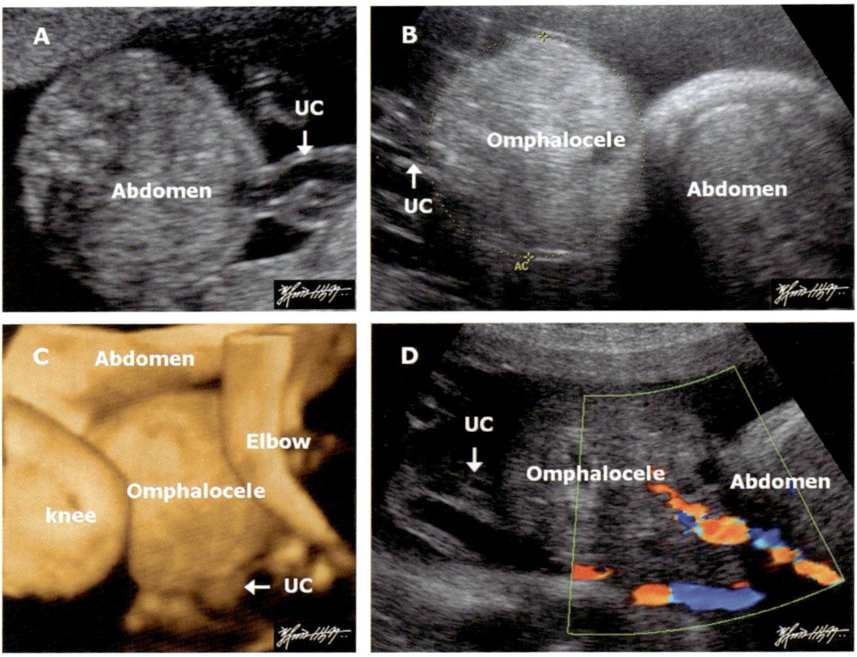

Figure XIV-30. (A) Normal umbilical cord insertion. (B) Huge omphalocele (5.5 cm) diagnosed at term. (C) 3D image. (D) Color Doppler image. Herniated mass의 정점에 umbilical cord insertion이 관찰되므로 gastroschisis와 감별이 된다 (CSJ).

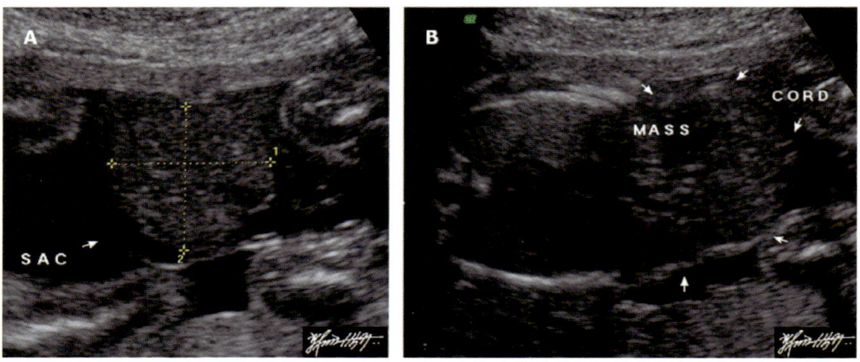

Figure XIV-31. Omphalocele diagnosed at 24 weeks of gestation.

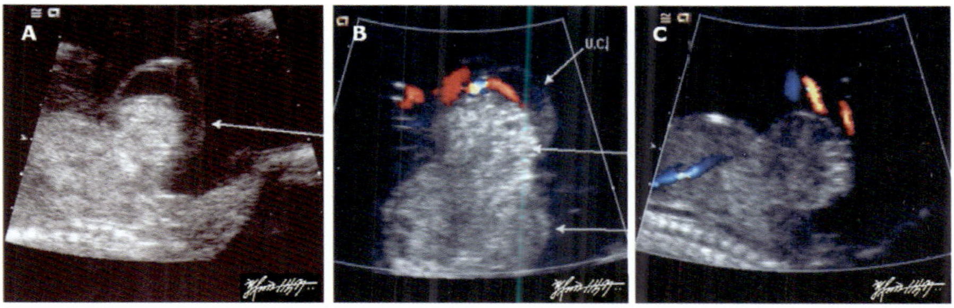

Figure XIV-32. Another case of omphalocele diagnosed at 22 weeks of gestation. (A) Sagittal view에서 특징적인 abdominal wall defect를 통한 bowel herniation을 보이고 있고, herniated mass가 peritoneum 과 amnion에 쌓여 있는 것을 볼 수 있다. (B, C) Color Doppler에서는 umbilical cord가 herniated mass의 정점에 insertion 하는 것을 볼 수 있다 (CSJ).

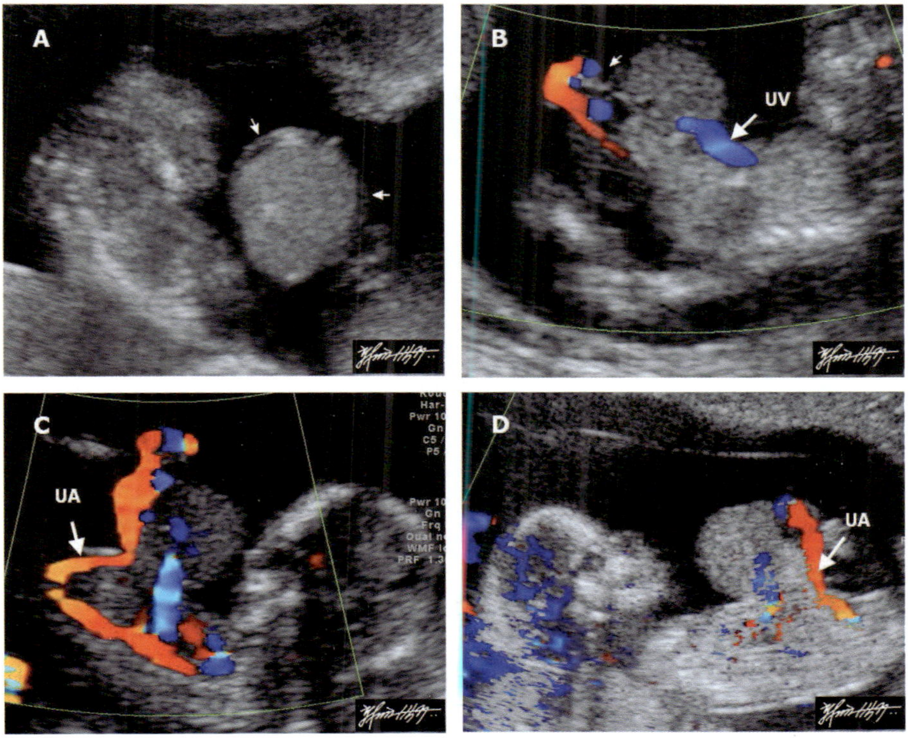

Figure XIV-33. Omphalocele diagnosed at 14 weeks of gestation. (A) Sagittal plane에서 anterior abdomen 앞에 membrane에 싸여있는 round mass가 관찰된다. (B) Liver가 herniated mass 안에서 관찰된다. (C, D) Color Doppler에서 umbilical cord vessel이 herniated mass의 정점에 insertion하고 있음이 관찰된다.

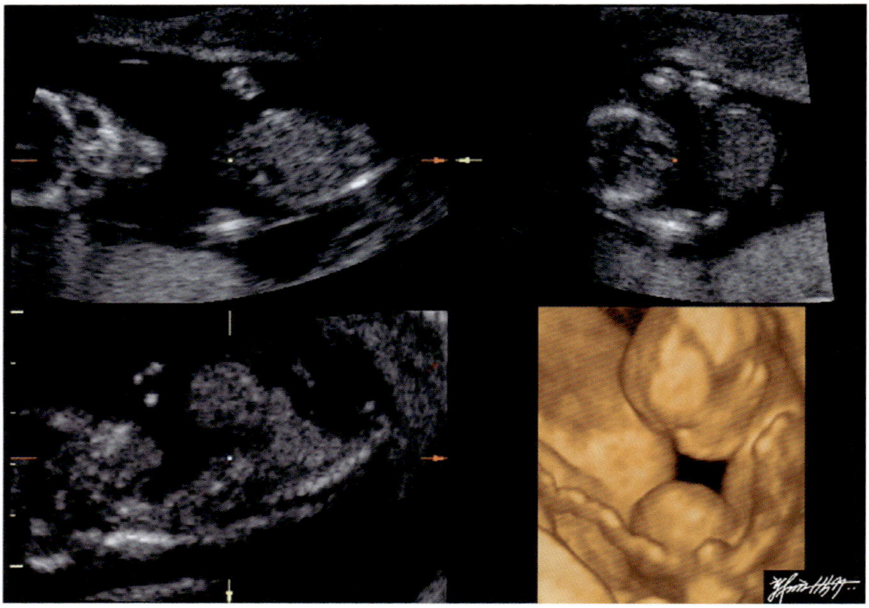

Figure XIV-34. 3D image of the case in the Figure XIV-33.

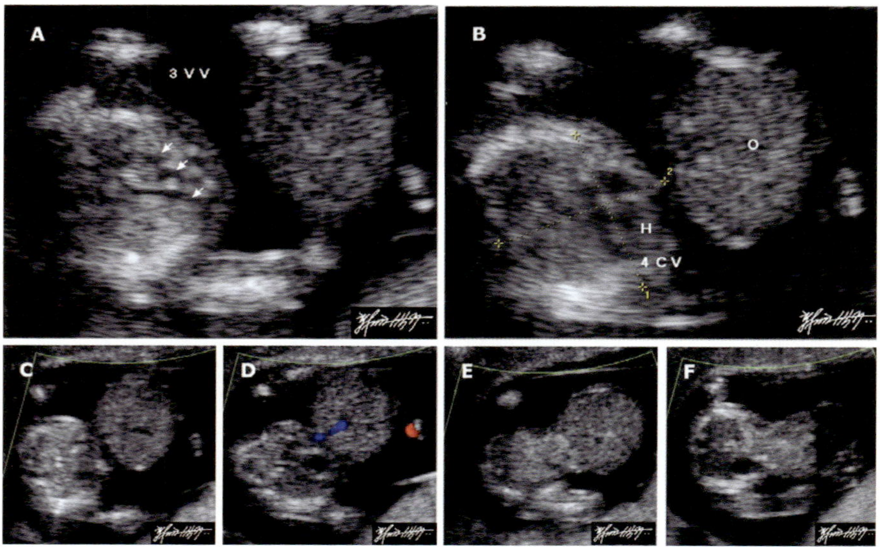

Figure XIV-35. Same case in the Figure XIV-33, 34. (A) 3VV에서 pulmonary artery가 aorta보다 약간 작게 보인다. (B) 4CV에서 cardiac axis가 90°에 가깝게 deviation 되어 있음이 관찰되어 associated heart anomaly가 의심되지만 임신주수가 너무 적어 자세한 진단을 내릴 수는 없었다. (C –F) Serial USG images. Extracorporeal liver and bowels.

B. Gastroschisis

1) Paraumbilical defect involving all the layers of the abdominal wall (full thickness defect)
   Umbilical cord의 right side의 defect
2) Pathophysiology: Early vascular accident → Occlusion of right umbilical vein or terminal segment of right omphalomesenteric artery
3) Size: 2~4 cm
4) USG findings
   ① 복강 밖에 multiple bowel loop들이 보이는 것이 특징이다.
   ② 탈출된 bowel을 보호하는 covering membrane이 없다.
   ③ Bowel은 ischemic damage, edema, dilatation로 인해 fibrous coating (diffuse thickening), hypoperistalsis 및 atresia를 보이게 된다 (**Figure XIV-40** 참조).
5) 다른 기형 동반은 7~30%로 보고되고 있으나 염색체 이상의 빈도는 증가하지 않으므로 fetal chromosomal analysis 할 필요 없다.
   ① Hypoperistalsis, malrotation, absent secondary fixation of the bowel to dorsal abdominal wall, ischemia, multiple atresia (10~30% bowel defect)
   ② ASD, anencephaly, cleft lip/palate, ectopia cordis, diaphragmatic hernia, scoliosis, syndactyly, amniotic band
6) 임신 제1기와 제2기 초기에는 비교적 흔히 발견되지 않는 abdominal wall defect이므로 임신 제 1기에 herniated mass가 발견되는 경우에는 omphalocele의 가능성이 높다.

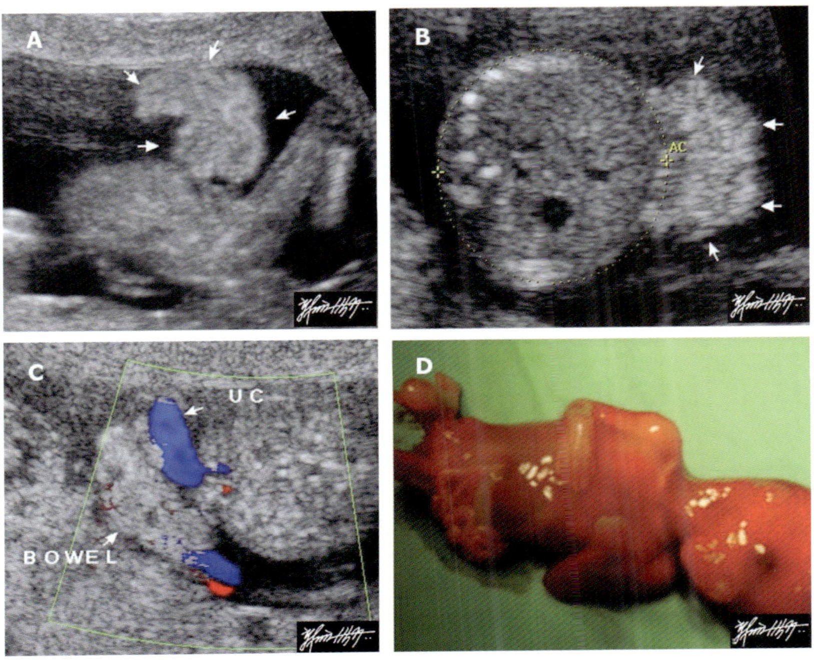

Figure XIV-36. Gastroschisis diagnosed at 15+2 weeks of gestation. UC insertion은 정상으로 보인다.

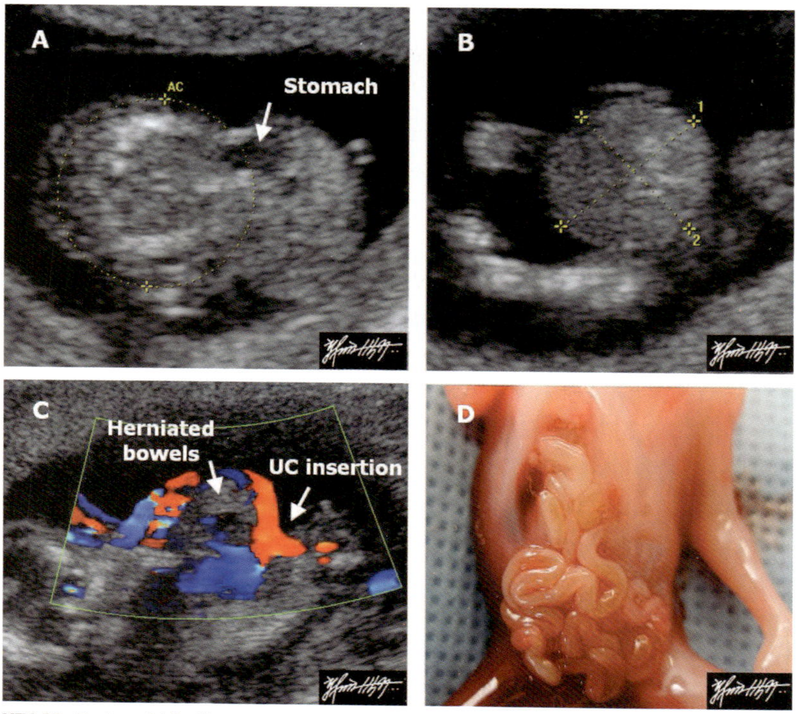

Figure XIV-37. Gastroschisis diagnosed at 14 weeks of gestation. Figure I-6, 7의 cystic hygroma에 동반된 gastroschisis case이다.

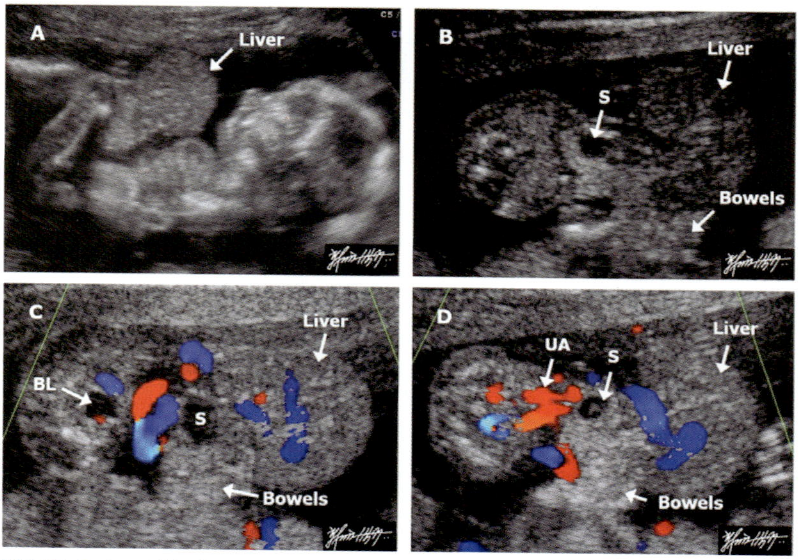

Figure XIV-38. Gastroschisis diagnosed at 18 weeks of gestation. Liver, stomach, small bowel loops가 모두 anterior abdominal wall defect를 통해 빠져 나와있다.

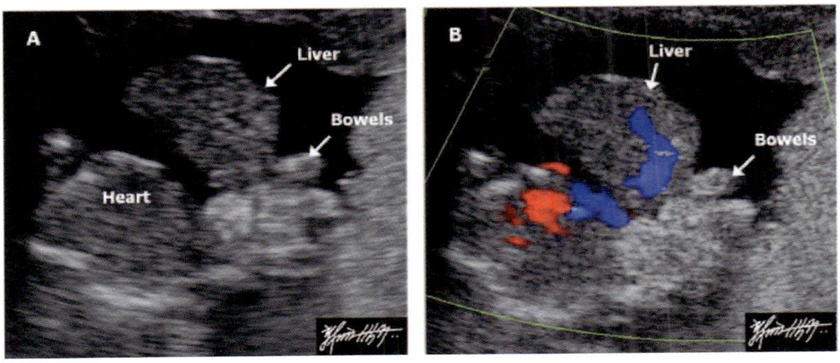

Figure XIV-39. Same case of the Figure XIV-38. (A) Liver와 bowel loop들이 covering membrane 없이 herniation 되어있다. (B) Color Doppler image.

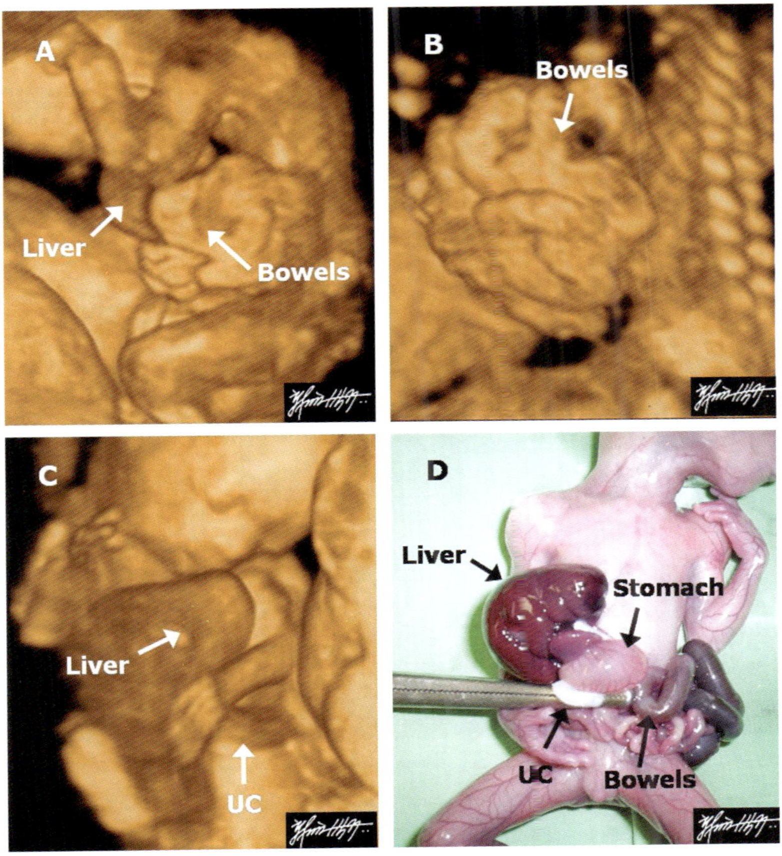

Figure XIV-40. 3D images of the case in the Figure XIV-38, 39. (A) Left lateral view에서 herniated bowel loop들이 보인다. (B) 확대사진. (A) 정면모습. Herniation된 liver를 태아가 가슴 높이에서 안고 있는 것처럼 보인다. Liver의 왼쪽으로 umbilical cord (UC)가 보여 right paraumbilical defect 임을 알 수 있다. (D) Gross appearance에서 bowel의 diffuse thickening, edema, dilatation소견이 보인다.

C. Pentalogy of Cantrell

1) Omphalocele + ectopia cordis: Less than 100 cases reported
2) Defect in lower sternum, anterior diaphragm, diaphragmic pericardium & cardiac anomalies

D. Bechwith-Wiedemann Syndrome

1) Omphalocele, macroglossia, visceromegaly (hepatosplenomegaly, nephromegaly)
2) 대부분의 진단은 large omphalocele에 대한 work up 중 이루어진다.

14. Limb-Body Wall Complex (LBWC)

1) Anterior abdominal wall defect, short umbilical cord, disruption of lateral body wall, distinctive scoliosis of the spine, limb defects, and facial and cranial anomalies.
2) Abdominal wall defect와 scoliosis가 있으면 LBWC를 반드시 의심해야 한다.
3) Amniotic bands가 40%에서 발견된다.

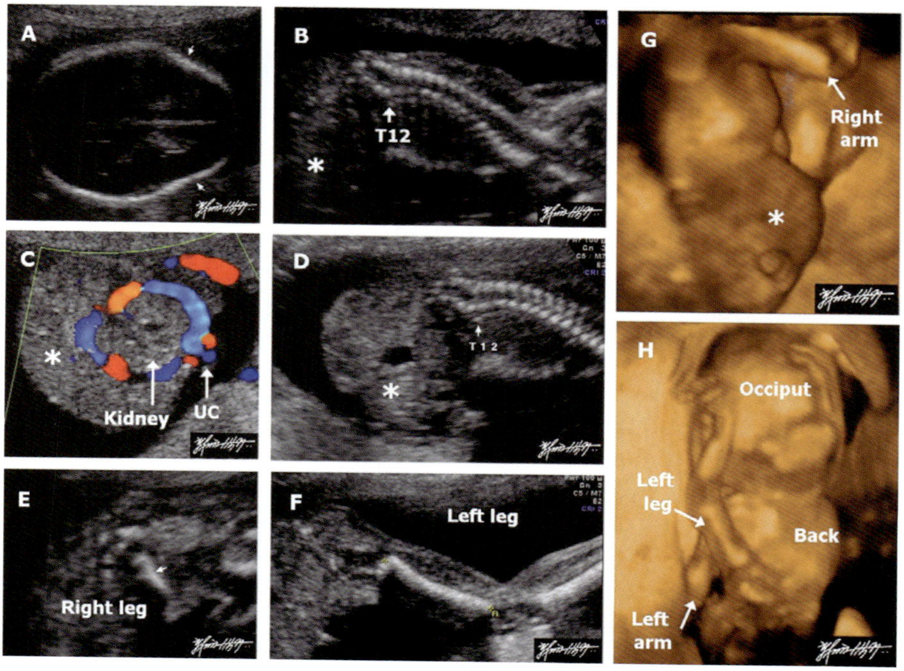

Figure XIV-41. LBWC diagnosed at 19 weeks of gestation. (A) Lemon sign. (B, D) Scoliosis and sacral agenesis (Lowest rib이 붙어있는 T12 이하로 spine이 5개 밖에 보이지 않음) and herniation (*) through huge anterior abdominal wall defect. (C) UV가 left kidney 옆으로 들어가 kidney를 loop처럼 돌아서 liver로 간다. UC가 hernia의 apex에 부착되지 않았고, covering membrane이 없으므로 omphalocele 보다는 gastro-chisis에 더 합당하다. (E) Severe hypoplastic right femur. Invisible tibia and fibula. (F) Normal sized left leg. (G) 3D image of the gastroschisis. (H) Left leg의 길이는 정상이지만 매우 심한 extension으로 인해 태아의 어깨 뒤에 무릎이 닿아 있고, 발은 뒤통수에 닿아 있다. 그 외에 short UC도 있어 LBWC가 강력히 의심되었다 (CSJ).

15. Body Stalk Anomaly

1) LBWC와 같은 기형으로 생각된다.
2) Severe scoliosis, large wall defect, short umbilical cord
   임신 3~4주 경 amnion rupture로 인한 심한 조기 양수 과소증 → Deformity 발생

16. Cloacal Extrophy

1) Cloaca는 rectum과 urogenital sinus이 발생하는 primitive structure이다.
2) **O**mphalocele, **E**xstrophy, **I**mperforated anus, **S**pina bifida (**OEIS** complex)

17. Amniotic Band Syndrome (ABS)

1) Amniotic band가 태아에 부착되어 태아 신체의 일부를 disruption시키는 것으로 minor constriction rings에서 complex, bizarre multiple congenital anomalies까지 다양한 spectrum의 기형을 유발한다.
2) Constricting ring, lymphedema, extremity amputation, facial cleft, large body wall defect, encephalocele
3) "**ADAM** complex" (**A**mniotic **D**eformities, **A**dhesion, **M**utilation)
4) 가장 흔한 deformity는 constriction이고, 77%에서는 여러 신체 부위에 발생한다.
5) USG: Amniotic band가 fetal part와 직접 닿아 있어서 태아의 움직임이 제한된다.

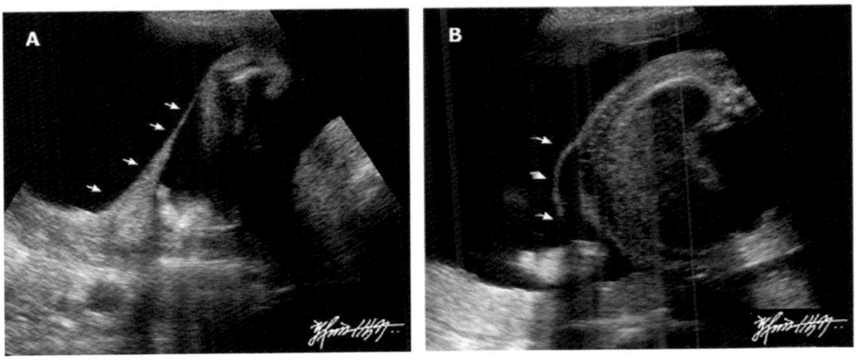

Figure XIV-42. 위 사진은 임신 **34**주에 **nonimmune hydrops**로 **FDIU**된 **case**이다. **(A)**에서 **fetal membrane**에서 **origin** 한 **membranous sheet**가 태아의 손목에 부착되어 있는 것처럼 보이고, **membranous sheet**가 태아의 움직임에 따라 같이 움직여 **amniotic band syndrome**을 의심할 수 있는 소견이다. 그러나 분만 후 **gross** 소견에서 **amniotic band**는 보이지 않았고, 손목을 비롯한 어느 부위에도 **constriction**은 없어 **amniotic band syndrome**은 아니었다. 실제 이 태아는 자궁 내 사망으로 인해 **bullae**가 몸 전체를 덮고 있었고, **(B)**에서 태아의 배에 붙어있는 **membrane**같은 것들이 **bullae**였다 **(CSJ)**.

XV. Genitourinary System

1. Physiology

1) Overall anomaly incidence of genitourinary system: 0.2~1.4%

2) Kidney는 15~16주에 관찰할 수 있으나 빠르면 14주에도 보인다. 통상적으로 kidney는 18주부터 잘 보이게 된다.

3) 임신 기간 내내 kidney circumference / AC는 0.27~0.30으로 일정하게 유지된다.

4) Kidney size (mm) = GA (week)

Renal pelvis AP diameter: < 1/2 of kidney AP diameter

5) Urinary bladder: 13~15주부터 보이고, 30~45분마다 차고 비우고 한다. 방광 벽은 아주 얇으므로 2 mm 이상이면 두꺼워졌다고 할 수 있다.

6) 통상 임신 10-12주부터 소변이 생성되고 배뇨가 이루어지나 이 시기에 양수의 대부분이 태반에서 형성되므로 양수 양이 정상이라 하더라도 비뇨생식기 계통의 선천성 기형이나 비정상적인 신장 기능의 가능성을 완전히 배제할 수는 없다. 16주가 되면 양수는 거의 모두 태아의 소변으로 이루어지므로 소변이 나오지 않으면 18주 경에 oligohydramnios 생김.

7) Fetal urine production

① 18주: 7~14 mL/day

② 20주: 5 mL/hour

③ Term: 27 mL/hour or 650 mL/day (40주: 50 mL/hour)

9) Adrenal gland: 27주 이상에서는 90% 이상에서 보인다.

2. Hydronephrosis

1) Most common cause of an abdominal mass in a neonate.

2) Localization of the level of urinary tract obstruction: 예후 판정과 치료 결정에 필수

3) Renal ectopia

① Pelvic kidney: Obstruction 또는 reflux MCDK 때문에 hydronephrosis가 흔하다.

② Horseshoe kidney (1/4000): 다른 동반 기형이 흔하다.

4) Mild hydronephrosis (4~5 mm): 2~3%의 정상 태아에서도 생긴다.

Down syndrome의 25%에서도 발생하지만, isolated의 경우 Down일 확률은 1/340이므로 fetal chromosomal analysis 할 필요 없다!

5) Sonographic manifestations of urinary tract obstruction

① Oligohydramnios

② Cystic dysplasia

③ Urinary tract rupture (urinary ascites, paranephric urinoma, dystrophic calcifications)

④ Massively dilated bladder

⑤ Pelvocalyectasis / ureterectasis

Table XV-1. Studies and Criteria Used for Diagnosis of Fetal Hydronephrosis

Study	Definition
Arger et al. (1985)	AP diameter ≥10 mm Ratio of AP diameter of pelvis/kidney 〉0.5
Corteville, Gray, and Crane (1991)	AP diameter ≥7 mm AP diameter ≥4 mm at 〈 33 weeks Ratio of AP diameter of pelvis/kidney 〉0.28
Mandell et al. (1991)	AP diameter ≥ 5 mm at 〈 20 weeks AP diameter ≥ 8 mm at 20 to 30 weeks AP diameter ≥ 10 mm at 〉30 weeks

6) Grades of pyelectasis

① Grade 0: No dilatation

② Grade 1: Renal pelvic dilatation with or without infundibula visible

③ Grade 2: Renal pelvic dilatation with calices visible

④ Grade 3: Renal pelvis and calices dilated

⑤ Grade 4: Grade 3 + parenchymal thinning

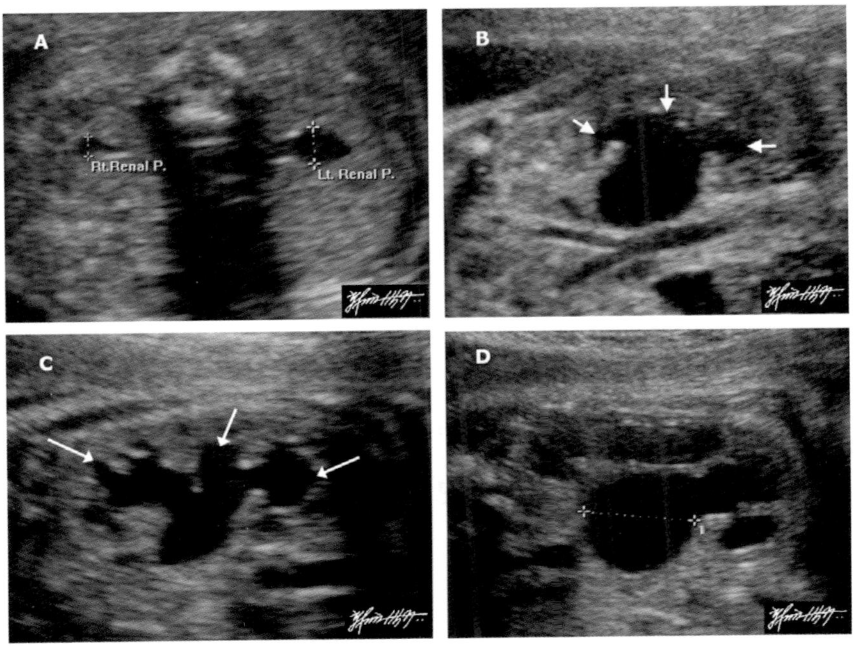

Figure XV-1. Grades of pyelectasis. (A) Unilateral (left) grade 1 pyelectasis (5.2 mm) at 21 week. (B) Grade 2 hydronephrosis, calyces are visible (arrows). (C) Grade 3 hydronephrosis with dilated calyces. (D) Grade 4 hydronephrosis with parenchymal thinning.

A. UPJ Obstruction

1) Most common urinary tract anomaly
2) Unilateral: 70%
3) 8~10주 이전에 막히면 multicystic dysplastic kidney가 됨
4) Caudal end of pelvis: **"Blunted"** 또는 **"bullet nosed"** 모양

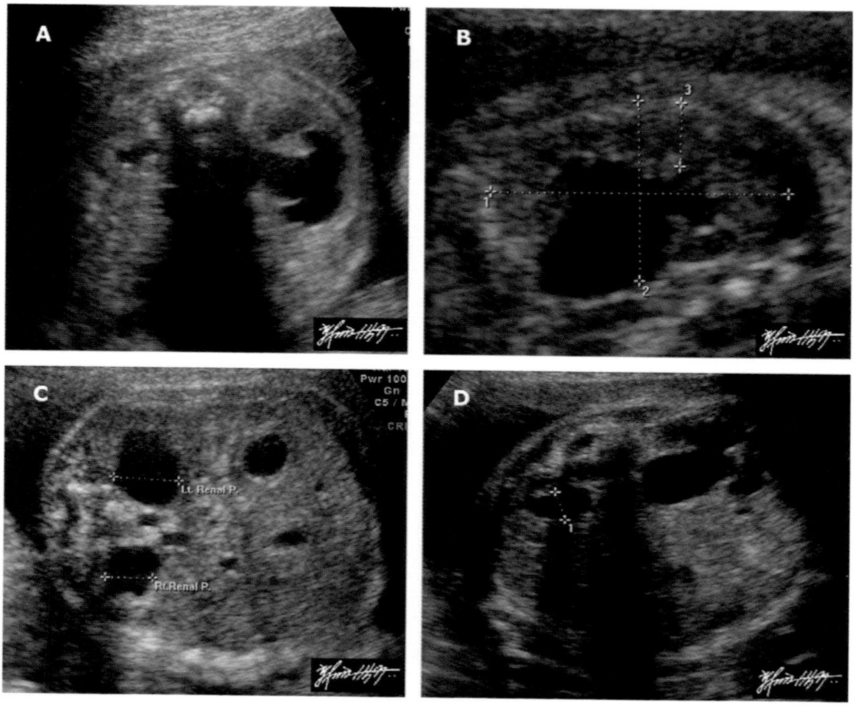

Figure XV-2. Cases of hydronephrosis due to UPJ obstruction. (A) Unilateral (right) grade 3 hydronephrosis. (B) Sagittal view에서 특징적인 blunted or bullet nosed renal pelvis가 보인다. (C) Bilateral hydronephrosis diagnosed at 22 weeks of gestation. Renal pelvic AP diameter 9.2 mm (right), 12.7 mm (left). 같은 case이어도 태아의 자세에 따라 (C)와 같이 옆으로 누워있는 경우가 (D)와 같이 태아가 엎드려 있을 때보다 renal pelvic AP diameter가 크게 측정될 수 있다 (CSJ).

5) Renal function은 preserve되어 있으므로 high urine output state로 polyhydramnios (paradoxical)가 생길 수도 있다.
6) Progression 하는 경우는 50% 미만이고 오히려 regression 하는 경향이 있다.
7) Renal pelvis AP diameter가 1 cm 미만이면 예후가 좋고, 2 cm 이상이면 3/4에서 postnatal pyeloplasty가 필요하다.
8) 생후 1일에는 dehydration, deprivation of maternal progesterone-like material 때문에 정상으로 보일 수 있다. 그러므로 3~7일 이후에 검사해야 함.

9) Preterm delivery 할 필요 없다.

10) Rupture 되어 paranephric urinoma 생기면 예후 극히 불량!

11) Postnatal management

① F/U without treatment

② Pyeloplasty before renal functional deterioration

③ Diuretic renography (^{99m}Tc-MAG3) 시행

a. Nonobstructive type → Observation

b. Obstructive type → Operation

B. UVJ Obstruction

1) Good prognosis, least common

3) Complete ureteral duplication with ectopic ureter: Most common cause

① Upper pole: Hydronephrosis / Lower pole: Normal

② Dilated ureter and ureterocele

4) Congenital megaureter: 주로 male, unilateral, left

5) Ureterovesical junction stenosis

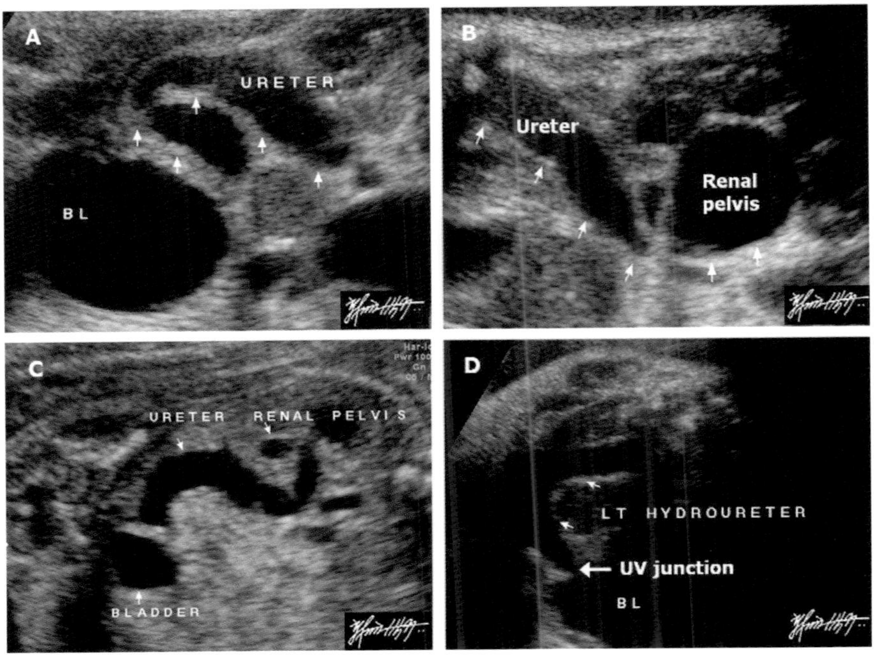

Figure XV-3. UVJ obstruction. Dilated ureter with dilated renal pelvis. Ureter는 정상에서는 보이지 않으나 위의 초음파 사진과 같이 뱀처럼 (serpiginous) 구부러진 cystic lesion은 hydroureter를 시사하는 소견이고, Doppler로 혈관과 감별할 수 있다.

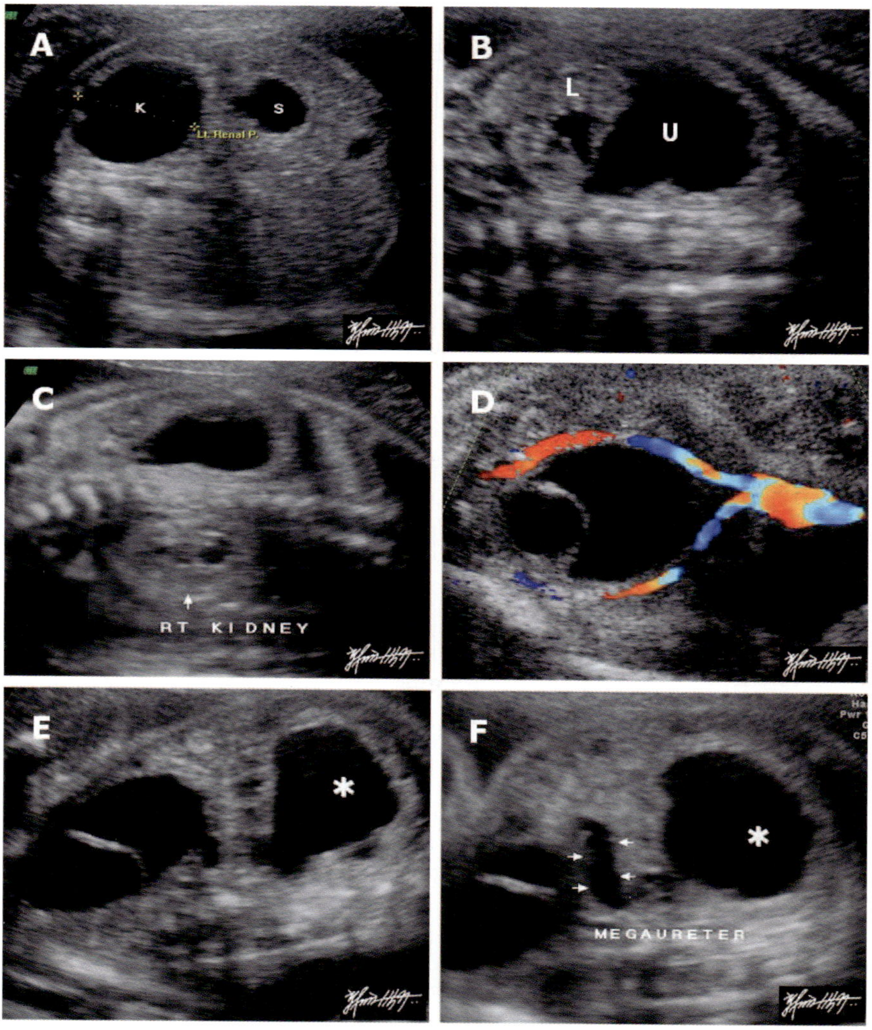

Figure XV-4. Duplicated renal system with dysplastic and hydronephrotic upper pole kidney associated with ureterocele diagnosed at 25 weeks of gestation. (A) Dilated renal pelvis (K)가 left upper abdomen의 stomach (S) 후방에 huge anechoic cyst처럼 보인다. AP diameter는 25.3 mm. (C) Sagittal plane에서 늘어나 있는 kidney upper pole (U)의 periphery에 thin renal parenchyme이 보이고, lower pole (L)은 정상으로 보인다. (C) Coronal plane에서 contralateral kidney는 정상 contour를 유지하고 있고, hydronephrosis가 동반되지는 않았다. (D) 방광 내에 round anechoic cyst처럼 보이는 것이 ureterocele이다. Color Doppler를 이용하여 bladder 양 옆을 지나가는 umbilical artery를 확인함으로써 다른 abdominal cyst와 감별할 수 있다. (E) Sagittal plane에서 dilated left kidney upper pole (*)과 dilated bladder 내의 ureterocele이 관찰된다. (F) Left kidney upper pole (*)과 bladder 사이에 dilated ureter가 관찰된다.

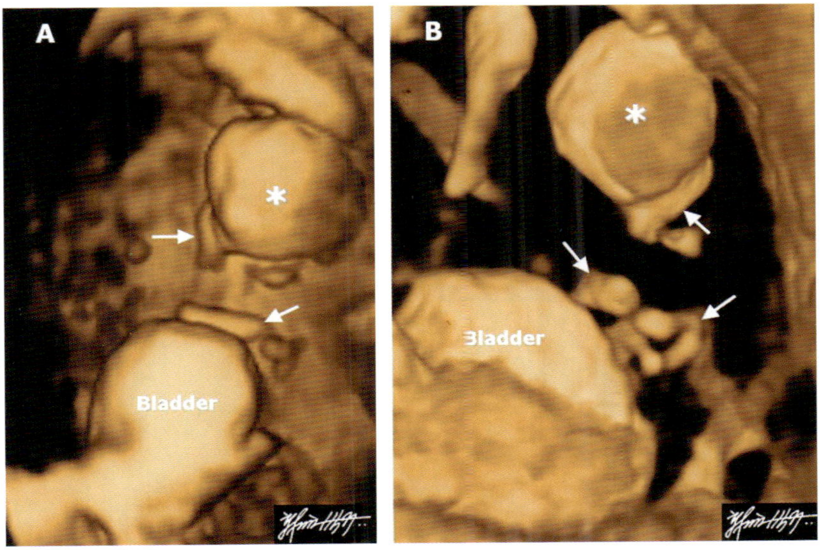

Figure XV-5. 3D inversion rendering mode view of the case in the Figure XV-4. Hydronephrotic upper pole (*), dilated ectopic ureter (arrows), and bladder.

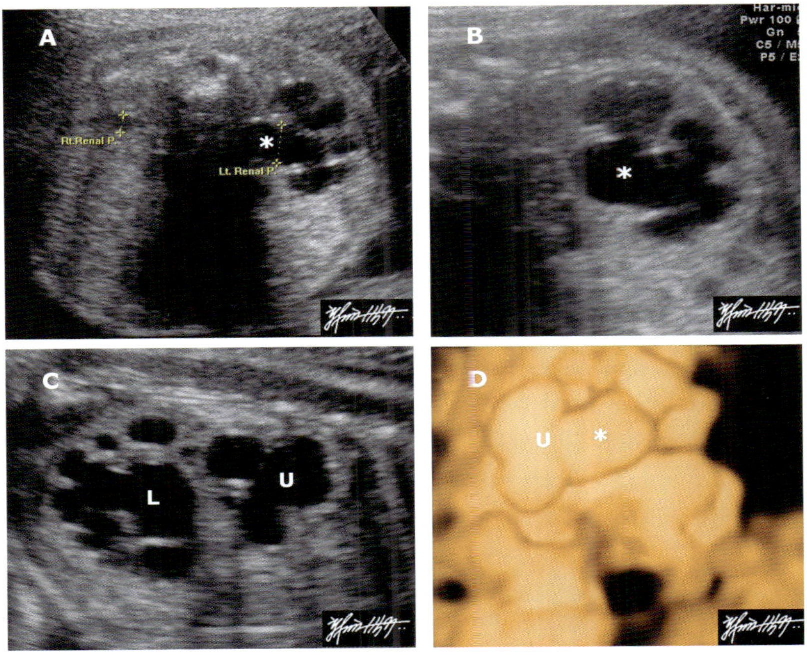

Figure XV-6. Another case of duplicated renal system associated with ureterocele. (A, B) Grade 4 hydronephrosis. Normal contralateral kidney. (C) Figure XV-4, 5와는 다르게 이 case는 upper와 lower pole 모두 hydronephrosis가 동반되었다. (D) 3D inversion rendering mode of the hydronephrotic upper pole (*).

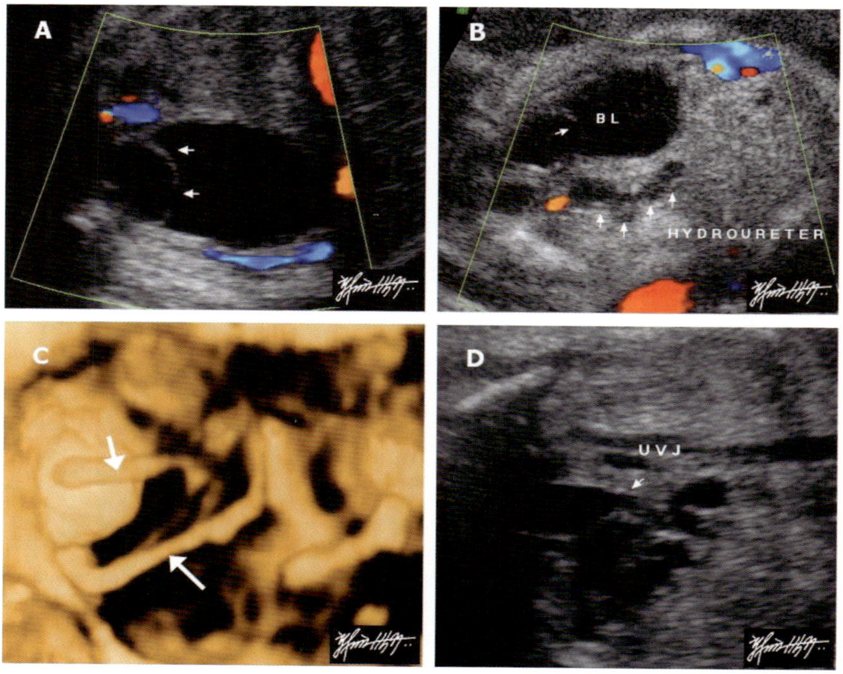

Figure XV-7. Same case of the Figure XV-7. (A) Ureterocele. (B) Bladder and hydroureter. (C) Duplicated ureter and UVJ by 3D inversion rendering mode. (D) UVJ and dilated hydroureter.

C. Bladder Outlet Obstruction

1) Most severe

2) <u>Posterior urethral valve</u>

① Male only (Oligohydramnios & bladder dilatation in male → PUV 의심!!)

② Trisomy 13, 18과 관련이 있다.

③ USG findings

a. **"Keyhole appearance"** and thickened bladder

b. Trabeculation: Bladder hypertrophy때문에 발생한다.

c. Hydronephrosis: 40%에서 나타나고 paranephric urinoma, urine ascites, urino-thorax가 합병되기도 한다. Caliectasis와 survival은 반비례한다.

d. Oligohydramnios: 50%에서 나타난다. Potter face※, 사지의 flexion contracture 등이 합병되기도 하고 이 중 80%는 사망한다.)

④ "<u>Cardinal sign</u>": Bladder dilatation, bladder wall thickening, proximal urethra dilatation

※ Potter syndrome: Flattened face, low set ears, club foot, hip dislocation.

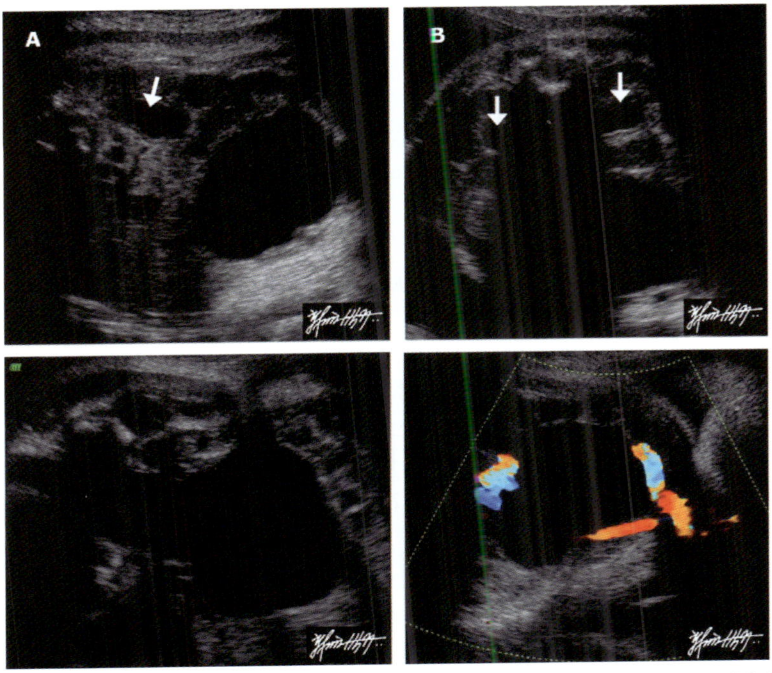

Figure XV-8. A case with prenatally suspected PUV. (A) Megacystis (5.7 X 4.4 cm). (B) Bilateral hydronephrosis (arrows). (C) Key hole appearance. (D) Bladder and two umbilical arteries on color Doppler. 위의 초음파 소견으로 **PUV**를 의심할 수 있으나 이 **case**에서 **oligohydramnios**는 없었다.

3. Renal Cystic Disease

➢ Renal cyst 발생에 영향을 미치는 가장 중요한 두 가지: Obstruction & heredity

A. Multicystic Dysplastic Kidney (MCDK; Potter Type II)

1) Definition: Nonfunctional renal tissue replaced by multiple cysts & dysplastic tissue

2) Synonym: Renal cystic dysplasia, Potter type II

3) Epidemiology

① M:F = 2:1

② Second most common abdominal mass in neonate, 80% on the left

4) Etiology

① Metanephric stage에 ureter 또는 UPJ의 complete obstruction (atresia)에 의해 발생.

② Affected kidney: Nonfunctioning. 초기에는 nephron들이 fluid를 생성하여 cyst를 채우고 점점 cyst를 expansion시키다가 이 nephron들이 파괴되면 cyst 내 fluid가 점점 흡수된다 (grow → shrinks).

③ Obstruction이 일찍 일어나고 (특히 10주 이전) 심할수록 예후가 나쁘다.

5) Presentation and natural history

① 산전 초음파에서 우연히 발견되거나, 유아기에 palpable mass로 발견되거나, 반대쪽 UPJ obstruction으로 인한 증상 때문에 검사하다가 우연히 뒤늦게 발견된다.

② 대부분은 시간이 지남에 따라 involution되고 무증상으로 남는다.

③ Infection, mass effect 또는 hypertension과 같은 합병증이 생길 수 있다.

6) USG findings

① Fetal flank에 서로 연결되지 않은 다양한 크기의 cystic mass
(Best imaging clue: No connection between the cysts in real-time imaging)

② Cyst들은 다양한 크기와 모양이고, 질서 없이 위치한다.

③ Large cyst들이 kidney의 contour를 변형시켜 정상 kidney 형태가 소실된다.

④ Normal renal parenchyma은 보이지 않는다.

⑤ Cyst의 크기는 변할 수 있다 (초기에는 커지다가 후기에는 감소)

⑥ Bilateral인 경우 profound oligohydramnios가 발생한다.

⑦ 반대 kidney의 40%가 비정상: MCDK 20%, UPJ obstruction 10%, renal agenesis 10%

7) Associated anomalies

① Meckel-Gruber: MCDK, encephalocele, postaxial polydactyly

② Trisomy 18, Trisomy 13, Jeune syndrome, Zellweger syndrome

8) Differential diagnosis

① Hydronephrosis: Calyx가 cyst처럼 보이나 서로 연결되어 있고 중앙에 renal pelvis가 있다.

② Obstructive uropathy with renal dysplasia (Potter type IV)

a. Obstruction이 조기에 발생하면 (10주 이전) MCDK처럼 보인다.

b. Obstruction이 후기에 발생하면 kidney는 원래의 형태를 유지한다.

c. Obstruction이 후기에 발생하면 kidney function은 유지될 수도 있다.

d. Hydronephrosis가 처음에 나타나고 cortical cyst가 뒤이어 나타나는 경우도 있다.

③ Autosomal recessive polycystic kidney disease (ARPKD)

a. Macroscopic cyst가 없는 bilateral large echogenic kidneys

b. Bilateral로 발생하면 MCDK는 "infantile" PKD (ARPKD)로 오인되기도 한다.

b. ARPKD는 다음 임신 시 25%에서 재발하기 때문에 감별이 중요하다!

④ Megaureter (dilated ureter) **(Figure XV-3 참조)**

a. UVJ 이하의 obstruction에 의해 발생

b. Large ureter는 뱀 모양 (serpiginous)으로 보이는데 cystic mass처럼 보이기도 한다.

⑤ Congenital mesoblastic nephroma

a. Solid renal tumor로 cystic necrotic area가 보인다.

9) Management

① Careful evaluation of contralateral kidney

② Follow amniotic fluid volume during pregnancy

③ Careful search for other fetal anomalies

④ 동반기형이 있으면 fetal chromosomal analysis 해야 한다!!

⑤ Bilateral MCDK은 거의 fatal하므로 termination의 적응증이 될 수 있다.

⑥ Contralateral kidney가 정상이면 F/U만 한다.

⑦ Focal enlargement (Wilms tumor 가능성 있음), recurrent infection, mass effect, hypertension 등이 있으면 수술적 제거

⑧ 3~5년 간격으로 초음파 F/U

10) Prognosis

① 임신이 진행됨에 따라 커지기도 작아지기도 함. 출생 후엔 대부분 저절로 없어지기도 한다.

② Unilateral이면서 합병증이 없으면 예후는 양호하다. 수술을 필요로 하는 경우라도 예후는 양호하다.

③ Contralateral kidney가 비정상이면서 oligohydramnios가 있으면 예후가 매우 불량하다.

④ Tumor 발생 위험: 1~2/1,000명. Tumor 예방 위해 수술을 하는 것은 controversial하다.

⑤ Bilateral MCDK는 다음 임신 시 recurrence rate가 증가하지는 않는다.

Table XII-2. Features Used to Distinguish Hydronephrosis from MCDK

Features	Hydronephrosis	MCDK
Renal shape	Reniform contour maintained	Reniform contour lost
"Cysts"	Arranged in an anteroposterior row (calices)	Randomly arranged
Cyst size	Uniform except at poles, where compound calices occur	Vary in size randomly
Parenchyma	Seen at periphery of "cysts"	Seen between cysts
Communication	"Cysts" communicate	Cysts do not communicate

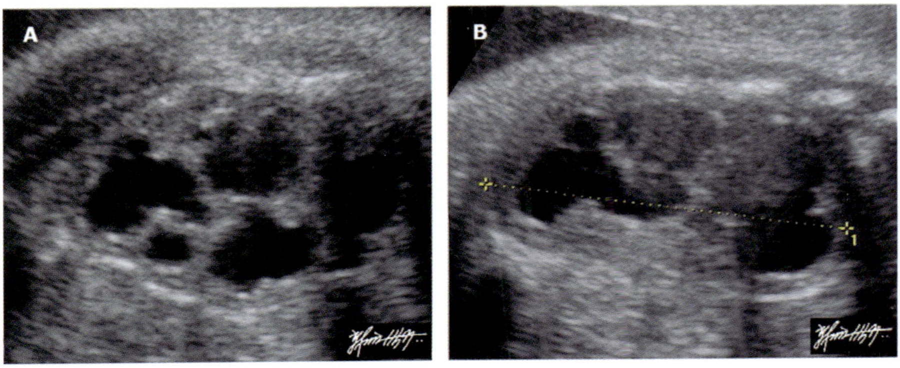

Figure XV-9. Coronal view (A) and sagittal view (B) of unilateral MCDK. Grade IV hydronephrosis (Figure XV-1의 (D))와 비교 (CSJ).

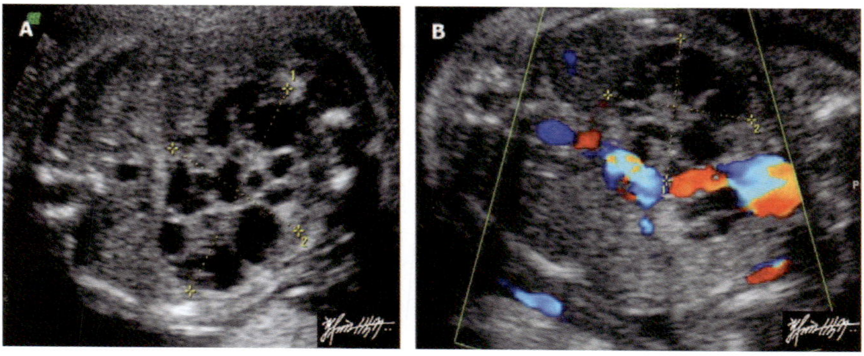

Figure XV-10. Another case of unilateral MCDK. Huge multicystic kidney that cross the midline diagnosed at 22 weeks of gestation..

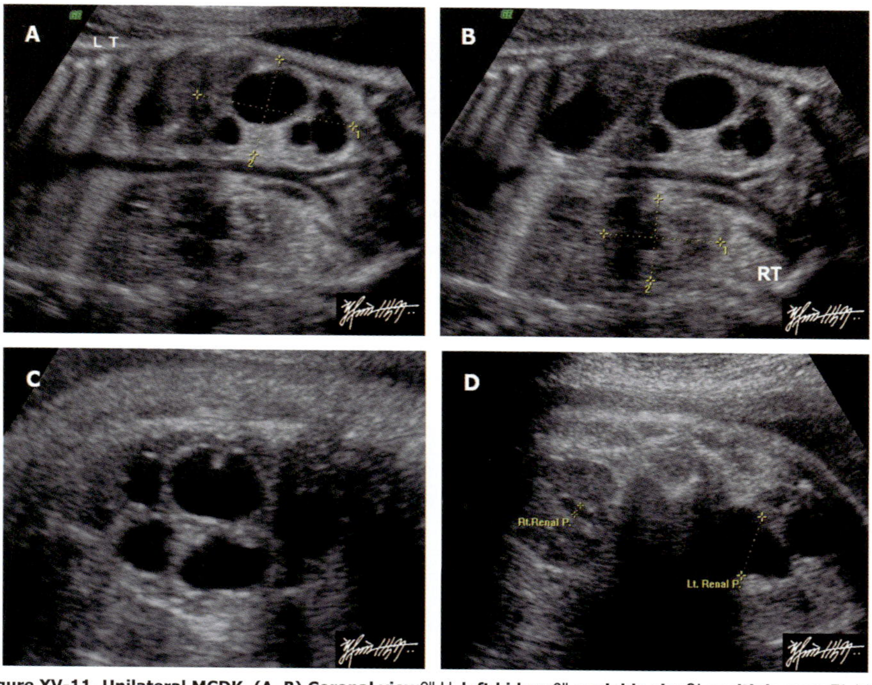

Figure XV-11. Unilateral MCDK. (A, B) Coronal view에서 left kidney에 variable size의 multiple cysts가 보이고, right kidney는 정상으로 보인다. (C) 확대한 그림에서 cyst 사이에 communication은 보이지 않는다. (D) Axial plane에서 left renal pyelectasis과 normal right renal pelvis가 관찰된다.

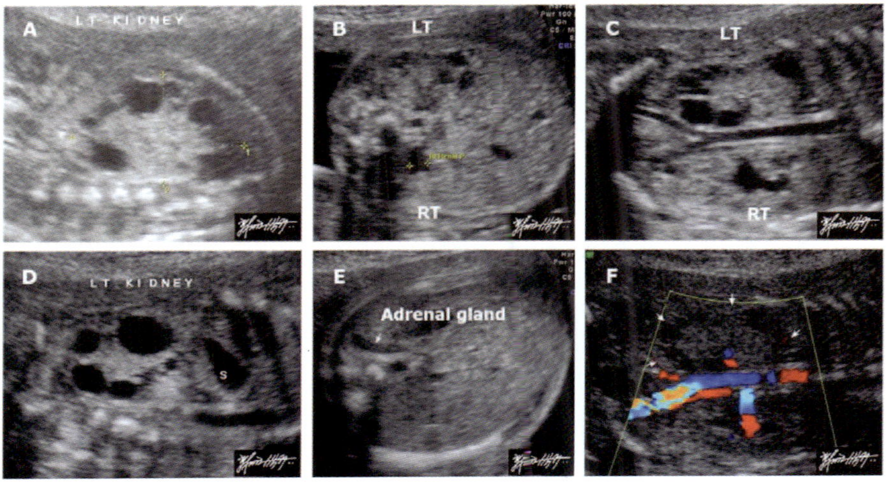

Figure XV-12. Unilateral MCDK and contralateral hydronephrosis diagnosed at 21 weeks of gestation. (A, D) Multiple variable sized cysts in left kidney. (B) Pyelectasis of the right kidney. (C) Coronal view. (E) Normal adrenal gland. (F) Bilateral renal arteries on color Doppler.

B. Polycystic Renal Disease

1) Autosomal-recessive polycystic kidney disease (ARPKD; **Potter type I**)

① Incidence: 1/40,000~1/50,000

② USG findings

a. Enlarged bilateral kidneys (점점 커져서 후기에는 정상의 3~10배가 된다.)

b. Increased echogenicity (Solid & ground-glass texture): Medullary portion의collecting tubule이 늘어나서 kidney 크기 및 echogenicity가 증가한다. Peripheral의cortical portion은 오히려 hypoechoic해진다.

c. Severe oligohydramnios and increased AC

d. ARPKD의 polycystic change는 현미경 소견이므로 초음파로 보이지 않으나 visible cyst들이 있는 경우도 있다. 단, MCDK에서는 visible cyst의 크기와 수가 kidney의 크기에 비례하지만, ARPKD에서는 그렇지 않다. 두 질환을 감별하는데 중요.

e. 임신 20주까지는 완전히 정상이다가 (정상 AFI) 이후에 발견되는 경우가 흔하다. 그러나 임신 초기에 진단한 case들도 보고된 바 있고, 24주 이전에는 진단이 가능하다고도 한다. 이전 임신 시 ARPKD가 있었다면 F/U USG를 반드시 해야 한다.

③ ARPKD는 임상양상과 dilated renal tubule의 proportion에 따라 perinatal type (90%), neonatal (60%), infantile (20%), juvenile (10%)로 분류된다. 이 중 perinatal type 환아는 대부분 신생아기에 renal or respiratory failure로 사망한다. Neonatal type은 수개월, infantile type은 10년, juvenile type은 50년까지 생존하기도 하고, 수년 후 cyst들이 resolution되기도 한다. 유아기를 무사히 넘긴 환아는 liver disease (hepatic fibrosis, portal hypertension)를 겪게 된다. <u>재발율은 25%.</u>

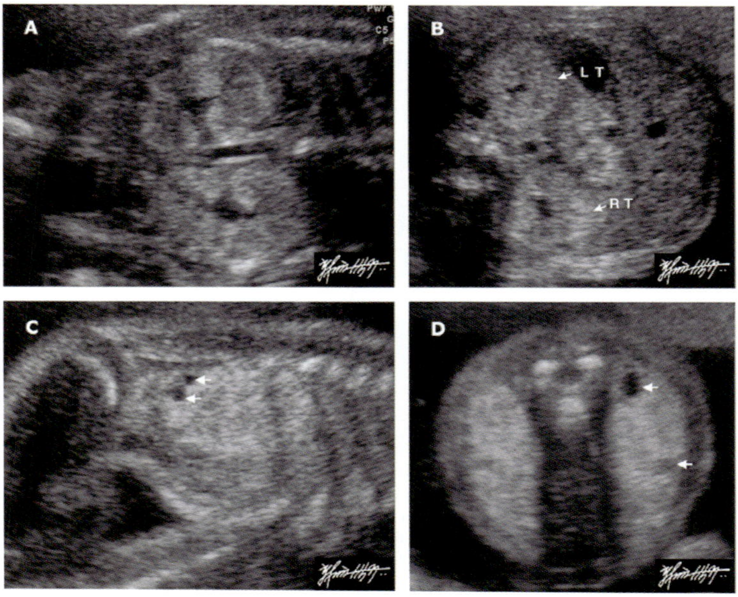

Figure XV-13. Early stage ARPKD diagnosed at 22 weeks of gestation. Abnormally large and echogenic bilateral kidneys. (A) Coronal view. (B) Axial view. (C, D) Cystic lesion (arrow)이 일부 관찰되기도 한다.

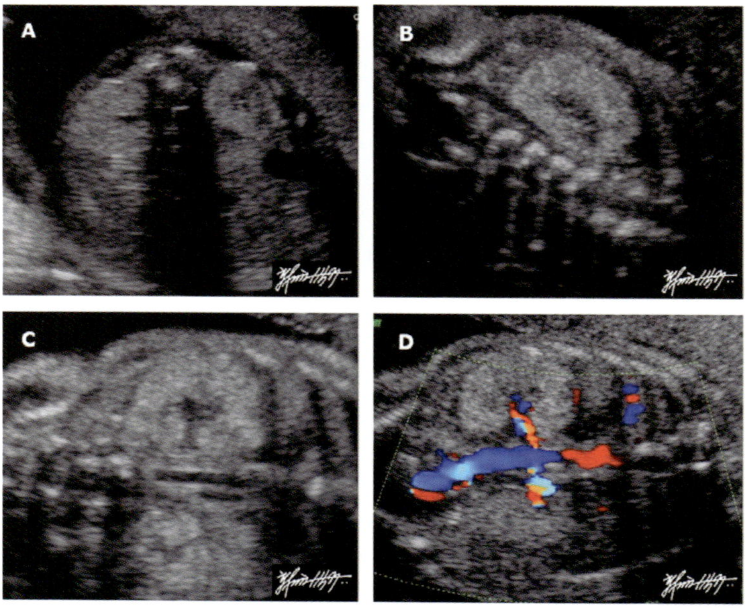

Figure XV-14. Another case of early stage ARPKD diagnosed at 23 weeks of gestation. Bilateral kidney의 echo가 매우 증가하였으나 아직 그 크기는 증가하지 않았고, oligohydramnios도 동반되지 않았다. Figure XV-13, 14 모두 follow up loss되어 최종진단은 알 수 없었다 (CSJ).

2) Autosomal-dominant polycystic kidney disease (ADPKD; **Potter type III**)

① Incidence: 1/1,000. Most common hereditary renal cystic disease

② Etiology: Mutation near the telomere of chromosome 16 (90%)

③ 성인기에 주로 진단되지만 (average age of onset: 약 40세), 소아나 태아에서 발견되는 경우도 있다.

④ AD 유전이므로 부모 중 한 명 이상에서 나타나므로 부모 검사를 같이 해야 한다.

⑤ USG findings: ARPKD와 유사하나 renal function은 정상으로 유지되므로 bladder는 잘 보이고 양수량도 정상이며 출생 후에도 정상 신기능을 유지한다.

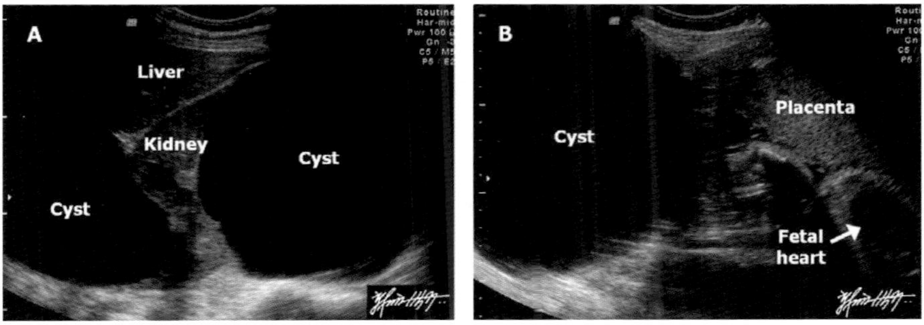

Figure XV-15. Adult type autosomal dominant (AD) PKD. 이 case는 27세 임산부로 할머니, 이모, 어머니 모두 multiple renal cysts가 있었다고 하였고, 임신이 된 후 시행한 USG에서 우연히 multiple intraabdominal cyst들이 발견되어 전원 되었다. (A)초음파에서 양측 신장에 다양한 크기의 multiple cyst들이 있고, 가장 큰 것은 우측에 20 cm이었다. (B) 가장 큰 cyst 아래쪽으로 태아와 태반 등이 관찰된다. 다행히 이 태아에서는 산전에 ADPKD의 소견이 관찰되지 않았다. ADPKD와 ARPKD의 차이를 비교하기 위한 초음파 사진이다 (CSJ).

4. Renal Agenesis

1) Unilateral 1/1,000, bilateral 1/4,000

2) Unilateral M:F=1:1, bilateral M:F=2:1~3:1

3) USG findings: Persistent nonvisualized bladder, nonvisualized kidneys, adrenal glands enlargement ("lying-down adrenal gland)

4) Unilateral은 예후가 좋으나 bilateral은 100% 생후 수시간 또는 수일 내 사망한다.
Severe oligohydramnios → Pulmonary hypoplasia, limb contracture, Potter face → Death

5) Associated anomaly: Bilateral인 경우 50% 이상. Heart (25%), VACTERL (27%), digital anomalies (15%), müllerian anomalies (20%), NTD, hydrocephalus, microcephaly, GI anomalies (anal atresia, duodenal atresia, omphalocele), CDH, cleft lip/palate

6) Recurrence rate: 전체적으로는 3~6%이지만 AD 또는 AR 유전하는 경우가 있고 이 때에는 각각 50%, 25%의 재발률을 가진다.

7) 1st generation의 9~13%에서 asymptomatic unilateral agenesis나 renal anomaly동반
→ 이런 경우 재발률 증가

XVI. Skeletal System

1. Normal Fetal Skeleton

1) Ossification centers

① Ossified portions: Beginning in the latter portion of the 1st trimester

② Echogenic compared with the hypoechoic surrounding cartilage

③ DFE (distal femoral epiphyseal) ossification center: 33주 이상

④ PTE (proximal tibial epiphyseal) ossification center: 35주 이상

⑤ Humeral head epiphyseal ossification center: 38주 이상

2) Size of the ossification center: More specific for age information

3) Distal sacrum은 17 주까지 ossification이 일어나지 않을 수도 있다.

→ 17주 이전에는 distal spine에서의 NTD evaluation을 하기 어렵다.

2. Fetal Musculoskeletal Evaluation

1) 2nd trimester의 limb shortening은 비정상을 의심해야 하는 소견이다.

Specificity: humerus > femur

2) Fetal foot length는 임신주수와 비례한다.

① Femur length-foot length ratio 는 약 1이다

② FL-foot length ratio <0.9: Possible skeletal dysplasia

③ FL-foot length ratio 0.9 - 1.0: Constitutional SGA or symmetric IUGR

3. Skeletal Dysplasia: Osteochondrodysplasia

1) Incidence: Perinatal period 1/2,100~1/4,300. Prenatal USG 1/1,300

2) Shortened femur: First sign of skeletal dysplasia, evident by 20 to 24 weeks' gestation

3) Classification

① Micromelia: shortening of all portion of a limb

② Rhisomelia: shortening of the proximal limb

③ Mesomelia: shortening of the middle portion of the limb

④ Acromelia: shortening of hands and foot

4) 대부분 sporadic하게 발생하고, 가족력이 있는 경우는 약 10% 정도이다.

5) 정확한 진단은 어렵고 lethal or non-lethal을 구별하는 것이 중요하다.

① TC < 5 percentile, CC/TC > 60% → Small thorax → Pulmonary hypoplasia

② TC/AC > 0.89 → Benign or Asymptomatic

③ FL/AC < 0.16 → Lethal

6) Other USG features: Bowing, macrocrania, ventriculomegaly, frontal bossing, flattened nasal bridge, saddle nose, micrognathia, spine, AFI

4. Thanatophoric Dysplasia

1) Most common skeletal dysplasia (incidence 1/6,000~1/17,000 births)
2) Thanatophoros: "Death bearing"
3) Disorder of endochondral ossification and decreased or absent chondrocyte
→ Abnormal mesenchymal-like tissue in the growth plate and periosteum
4) New autosomal dominant mutation → FGFR3 gene에 영향
5) USG findings
① 2nd trimester에 발견
② History of size-greater-than-dates due to polyhydramnios
③ Rhizomelic micromelia (<3 percentile) with bowing, mild hypomineralization
④ Thorax: Bell shaped, small thorax → protuberant abdomen
Cardiac circumference/TC > 60% → pulmonary hypoplasia
⑤ Trunk length는 정상
⑥ Macrocrania, frontal bossing, depressed nasal bridge, platyspondyly
6) Type I TD: More common (86%), curved long bones, **telephone receiver configuration,** severe platyspondyly, no cloverleaf skull
Type II TD: Less common (14%), straight, severely micromelic long bones, less severe platyspondyly, cloverleaf skull
♣ **Cloverleaf skull (kleeblattschädel)**: Trilobed appearance, premature craniosynostosis of the lambdoid and coronal and sagittal sutures, producing lateral bulging of the temporal regions
DDx: Achondroplasia, camptomelic dysplasia, trisomy 13
7) DDx
① OI type II: Fractures of long bones
② Achondrogenesis: Extreme hypomineralization
③ 그래도 감별이 어려우면 X-ray 시행, platyspondyly를 확인되면 TD이다.
8) Associated anomaly: Ventriculomegaly, ACC, cardiac anomalies, renal anomalies (horse-shoe kidney, hydronephrosis), radioulnar synostosis
9) Prognosis: Uniformly fatal

5. Achondrogenesis

1) Incidence: 1/40,000
2) Classic Type I Achondrogenesis
① AR, most severe form, 20% of all cases
② Severe micromelia, short trunk, protruding abdomen, poor skull and vertebral ossification, small pelvic bone
③ Type IA: Thin rib with fractures
Type IB: Thin ribs without fractures

3) Classic Type II Achondrogenesis

① AD, 80% of all cases

② Body length is slightly longer than type I

③ Genetic locus: COL2A1

④ Type I과 다르게 less severe limb shortening, thicker rib without fracture, relative normal skull ossification을 보인다.

4) USG findings

① Profound micromelia with bowing, hypomineralization, shortened trunk, small thorax

② Lack of vertebral body (distal 일수록 심하다.): Abdomen의 전후 방향 잡기가 어렵다.

③ Head is disproportionally enlarged

④ Polyhydramnios, marked redundancy of the subcutaneous tissue (pseudohydrops) and generalized subcutaneous edema

⑤ Type I에서는 skull이 매우 약해서 초음파 probe로 누르면 쑥쑥 들어간다.

5) DDx

① TD: Vertebral body의 underdevelopment는 있으나 calvarial underossification은 없다. Short trunk는 없다.

② Achondroplasia, SRPD syndrome: Vertebral body의 underdevelopment는 있으나 calvarial underossification은 없다.

③ Hypophosphatasia: Achondrogenesis처럼 severe calvarial & spinal underossification은 있으나 achondrogenesis는 focal lack인데 반해 hypophosphatasia는 diffuse하고 focal neural arch ossification center loss가 있다.

6) Other anomalies: Cleft lip/palate, flat nasal bridge, micrognathia

6. Osteogenesis Imperfecta

1) Definition: Heterogenous group of genetic disorders characterized by severe bone fragility, multiple fracture, and abnormal ossifications

2) Type: Prenatal diagnosis is possible in type II and type III

3) Mutations on the COL1A1 and COL1A2 (alpha-1 and alpha-2 type I procollagen)

Table XVI-1. Classification of the OI

Type	Incidence	Inheritance	Prognosis	Prenatal USG diagnosis
I	1/29,000	AD	Regressive	Usually diagnosis made after birth
II	1/62,000	AD and AR New mutations	Lethal	Most severe form
III	1/69,000	AD and AR New mutations	Severe deforming	Less severe form than type II
IV	Not determined	AD	Regressive	Mildest , not detected prenatally

4) Osteogenesis Imperfecta Type II

① Clinically, genetically, biochemically and radiographically heterogenous disorder

② Etiology: Defective type I procollagen formation

③ Inheritance: Sporadic (de novo) dominant mutation in most cases

④ USG findings

a. Limbs: Severe micromelia, broad fractured long bones, callus formation, angulation of bone, irregularity and bowing of bones, hypomineralization으로 인해 posterior acoustic shadowing이 생기지 않을 수 있다.

b. Head: Decreased osscification of the skull (Difficult-to-visualize near-field brain이 없다.) → increased visualization of intracranial structure, abnormal skull shape, skull이 매우 약해서 초음파 probe로 누르면 쑥쑥 들어간다.

c. Chest: Small-bell shaped chest, broad irregular ribs, multiple fractures or thinned or flared ribs

d. Vertebral ossification centers (+)

e. Generalized decreased fetal movement, polyhydramnios (not uncommon), hydrops (frequently seen)

⑥ DDx (of micromelic dysplasia with hypomineralization)

a. Hypophosphatasia: Fractures are not typical

b. Achondrogenesis: Fractures are rare. Vertebral ossification centers (-)

⑦ Prognosis

a. Uniformly lethal in osteogenesis imperfecta, type II

b. Cause of death: Cerebral hemorrhage, respiratory failure (lung hypoplasia)

⑧ Recurrence rate

a. New autosomal dominant mutation: Negligible (6%)

b. Rare autosomal recessive type: 10~25%

⑨ Prenatal diagnosis

a. CVS or amniocentesis

: COL1A1, COL1A2 gene of type I collagen mutation or polymorphism test if affected family members demonstrated the disease causing mutation

b. Ultrasound examination

Table XVI-2. Subtype of type II OI

IIA*	Thick bones, multiple fractures, hypomineralization, beaded ribs, FL<3SD
IIB	Thick bone, multiple fractures, less beading of ribs, lower extremities affected more than upper
IIC	Thin bones, multiple fractures, thin beaded ribs

*** IIA : most severe, 80% of prenatal diagnosis cases, from de novo mutation (most)**

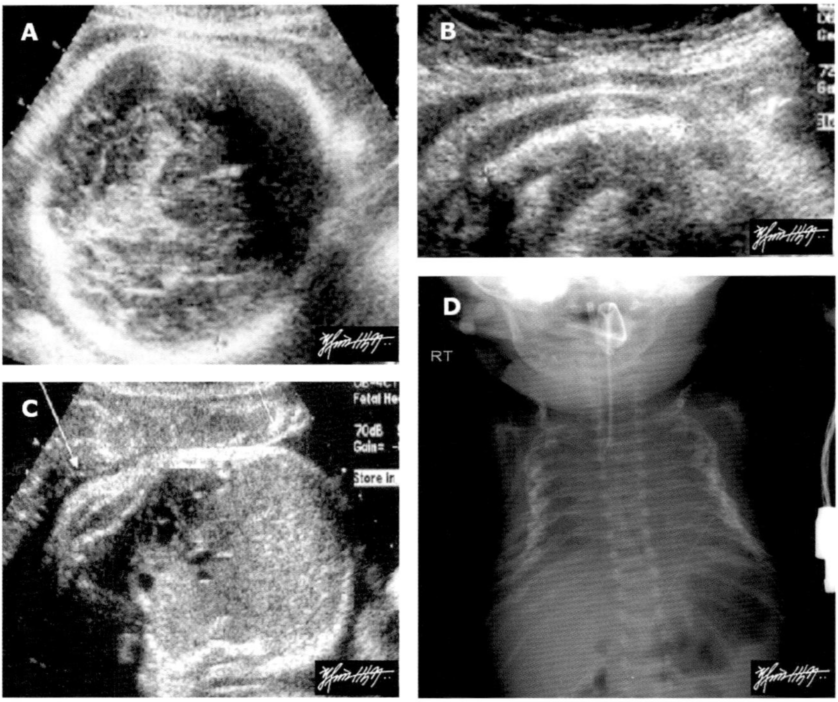

Figure XVI-1. Osteogenesis imperfecta type II. (A) Deformed skull with easy visualization of the proximal intracranial structures. (B) Angulation of short femur. (C) Irregularly bended ribs and small thoracic cage. (D) Beaded ribs on infantogram.

5) Osteogenesis Imperfecta Type I, III, IV

① Less severe forms of OI. Type I과 IV는 대부분 예후가 양호하다.

② Inheritance: Type II는 de novo dominant mutation인데 반해,
Type I, IV는 new mutation보다는 family history가 있는 경우가 많다.
Type III는 AR, AD (new mutation) 모두 가능하다.

③ Clinical features

a. Type I: Most common, blue sclera, short stature, occasional fractures (4% at birth, 나머지는 소아 또는 청소년기에 발생), mild limb bowing or straight limbs, kyphosis and scoliosis (first decade of life), deafness (due to otosclerosis, 50%)

b. Type III: Progressive deforming with twisted and bowed bones, fragile bones, fractures, easy bruising, marked ligamentous laxity, poor dentition, severe handicaps, 10대에 보행장애가 생긴다.

c. Type IV: Osteoporosis, occasional fractures, blue or gray sclera (나중에 정상으로 변함), no deafness, easy bruising, poor dentition, congenital dislocations

④ USG findings

a. Positive familial history가 중요 단서가 됨

b. Type I: 24주 이전에는 normal limb length and configuration, normal mineralization.
그 이후 limb shortening (<2 SD) and bowed long bones
Isolated (usually) distinct fracture
No IUGR

c. Type III: 15주부터 발견될 수 있지만 20-22주 까지도 임상양상이 나타나지 않을 수도 있다. Moderate to severe shortening of the long bones, variable degrees of bowing, thickened, hypoechoic and irregular bones (lower extremities > upper extremities)

d. Type IV: Similar to type I, progressive shortening of the limbs (5th percentile in the 2nd trimester → less than 5th percentile in the 3rd trimester), bowing, normal mineralization.

⑤ DDx

a. CD: Hypoplastic scapulae, clubfeet, micrognathia, hydronephrosis (+)
Normal sized scapulae, skull hypomineralization (-)

⑥ Prognosis and recurrence

a. Type I and IV: AD, recurrence rate 50%

b. Type III: AD (new mutation) or AR, recurrence rate 7%

c. Skull mineralization이 정상이면 vaginal delivery 고려.

7. Congenital Hypophosphatasia

1) Mutation of alkaline phosphatase

2) Incidence of prenatally lethal form: 1/100,000

3) AR inheritance with variable penetrance. Adult type에서는 AD inheritance도 있다.

4) USG findings

① Profound underossification of the bones (diffuse and patchy distribution due to variable expression)

② Severe micromelia with bowing (midshaft region) and occasional fractures

③ Hypomineralized, membranous skull (acrania로 오진하기도 함) → Easily compressible.

④ No macrocrania, no trunk shortening

⑤ Ossification centers absent, may be preservation of some vertebral body

⑥ Severely decreased TC due to shortened ribs

⑦ Oligohydramnios, polyhydramnios 둘 다 생길 수 있다.

5) DDx

① OI type II: Multiple fractures and wavy or wrinkled bones

② Achondrogenesis type I: Trunk is shortened and macrocrania is present.
Vertebral ossification centers (-)

6) CVS로specific gene mutation 검사. Amniocyte 또는 chorionic villi의 alkaline phosphatase activity검사.
7) Prognosis: Severe form은 호흡부전으로 인해 죽는다.
8) Recurrence rate: AR은 25%, AD는 50%.

8. Camptomelic (Bent-Limb) Dysplasia

1) Characteristic "bent" appearance of the long bones, not associated with fractures
2) Incidence: 1/113,000-1/222,222
3) Lethal as a result of respiratory insufficiency due to narrowing of the thorax, laryngo-tracheomalacia (all case, main cause for respiratory compromise), micrognathia, retroglossia, cleft palate, hypoplastic lungs, CNS-based hypotonia.
4) Mutation in the SOX-9 gene with encodes the SRY-box 9 protein (DNA transcription factors expressed in fetal testis and skeleton)
   → Male-to-female reversal (XY 염색체 가진 여자)가 XY의 75%에서 발생
5) Cartilage, osteoblast, osteoclast의 intrinsic abnormality로 인해서 생기는 질환이 아니고, short calf 또는 hamstring musculature, focal shaft dysplasia, flexor muscle shortening 등의 primary defect에 의해 발생하는 것으로 생각된다.
6) USG
   ① Bent bones or prominent bowing of the long bones
   (Femur는 proximal half에서 tibia는 distal half에서 휘어진다.)
   ② Especially, lower legs ventrally convex. Upper extremity도 bowing 될 수 있다.
   ③ Fibula, scapula: Hypoplastic or absent
   ④ Skull demineralization (-)
   ⑤ Clubfoot deformity, scoliosis, hip dislocation
   ⑥ Bell-shaped thorax: Prominent narrowing in upper thorax than lower thorax
   ⑦ Abnormal facial features: Flattened nasal bridge, protuberant forehead, hypotelorism, elongated philtrum, micrognathia, cleft palate.
7) Associated anomalies: Congenital heart anomalies (33%), CNS (ventriculomegaly), renal anomalies (hydronephrosis), ambiguous genitalia, polyhydramnios
8) DDx
   ① OI: Skull demineralization (+), fracture (+). 그러나 OI의 fracture가 CD의 bent bone처럼 보이는 경우도 있으므로 감별이 어렵다.
   ② Hypophosphatasia: Bell-shaped thorax, hypoplastic scapulae, clubfoot이 없다. Skull demineralization (+)
9) Prognosis: Most cases are lethal due to respiratory compromise.
   드물게 early childhood까지 산 경우들도 있다.
10) Recurrence rate: 대부분 new AD point mutation이므로 sporadic하게 발생.

9. Achondroplasia

1) Most common skeletal dysplasia, overall. Incidence: 1/20,000~1/30,000
2) Homozygous achondroplasia
   ① 매우 드물다. 부모 중 적어도 한 명에게는 있어야 발생.
   ② Rhizomelia: FL < 3SD and progressive shortening
   ② Hypoplastic thorax, macrocrania, frontal bossing, saddle nose deformity, platyspondylisis, redundant skin, cloverleaf skull.
   ④ Heterozygous achondroplasia 보다 심한 형태로 나타나고, pulmonary hypoplasia로 인해 모두 사망한다.
   ⑤ Retarded but organized physeal growth zone
3) Heterozygous achondroplasia
   ① Nonleathal skeletal dysplasia
   ② New AD mutation (80~90%) of FGFR3 on 4p chromosome
   ② Association with advanced paternal age
   ④ Phenotype: Narrow chest, normal trunk length, rhizomelia, large head, frontal bossing, depressed nasal ridge, normal life span, normal intellectual development
   ⑤ USG findings
      a. 27주 이전에는 진단하기 어렵다.
      b. Mild rhizomelic limb shortening, more prominent in the upper limbs
      c. Progressive discrepant head size to FL
         : Less growth of FL relative to BPD. 빠르면 21주부터 늦으면 27주부터 나타나고, 3rd trimester에 limb shortening이 가장 심하다.
      d. Macrocrania, frontal bossing, depressed nasal bridge brachydactyly
      e. **Trident configuration of the hand** (비슷한 길이의 손가락의 brachydactyly + 3번째와 4번째 손가락이 서로 떨어져 있는 모양): Specific finding of achondroplasia
   ⑥ Genetic diagnosis: CVS, amniocentesis
   ⑦ Prognosis: New spontaneous mutation은 recurrence rate가 sporadic 하다. 부모 중 한 명이 achondroplasia가 있으면 재발율 25%, 두 명이면 재발율이 50%이다.

10. Short Rib-Polydactyly Syndrome

1) A heterogenous rare form of dysplasia
2) Four subtypes
   ① Type I (Saldino-Noonan): Micromelia, short and horizontal ribs, postaxial polydactyly and syndactyly of hands and/or feet, congenital heart disease, vertebral anomalies, pointed metaphyses, general hydrops, dysplastic or cystic kidney → oligohydramnios
   ② Type II (Majewski): Micromelia, short and horizontal ribs, preaxial and postaxial polysyndactyly of hand or feet, cleft lip/palate, flattened nose, disproportionately shortened tibia, hydrops, polyhydramnios, cystic renal cysplasia → Oligohydramnios

③ Type III (Verma-Naumoff): Micromelia, saddle nose, frontal bossing, hypoplastic vertebral bodies, widened metaphyses with spurs, dysplastic kidneys, postaxial polydactyly, situs inversus, polyhydramnios with ascites
④ Type IV (Beemer-Langer): Hydrops, micromelia with bowing, prominent forehead, cleft lip/palate, short and flat nose, small and narrow thorax, protuberant abdomen, cardiac, GI, renal and genital anomalies, may not have polydactyly.

3) Disorganization of the physeal growth zone and lack of endochondral ossification.
4) Balanced inversion of chromosome 4, 17이 보고됨.
5) USG findings
① Positive familial history가 중요 단서가 됨
② Severely narrowed thorax with short ribs
③ Severe micromelia with bowing
④ Polydactyly (pre- or postaxial)
⑤ Skull size and mineralization은 정상
⑥ 각 type에 따른 USG findings는 위 type 분류 참조.
6) DDx
① TD: Polydactyly (-), macrocrania and platyspondyly (+)
② Chondroectodermal dysplasia (CED) and asphyxiating thoracic dystrophy
: Less severe limb shortening and thoracic narrowing
7) Prognosis: 모두 respiratory insufficiency로 사망한다. AR 유전이므로 재발율은 25%.

11. Radial Ray Abnormalities

- Radial hypoplasia or aplasia
- Incidence: 1/30,000 live birth
- Three most likely diagnoses
: Holt-Oram syndrome, thrombocytopenia-absent radius (TAR) syndrome, trisomy 18

1) Holt-Oram syndrome

① Synonym: Heart-hand syndrome, atriodigital dysplasia
② Incidence: 1/100,000
③ Genetic defect: T-box gene (TBX5 and TBX3) on chromosome 12q24.1
Cf. TBX5: transcriptional factor important for the development of the forelimb and heart
④ Pathology
a. ASD, VSD, AVSD + thumb anomalies (absent, triphalangeal, non-apposable, finger-like digit)
b. Other extremities anomalies: Upper limb phocomelia, radial ray aplasia, clinodactyly, absence of carpal bone

c. DDx: Radial ray aplasia, TAR syndrome, Fanconi anemia, VACTERL

d. Prognosis: depends on the severity of cardiac and orthopedic handicap

e. Recurrent risk: 50%, AD with 100% penetrance (but, sporadic in 50~85%)

2) Thrombocytopenia-absent radius syndrome (TAR syndrome)

① Synonym: Megakaryocytopenia-absent radius

② Incidence: Uncommon

③ Genetic defect: Unknown, AR

④ Diagnosis

a. Bilateral club hand d/t missing radii + thrombocytopenia

b. Other extremities anomalies: Ulnar, humeral, femoral hypoplasia, congenital hip dislocation, toe syndactyly, talipes equinovarus

c. cardiac(30%) and renal defects

⑤ DDx: Trisomy 18, Holt-Oram syndrome, VACTERL, Roberts syndrome (associated with cleft lip/palate) – wide overlap with TAR syndrome

⑥ Prognosis

a. 40%: Death in early infancy (due to hemorrhage and heart disease)

b. 7%: Mental retardation

c. Motor developmental retardation

d. Hematologic profile improves with age

⑦ Management

a. Viability 이전에는 termination을 option으로 제공할 수 있다.

b. ICH 예방을 위해 cesarean section이 권장된다.

12. Arthrogryposis

1) Synonyms: Congenital contractures, fetal akinesia sequence, Pena-Shokeir syndrome.

2) Definition: Nonprogressive conditions characterized by multiple joint contractures found throughout the body at birth.
Heterogeneous group of disorders having the common feature of multiple congenital joint contractures.

3) Incidence: 1~3/10,000

4) Etiology: Possibly autosomal dominant.

5) Pathogenesis and risk factors: Decreased in-utero motion, either from neural , muscular, connective tissue, infectious origin.

① Maternal myotonic dystrophy, myasthenia gravis, or multiple sclerosis

② Maternal infections (rubella, rubeola, coxsackievirus, enterovirus, Akabane)

③ Maternal fever > 39°C for an extended period

→ Contractures due to abnormal nerve growth or migration.

④ Exposure to teratogens (alcohol, curare, methocarbamol, and phenytoin)

⑤ Oligohydramnios → fetal constraint and secondary deformational contractures

⑥ Uterine abnormalities (bicornuate uterus with a septum or uterine fibroid)

⑦ Severe hypotension at a critical time, or severe hypoxia (eg, CO poisoning)

6) Diagnosis

① Abnormal limb position (knocked knee) and genu recurvatum, clubfeet and hand)

② Polyhydramnios due to decreased swallowing: Fetal compromise를 시사하는 소견이고, fetal hydrops까지 동반되면 매우 예후가 불량하다.

③ Increased NT with decreased movement in the 1st trimester.

7) Genetic anomalies: 5q35, 9p21-q21, 11p15.5.

8) DDx: Trisomy 18, renal agenesis, myotonic dystrophy

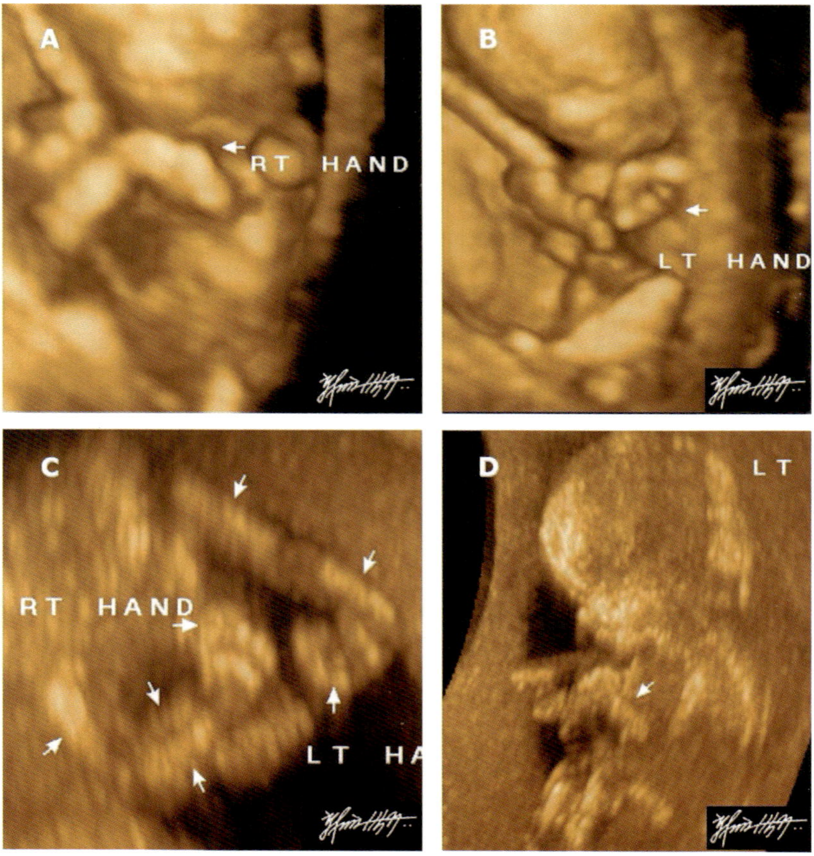

Figure XVI-2. Arthrogryposis diagnosed at 13 weeks of gestation. (A, B) Bilateral wrist contractures in 3D surface rendering mode. (C, D) 3D maximal rendering mode. Bilateral wrist가 radial 방향으로 휘어져 있고, right forearm의 radius hypoplasia가 의심되고, left forearm에는 radial aplasia가 의심된다.

9) Associated anomalies: Scoliosis, CNS anomalies, seizures

10) Prognosis

① Life span 은 대부분 정상이지만, 동반기형 (respiratory limitations, scoliosis)에 따라 다르다.

② Scoliosis 때문에 respiratory compromise 가 생길 수 있다.

③ Limb involvement 와 CNS dysfunction 이 있으면 생후 1 년 이내 50%가 사망한다.

11) Management

① Viability 이전에는 termination of pregnancy 을 option 으로 제공할 수 있다.

② 임신을 유지하는 경우 산과적 치료가 바뀌지는 않는다.

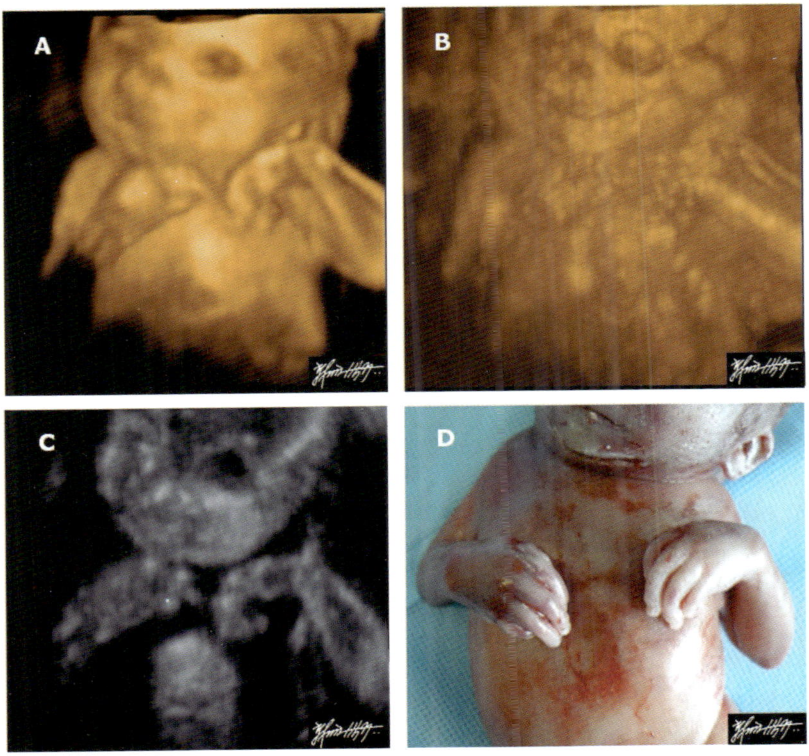

Figure XVI-3. Arthrogryposis diagnosed at 22 weeks of gestation. (A) 3D surface rendering mode. Fixed contracture of both hands (arthrogryposis), both elbow, wrist contracture. (B) 3D maximal rendering mode. (C) B-mode. (D) Gross appearance. 이 **case**는 **22**주에 **scoliosis (Figure XVI-17** 참조)가 발견되어 전원 되어 왔다. 초음파 검사 중 **fetal movement**가 전반적으로 감소되어 있었고, **movement**가 **fixation**되어 있는 양상이었다. 이 태아는 **bilateral clubfoot, both knee, hip contracture, scoliosis** 등의 다른 **skeletal anomaly**가 동반되어 있었고, **fetal echo**에서 **overriding aorta, large VSD, Ao-mitral valve discontinuity** 소견을 보였다. **Fetal chromosome**은 정상이었다.

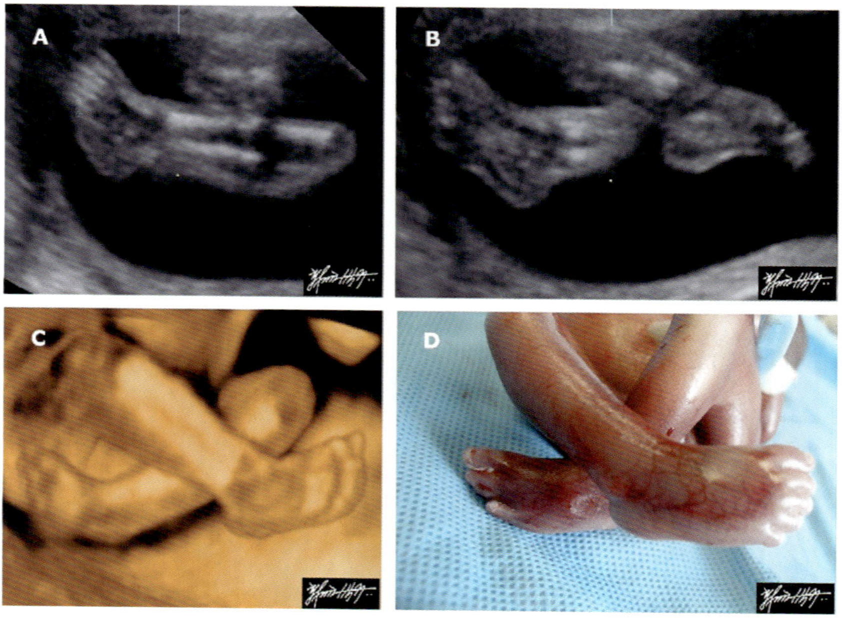

Figure XVI-4. Bilateral clubfeet. (A, B) B-mode. (C) 3D surface rendering mode. (D) Gross appearance. Figure XVI-3와 같은 case이다.

13. Clubfoot

1) Complex foot deformity
   ① Hind foot (talus): Equinovarus, talar body displacement (ankle mortise)
   ② Subtalar joint: Varus
   ③ Forefoot: Adduction and cavus
   "Medial and plantar displacement of navicular, calcaneus, cuboid around talus"
2) Incidence: 1.12/1,000~6.8/1,000
   ① One of the most common birth defects
   ② Male:female = 2.5:1
   Male patient: brother (2%), female patient: sister (5%)
   ③ Bilateral: 50~55%
3) Etiology: Multifactorial
   ① Local dysplasia
   ② Extrinsic causes: Oligohydramnios with the formation of amniotic band, sodium amniopterine ingestion, D-tubocurarine
   ③ Mechanical problem: intrauterine crowding or packing
   ④ Neuromuscular defect
   ⑤ Embryonic arrest of development: 6~8 wk

⑥ Primary germ plasma defect

⑦ Genetic & environmental

⑧ Vascular theory

4) Associated anomaly: General musculoskeletal disorders, arthrogryposis SD, genetic SD, CNS abnormality, karyotype abnormality

5) Classification

① Based on stiffness, range of motion in equines, adduction, varus and medial rotation

② 4 types: benign, moderate, severe, very severe

6) USG

① Phalanges와 metatarsals이 전체 tibia와 fibula가 보이는 화면에서 같이 보인다.

② No perpendicular relationship between the lower leg bones & sole of the foot.

③ False positive > 11.2%. Bilateral인 경우는 false positive rate는 0%

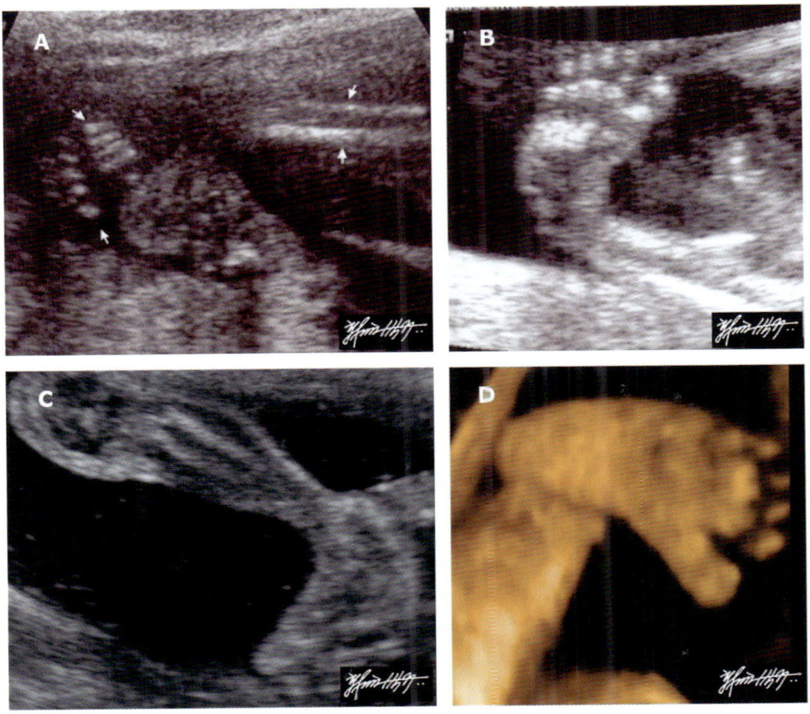

Figure XVI-5. Unilateral clubfoot. (A) False positive appearance of the clubfoot. 발바닥이 **tibia**와 **fibula**가 같이 보이는 평면에 보여 **clubfoot**으로 의심되었으나 **F/U USG**및 출생 후 정상이었던 **case**이다. 이와 같이 **fetal postural change**에 따라 **clubfoot**으로 오인되는 경우도 있으니 반드시 **fetal movement**에 따라 바뀌지는 않는지 확인하는 것이 필요하다 **(CSJ). (B) A typical case of clubfoot. (C) Equinovarus appearance of the foot. (D) 3D image of the clubfoot.**

7) Prognostic counseling

① Other structural malformation: 10~14%

② Abnormal karyotype: 6~22%

③ Recurrence risk of isolated club foot if both parents are normal: 2~8%

8) Treatment

① 발이 쉽게 펴지지 않을 경우 교정 치료가 요구되며, 가장 좋은 치료는 석고붕대 교정 후 필요 시 경피적 아킬레스 건 연장술(percutaneous Achilles tenotomy)을 시행.

② 교정이 끝나면 보조기 및 보조 신발을 일정 기간 착용

③ 발의 변형이 심하면 상기의 방법 후에도 아이의 나이에 따라 추가적인 수술을 해야 되는 경우도 있음.

④ 장단지 근육의 위축이 원래 동반되며, 이는 석고붕대 때문은 아님.

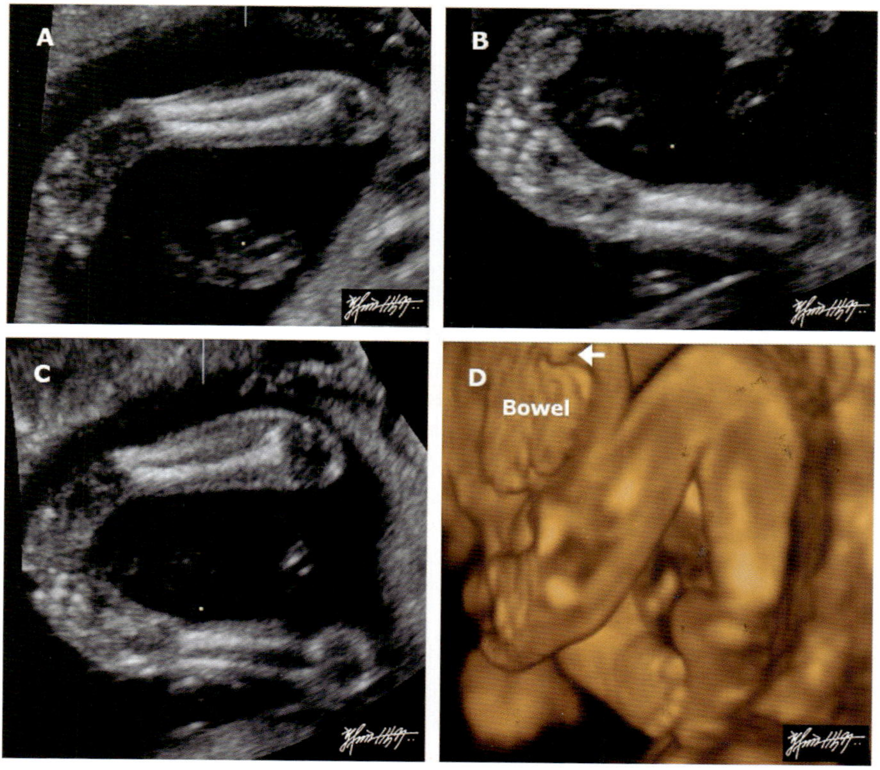

Figure XVI-6. Bilateral clubfeet associated with severe hydrops diagnosed at 21 week of gestation. (A, B) 좌우 각각의 발바닥이 **lower leg**와 같은 평면에서 관찰되고 태아의 움직임에 따른 변화는 없었다. **(C) Both clubfeet in one plane (3D postprocessing image). (D) 3D image of the bilateral clubfeet.** 이 **case**는 **severe fetal hydrops**와 동반된 경우로 **(Figure XVII-7** 참조) 복강 내 **bowel**이 중앙에 뭉쳐 있는 소견이 보이고 **ascites (arrow)**가 관찰된다.

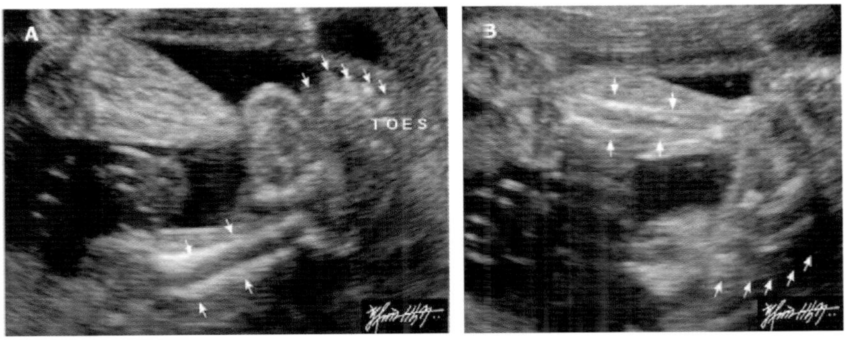

Figure XVI-7. Another case of bilateral clubfeet.

14. Polydactyly

1) Incidence

① 1.7/1,000 live births. [Blacks (3.6-13.9/1,000), whites (0.3-1.3/1,000)]

② Syndactyly와 연관되어 나타나기도 한다.

2) Etiology and associated dysplasias, syndromes, anomalies

① Usually sporadic and unilateral (bilateral 20%)

"<u>It is not due to anything the mother did during pregnancy - it just happens.</u>"

② Familial polydactyly (inherited trait) (Positive family history: in <u>30%</u> of cases)

③ Short rib-polydactyly (SRPD) syndrome, chondroectodermal dysplasia, asphyxiating thoracic dysplasia of Jeune, Meckel-Gruber SD, Holt-Oram SD, Apert SD, Fanconi SD, Trisomy 13, 21

④ Hypoplasia, absent tibia, cleft palate and lip, spine anomalies

⑤ Deafness, imperforated anus

3) Classification

① Preaxial: Radial aspect

② Postaxial: Ulnar aspect

4) USG

① 6개 이상의 손가락 또는 발가락

② Extra digit은 손이나 다른 손가락에서 기시한다.

③ Extra digit은 soft tissue만으로 이루어질 수도 있고 (이런 경우 초음파로 진단하기 매우 어렵다.) bone을 가지고 있을 수도 있다.

5) Prognostic counseling

① Isolated polydactyly / syndactyly의 예후는 매우 좋다.

② Syndrome인 경우 어떤 syndrome 인가에 따라 달라지고 일부는 예후가 좋지 않다.

6) Treatment

① Rudimentary digit을 제거. 질긴 실로 묶는 것만으로도 시간이 지나면 저절로 떨어지게 할 수 있다.

② Larger digit은 수술적 제거. 생후 첫 해 후반에 thumb reconstruction이 필요하다.

③ Cx: Joint contracture, deviation, nail abnormality

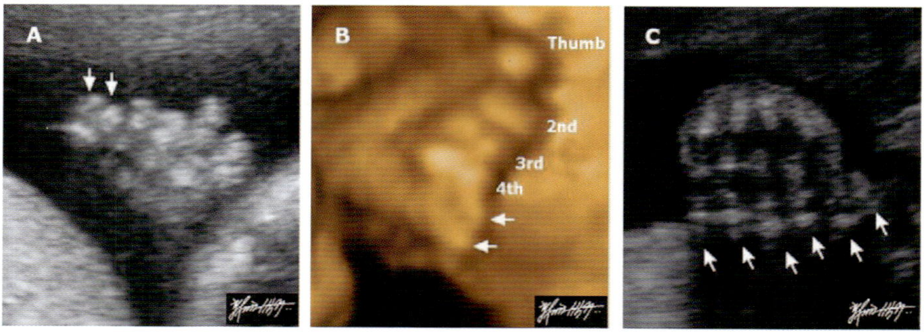

Figure XVI-8. Polydactyly of the hand. A postaxial extra finger is found at 21 week of gestation (A). 3D image of figure A (B). Another case of postaxial polydactyly (C).

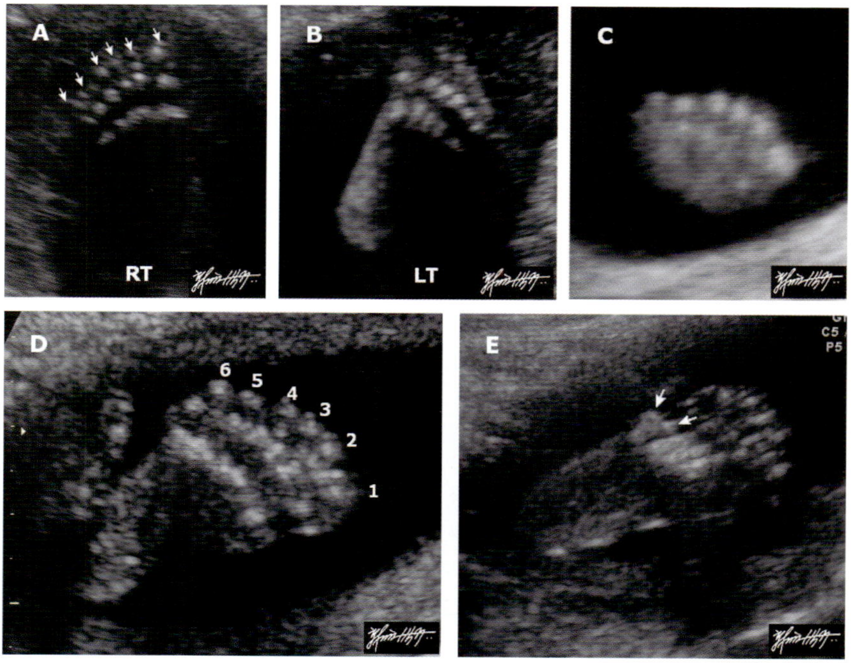

Figure XVI-9. Polydactyly of the both feet diagnosed at 24 weeks of gestation. (A-D) Postaxial extra toes in right and left foot are found. (E) Right 5th metatarsal bone이 두 갈래로 **(arrows)** 나뉘어지는 것이 보인다.

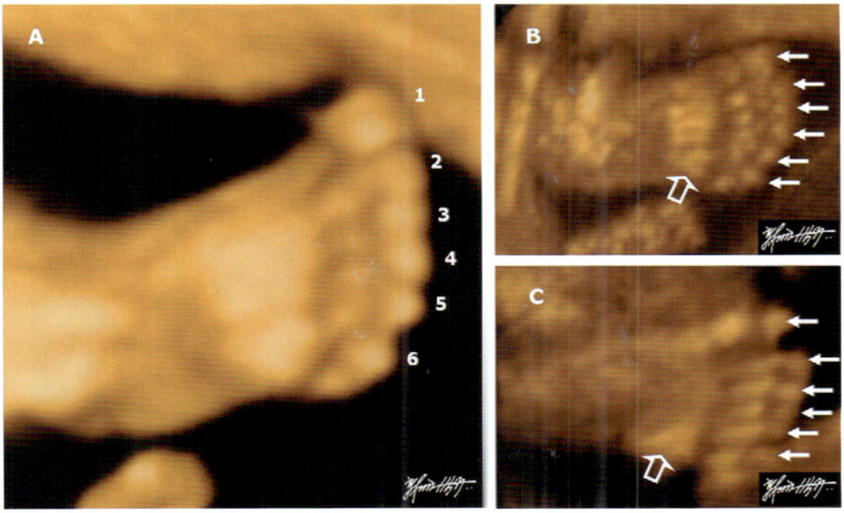

Figure XVI-10. 3D images of the Figure XVI-9. (A) 3D surface rendering mode view of the dorsal part of the foot. (B, C) 3D maximal rendering mode of the right foot. 5th metatarsal bone이 두 갈래로 **(open arrows)** 나뉘어지는 것이 보인다.

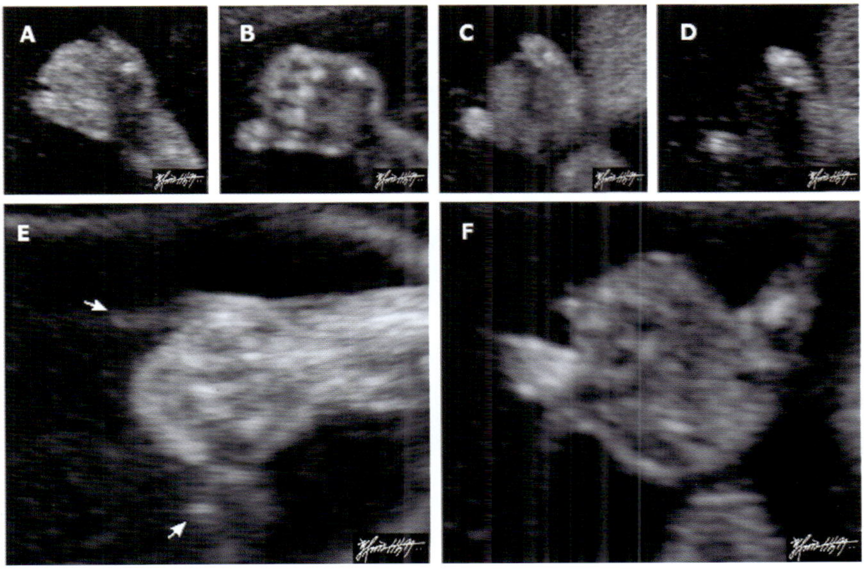

Figure XVI-11. Brachydactyly. (A) 손등만 보이는 화면에서는 정상으로 오인될 수 있으나 **(B-D)** 손등에서 손바닥 쪽으로 **serial**하게 **tracing** 해보면 **2, 3, 4**번째 **metacarpal bone**은 보이지만 **proximal, middle, distal phalanx**는 보이지 않고, 엄지와 새끼 손가락만 확인이 된다 **(E).** 새끼 손가락이 정상보다 두껍게 보여 **(F) 3D**를 시행한 결과 **figure XV-12**에서와 같이 **polydactyly**를 발견할 수 있었다 **(CS:).**

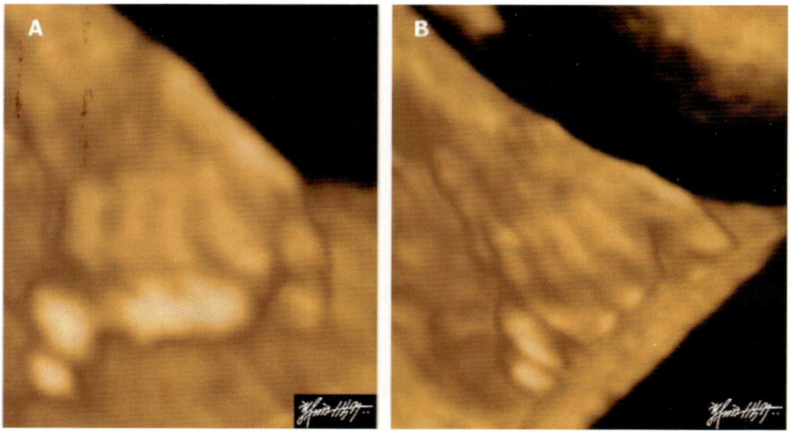

Figure XVI-12. 3D images of the case in the Figure XVI-11. 새끼손가락도 distal phalanx가 없고, ulnar aspect에 두 개의 분리된 손가락 마디가 보인다 (CSJ).

15. Clinodactyly

1) Permanent curvature or defection of one or more fingers.
2) 심한 경우 손가락들이 overlapping하여 clenched hand처럼 보인다.
3) Trisomy 18, arthrogryposis syndrome, Pena-Shokeir syndrome, multiple pterygium syndrome 등과 관련이 있다.

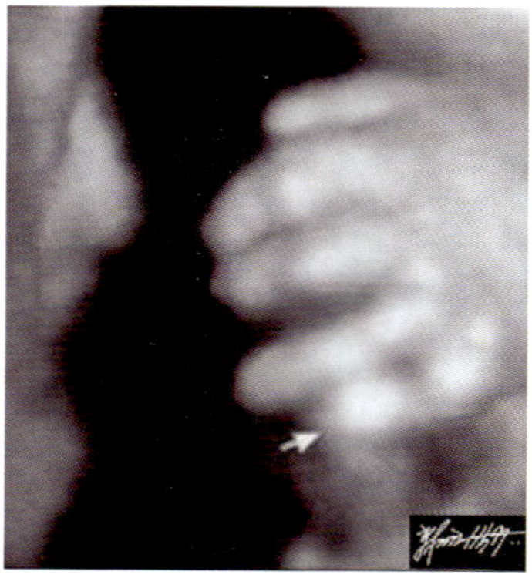

Figure XVI-13. 3D images of the clinodactyly.

16. Sacral Agenesis

1) Sirenomelia sequence

① Lower extremity fusion and abnormal absent foot structures

② USG: Severe oligohydramnios (lethal renal anomaly), hypoplastic thorax, dolicocephaly, absence of sacrum, variable absence of the lower L-spine, segmentation anomaly of distal spine, fixed side-by-side appearance of the lower extremities.

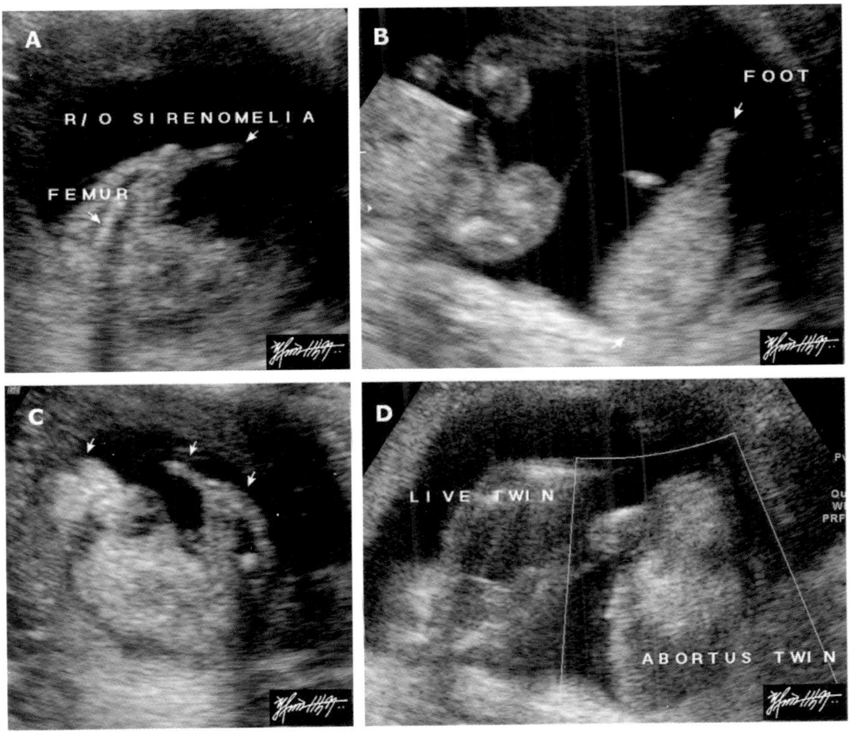

Figure XVI-14. Sirenomelia. The fetus was severely anomalous and had only one femur with fused lower extremity (A and B), and anencephaly (C). The case was a twin pregnancy with an aborted sirenomelic fetus and a normal alive co-twin (D).

2) Caudal dysplasia sequence

① Structural abnormalities of the caudal end of the spine and adjacent structure

② USG: Absence of the sacrum, absence of variable portions of the L- and even T-spine, side-by-side configuration of leg bone, Buddha or frog position.

17. Sacrococcygeal Teratoma

1) 75% benign, 12% immature, 13% malignant

2) USG findings

① 보통 22~34주에 진단된다.

② Large mass attached to the fetal rump, projecting from the coccyx with cystic components

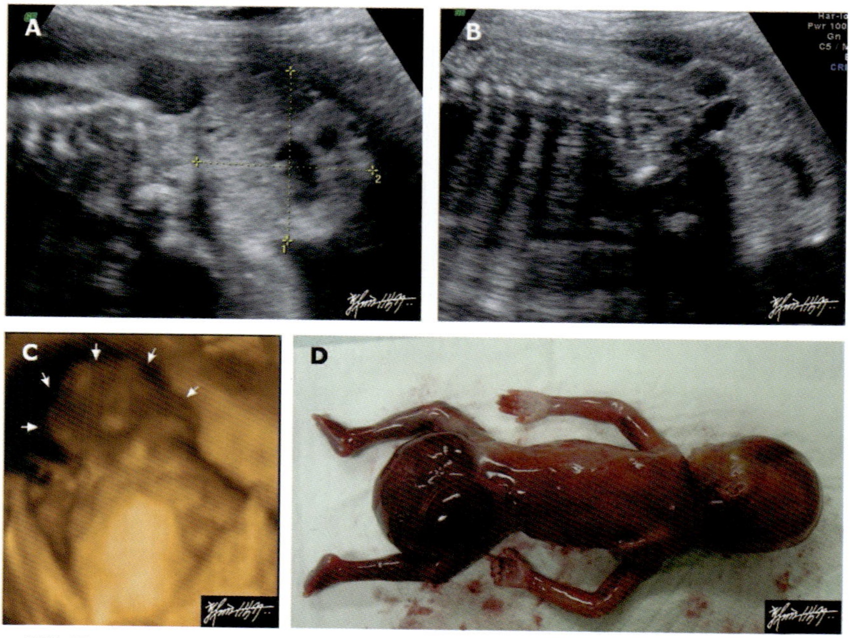

Figure XVI-15. Huge (5 cm) sacrococcygeal teratoma (SCT). Sagittal views (A and B) show a huge solid and cystic mass protruding from the end of coccyx. 3D view (C) and gross appearance (D).

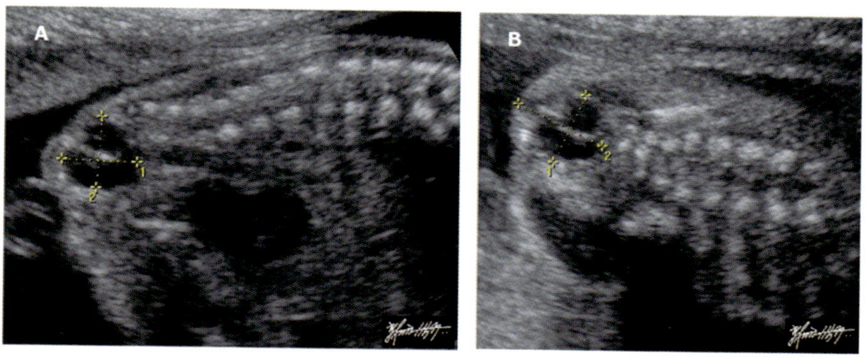

Figure XVI-16. Another case of small (1.7 cm) SCT. A multi-septated cystic mass was found at the end of the coccyx (A and B).

18. Fetal Scoliosis and Kyphosis

1) Abnormal curvature of the spine in the fetus

2) 반 이상에서 NTD와 관련

3) USG findings

① Abnormally angulated on longitudinal view

② Disordered or mismatched paired neural arch ossification center

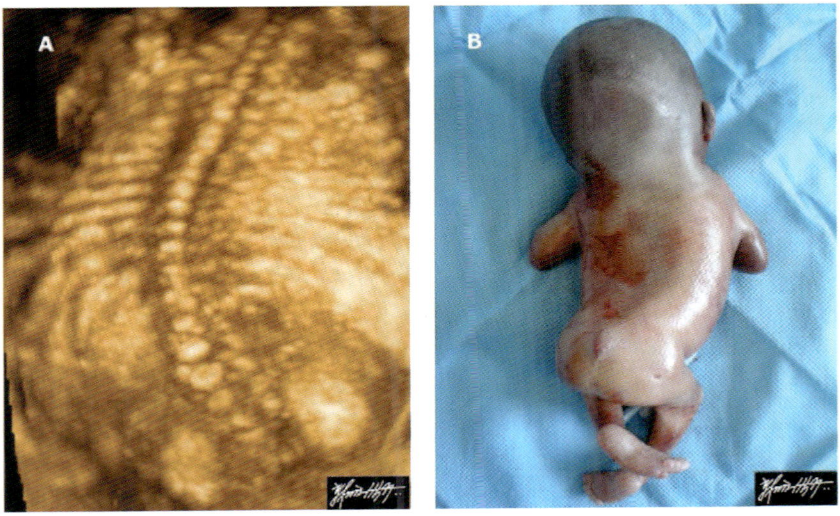

Figure XVI-17. Scoliosis. (A) 3D maximal rendering mode. (B) Gross appearance. Figure XVI-3, 4과 같은 case이다.

XVII. Fetal Hydrops

1. Definition

The presence of fetal subcutaneous tissue edema accompanied by serous effusions in 1 or more body cavities

2. Ultrasound Identification of the Hydrops

1) Skin thickening: Prominent around the scalp (**"helmet sign"**)
2) The widespread thickening of the skin indicates full-thickness edema, or anasarca
   "Space-suit hydrops"
3) Ascites: Significant anechoic areas seen in surrounding the fetal bowel, kidneys and liver
4) Pleural & pericardial effusions: Anechoic areas around the fetal lungs

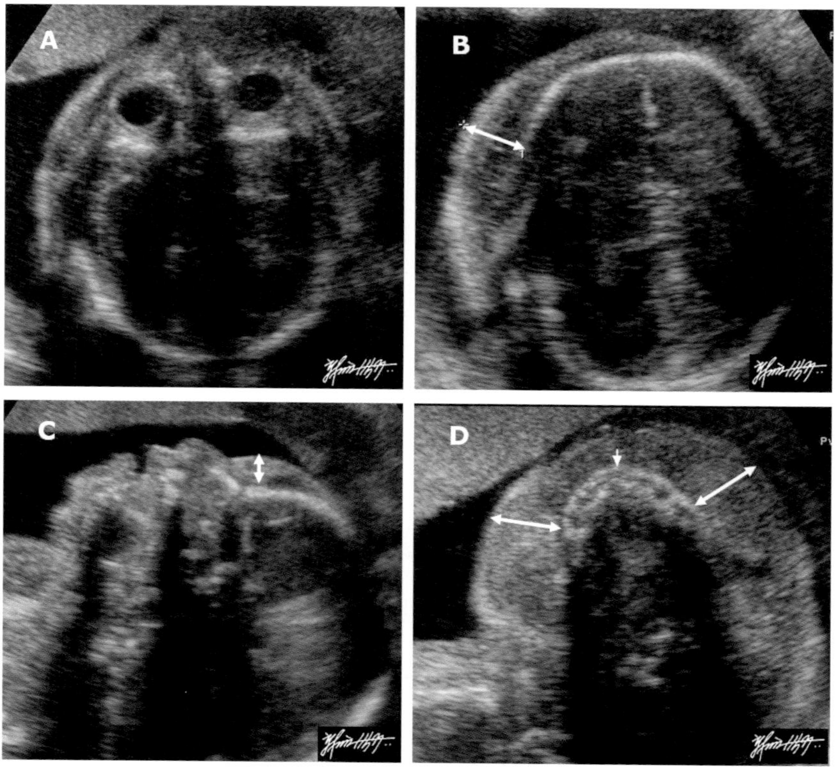

Figure XVII-1. Scalp edema (helmet sign) diagnosed at 24 weeks of gestation. 태아는 **20**주에 **mild TR, mild MR** 이외에 다른 이상은 없었으나 **24**주 **F/U USG** 에서 **cardiomegaly, decreased ventricular contractility** 등의 **congestive heart failure** 소견을 보였고, **ascites, pleural effusion, pericardial effusion, generalized anasarca** 등의 **hydrops** 가 동반 되었다.

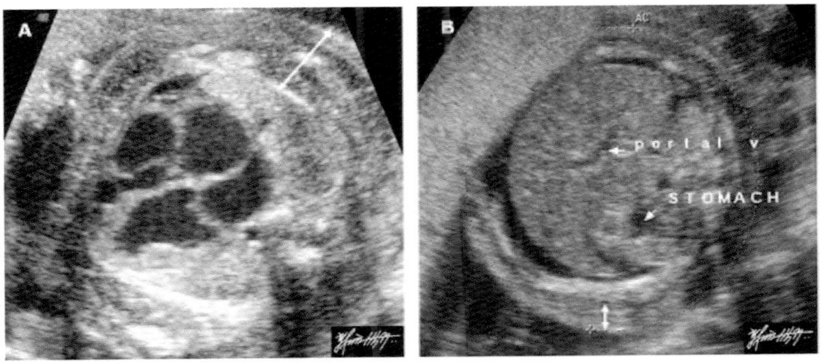

Figure XVII-2. (A) Cardiomegaly, pericardial effusion and extremely thick thoracic skin edema. (B) Ascites and extremely thick abdominal skin edema. 24+4주에 AC 가 ascites 와 thick skin 때문에 31+4주 크기로 측정 되었다 (CSJ) (Figure XVII-1와 같은 case).

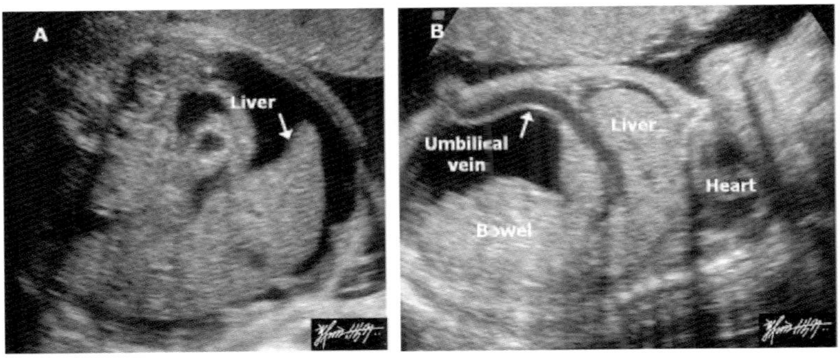

Figure XVII-3. Severe fetal ascites diagnosed at 30 weeks of gestation. (Figure XIV-23와 같은 case 임.)

3. Etiology of Hydrops Fetalis: Categorized by Pathophysiology

1) Immune Hydrops (10%)

① Antibody-mediated hemolytic anemia

② Rh incompatibility, ABO incompatibility

2) Non-Immune Hydrops (90%)

① Primary heart failure: Congenital heart defect, arrhythmia, high-output cardiac failure, congenital infection/myocarditis

② Anemia: TTTS, fetomaternal hemorrhage, hemoglobinopathy, congenital infection

③ Vascular malformation

④ Decreased plasma oncotic pressure: Congenital liver or renal disease, hepatitis

⑤ Increased capillary permeability: Congenital infection

⑥ Obstructed venous return: Congenital malformation, congenital tumor, thrombosis

⑦ Lymphatic obstruction: Congenital malformation, congenital tumor

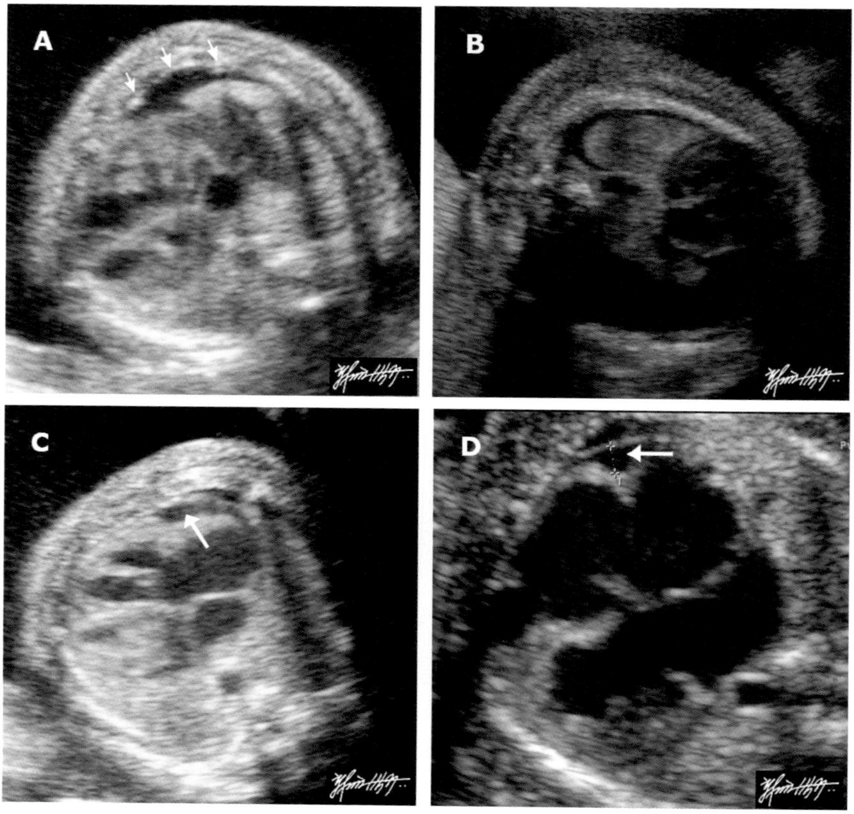

Figure XVII-4.(A, B) Pleural effusion. (C, D) Pericardial effusion (arrows). (A)와 (C)는 Figure V-5의 huge chorangioma 에서 동반된 fetal hydrops 의 소견이다. (D)는 Figure XVII-1, 2와 같은 case 로서 congestive heart failure 로 인한 hydrops 의 소견을 보이고 있다 (CSJ).

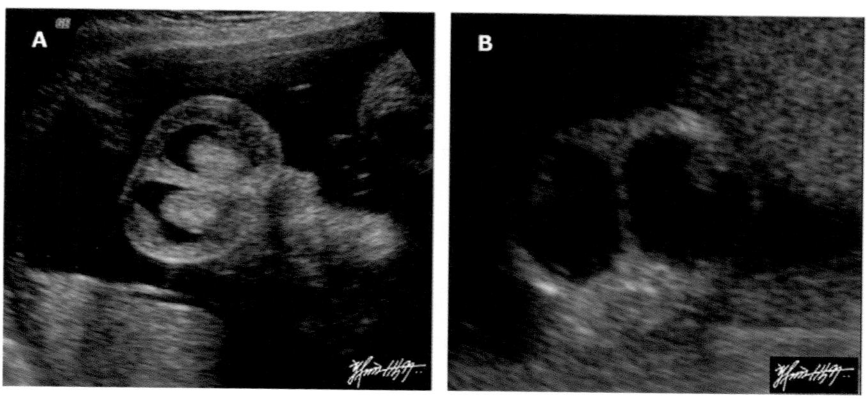

Figure XVII-5. Hydroceles

4. Diagnostic Work Up

1) Standard screening tests: Maternal blood type (red cells), antibody screen
2) Fetal red cells in the maternal circulation: Betke-Kleihauer technique
3) Infection: Syphilis serology, TORCH
4) Maternal serum screening tests: Fetomaternal hemorrhage, umbilical cord hemangioma, polycystic kidneys, CMV, and Parvovirus infection시에 maternal serum AFP level과 관련이 있다고 한다.
5) Amniocentesis: Elevated levels of AF bilirubin by the spectrophotometric extrapolation
   → Highly sensitive predictors of the severity of fetal anemia due to isoimmunization
6) Fetal serum endothelin levels: Elevated more than 2-fold in recipients of TTTS
7) Direct fetal diagnostic studies for Parvovirus
   ① Histologic staining methods (RBC)
   ② Digoxigenin-labeled B19
   ③ DNA probe (PCR)
   ④ Immunohistochemical and immunofluorescent studies
8) Fetal chromosomal analysis
   ① 초음파에서 염색체 이상에서 나타나는 소견이 의심되거나 염색체 이상의 가족력이 있는 경우에는 적응증이 된다.
9) Direct fetal sampling by cordocentesis (PUBS)
   ① Blood-gas status (detection of acidemia, hypoxemia, hypercarbia)
   ② Analyses of serous effusion fluids (pleural, pericardial, or ascitic, most commonly)
   ③ Serologic tests for specific infections, hemoglobin or hematocrit measurements, platelet counts, white cell counts and morphologic analyses, specific enzyme analyses, and karyotyping
10) Fetal biophysical profiles
   ① Sinusoidal heart-rate patterns: Hydrops associated with severe fetal anemia related to isoimmunization and fetomaternal hemorrhage
   ② Absence of short-term and long-term variability, absence of tachycardia, presence of late decelerations, and terminal bradycardia

5. Treatment

1) Underlying pathophysiology와 hydrops를 유발하는 질환의 정도를 정확히 파악하는 것이 무엇보다 중요하다.
2) Fetal transfusion to correct anemia (원인과는 상관 없이)
   ① Intrauterine or intraperitoneal fetal transfusion with packed RBCs in the treatment of the severely anemic fetus of the isoimmunized pregnancy
   ② Percutaneous umbilical vein, intrahepatic umbilical vein, umbilical artery, and a variety of combined approaches

3) Drug treatments for fetal cardiac arrhythmias

① Administration

a. Mother: Oral, intramuscular, intravenous

b. Fetus: Intraperitoneal, intramuscular, intravenous via cordocentesis

c. Both

② Drugs: Digitalis, sotalol, furosemide, flecainide, verapamil, amiodarone, propanolol, procainamide, quinidine, adenosine, corticosteroids, immunoglobulins

4) Correction or reduction of space-occupying lesions

① Pleural effusions: Single or serial fetal thoracenteses, pleurothoraco-amniotic shunts

② Pericardial effusions: Single or serial pericardiocenteses or continuous drainage

③ Ascites: Single or multiple taps, peritoneo-amniotic shunts, intraperitoneal albumin

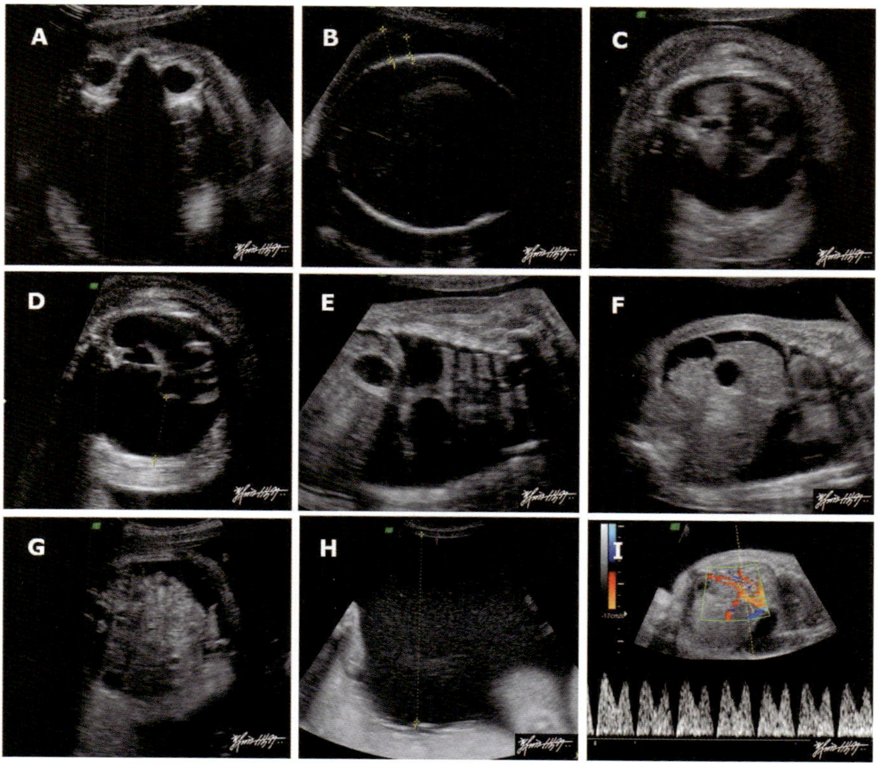

Figure XVII-6. Fetal hydrops diagnosed at 31 weeks of gestation. (A, B) Scalp edema. Maximal skin thickness = 14. cm. (C, D) Pleural effusion, pericardial effusion and thoracic skin edema. (E) Pleural effusion (angel's wing appearance). (F) Ascites and pleural effusion in coronal plane. (G) Ascites in axial plane. (H) Polyhydramnios (MVP = 10 cm). (I) Absent a-flow of DV Doppler.

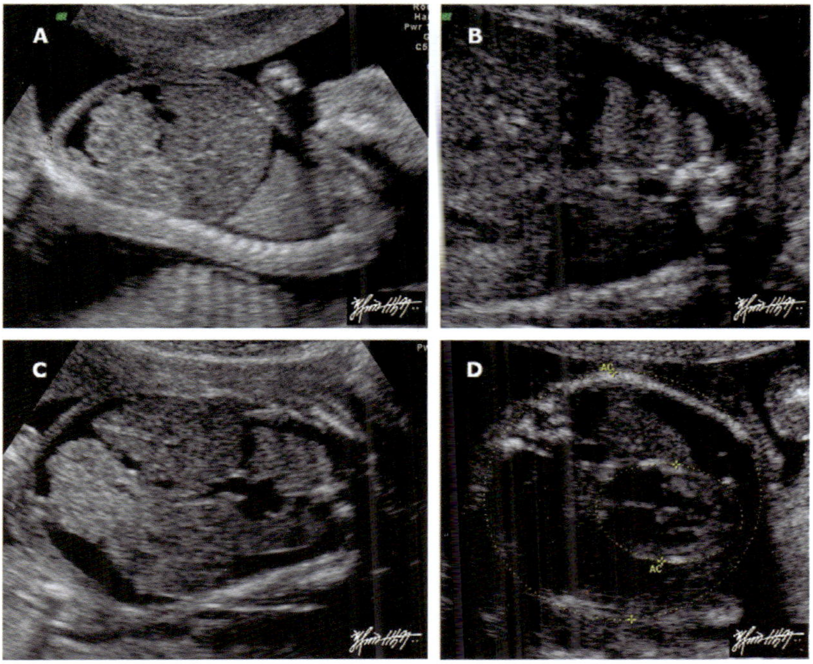

Figure XVII-7. Fetal hydrops diagnosed at 21 weeks of gestation. (A) Pleural effusion and ascites in sagittal plane. (B) Pleural effusion (angel's wing appearance). (C) Pleural effusion and ascites in coronal plane. (D) Pleural effusion in axial plane. No cardiomegaly. Figure XVI-6의 bilateral clubfoot과 같은 case이다.

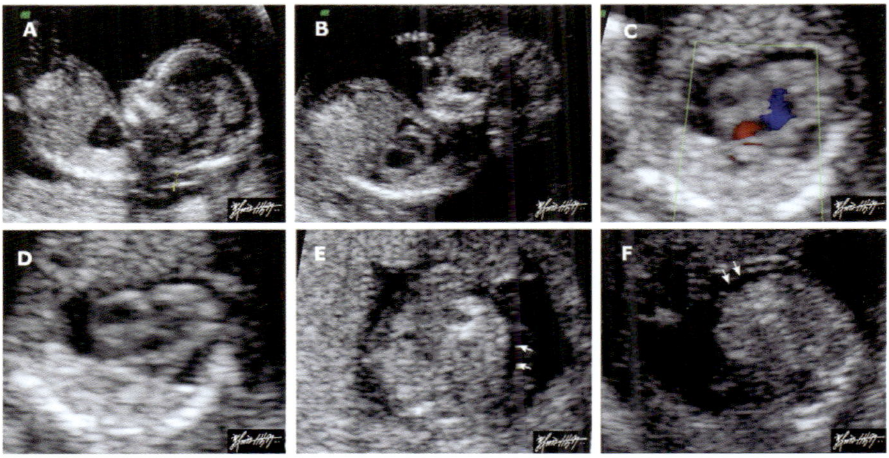

Figure XVII-8. Fetal hydrops diagnosed at 13 weeks of gestation. (A) Pleural effusion. NT = 2.9 mm. (B) Pleural effusion. (C, D) Pleural effusion and pericardial effusion. (E, F) Ascites.

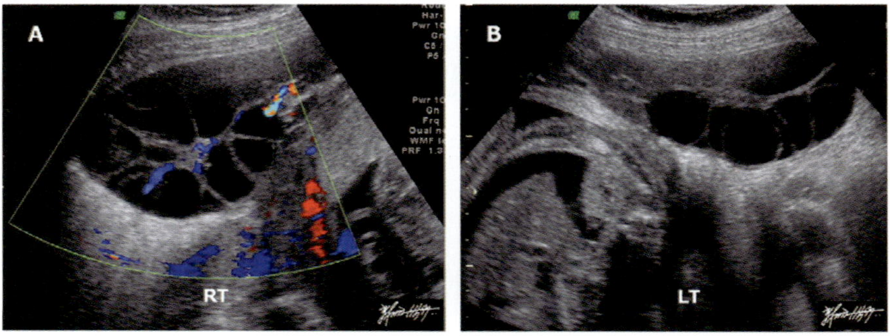

Figure XVII-9. Bilateral ovaries of the mother with fetal hydrops. Hyperreactio luteinalis와 같이 양측 난소가 수많은 **cyst**들로 채워져 있다**.** 출산 후 **F/U USG**에서 이 소견은 저절로 없어졌다**.** 이와 같은 난소의 변화는 **Figure XVIII-15**의 **severe hydrops**가 동반된 **TTTS case**에서도 나타났다 **(CSJ).**

XVIII. Multifetal Pregnancy

1. Determination of Chorionicity in the Second and Third Trimester

1) 1st trimester: G-sac의 수가 chorionicity, yolk sac의 수가 amnionicity.
2) Gender: 서로 다르면 dichorionic, but not vice versa
3) Placenta number: Separate면 dichorionic, but not vice versa
4) 10주가 되면, diamniotic twin의 두 개의 amnion은 붙어서 intertwin membrane을 형성한다.
5) Intertwin membrane thickness
   ① Thick membrane: Hyperechoic and 2 mm or greater → Dichorionic
   Thin membrane: Wispy membrane and less than 1 mm →Monochorionic
   ② Accuracy: 82% in monochorionic, 95% in dichorionic
6) "Twin Peak" sign as predictor of dichorionicity
   ① 초음파검사로 single shared placenta를 가진 monochorionic twin과 two contiguous fused placenta를 가진 dichorionic twin을 구별하기 어렵다.
   ② 이런 경우 twin peak sign은 dichorionicity를 시사하는 주요한 소견이다.
   ③ 그러나 twin peak sign이 없다고 하여 dichorionic twin이 아니라 monochromic twin이라고 단정 지을 수는 없다.
   ④ Sensitivity: 94%, specificity: 88%
   ⑤ USG: Triangular projection of trophoblastic tissue isoechoic with placenta extending from placenta surface into intertwin membrane.

Table XVIII-1. Sonographic Determination of Chorionicity and Amnionicity in 2nd & 3rd Trimester Twin Gestations

Chorionicity Amnionicity	Gender		No. Placental Masses		Amniotic Membrane		Membrane Thickness		Twin Peak Sign	
	Different	Same*	One*	Two	Present	Absent	Thick	Thin	Present	Absent*
DC, DA	X	X	X	X	X	†	X‡	∮	X	X
MC, DA		X	X		X	†		X		X
MC, MA		X	X			X		X		X

*, No discriminatory value

†, Membrane present but may be not be observed

‡, Must in first trimester and early second trimester

∮, Membrane tends to be thin in late second and third trimesters.

DC, dichorionic: DA, diamniotic: MC, monochorionic: MA, monoamnionic

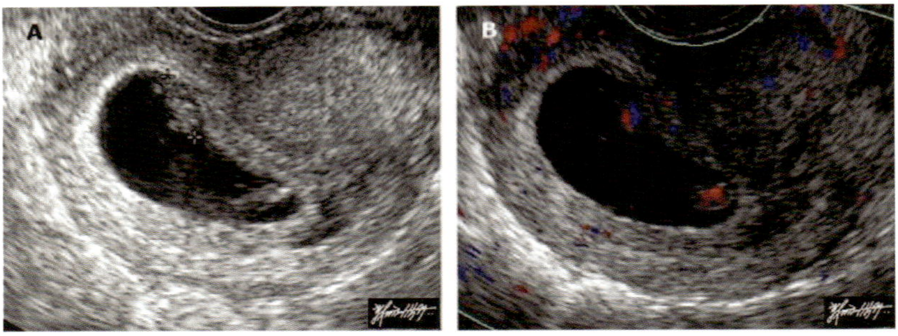

Figure XVIII-1. Twin pregnancy at 7+4 week of gestation by CRL. One gestational sac and two yolk sacs indicates monochorionic diamnionic (MCDA) twin.

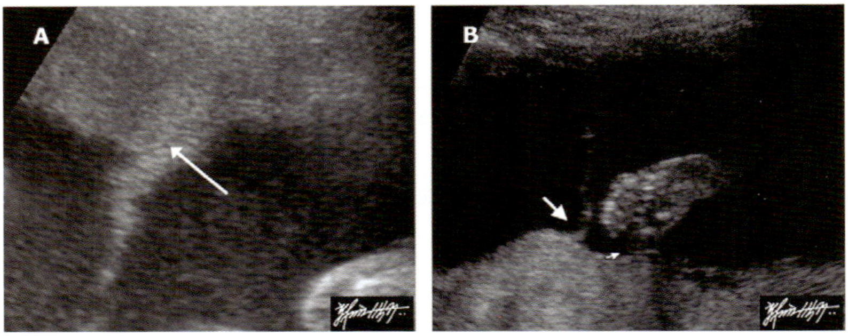

Figure XVIII-2. (A) Dichorionic twin with thick intertwin membrane and twin peak sign (long arrows). (B) Monochorionic twin with thin intertwin membrane without twin peak sign.

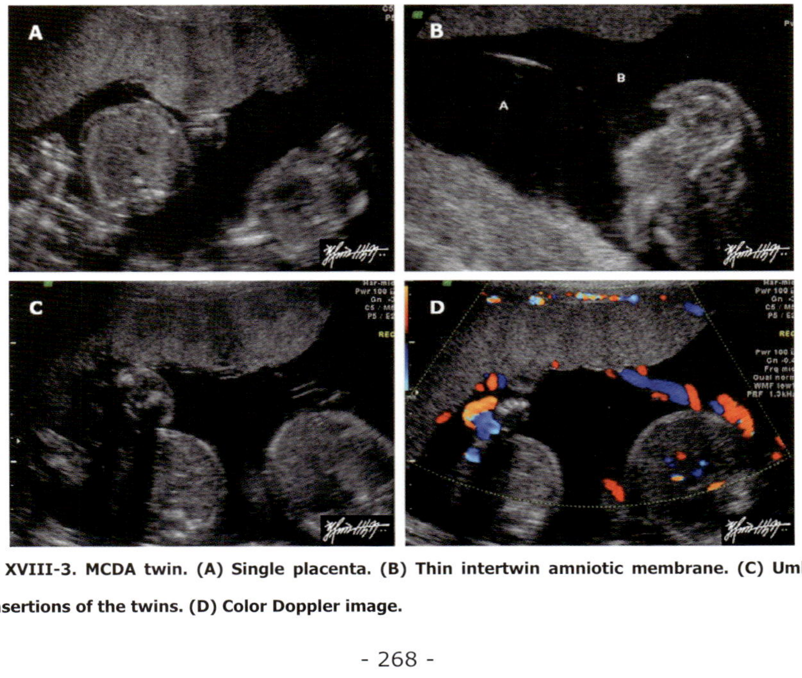

Figure XVIII-3. MCDA twin. (A) Single placenta. (B) Thin intertwin amniotic membrane. (C) Umbilical cord insertions of the twins. (D) Color Doppler image.

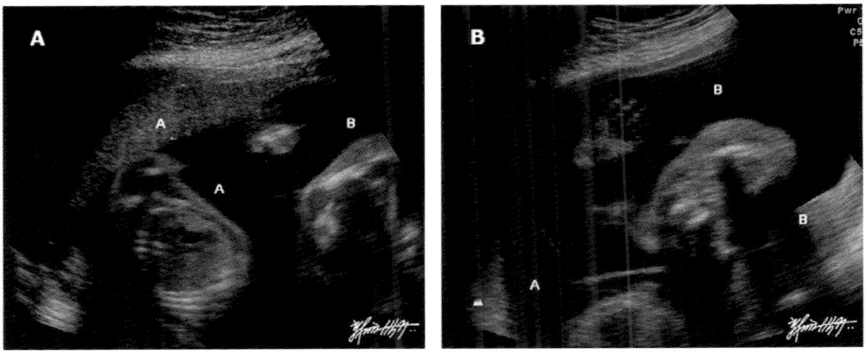

Figure XVIII-4. DCDA twin with separate placenta. (A) Anterior placenta of the fetus A. (B) Posterior placenta of the fetus B.

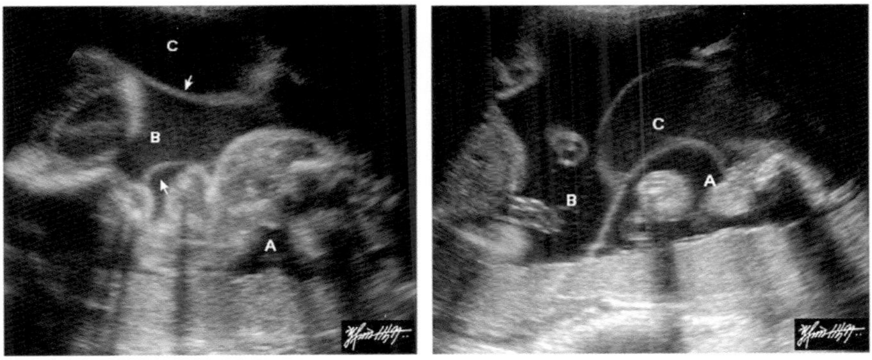

Figure XVIII-5. Triplet pregnancy after in vitro fertilization.

2. Growth in Multifetal Gestations

1) 1st trimester의 fetal growth는 일차적으로 유전적 및 환경적 (자궁내의implantation site) 영향을 받는다.
2) 1st trimester의 fetal growth의 significant discordance는 adverse perinatal outcome을 증가 시킨다는 보고가 있다 (Discordance: ≥ 5 days difference in estimated GA).
3) Twin에서의 태아 성장은 28~30주까지는 singleton과 비슷하다.
4) 30주 이후에 twin에서의 BPD와 AC growth는 singleton에 비해 뒤쳐지기 시작한다. 그러나 FL는 그렇지 않으므로 임신 말기에 twin에서의 FL:AC ratio는 singleton에 비해 증가한다.
5) Definition of discordance: Birth weight 20% 차이 또는 AC 20 mm 이상 차이 또는 EFW 20% 이상 차이 (큰 아기 기준)
   ① Discordance 25~30% 이상이면서 둘 중 하나 이상에서 IUGR 있는 경우
   → Adverse perinatal outcome을 가장 정확히 예측할 수 있다.
   ② Fetal death risks는 30% 이상 차이 날 때부터 증가

3. Twin Oligohydramnios/Polyhydramnios Sequence (TOPS)

1) Same sex
2) Single placenta
3) Thin separating membrane
4) Weight discordance > 20% of larger twin
5) Major difference in AF volume: Severe oligohydramnios in one sac (**"stuck twin"**)
6) Oligohydramnios → Growth restriction, contracture, pulmonary hypoplasia
   Polyhydramnios → PPROM, heart failure, PTL

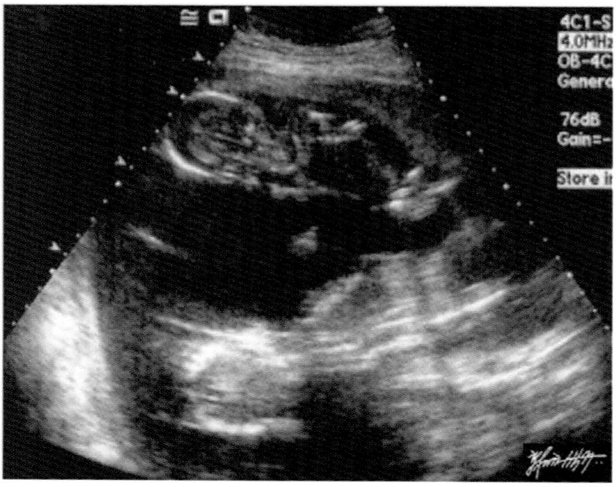

Figure XVIII-6. Stuck twin. 위에 보이는 태아는 양막에 둘러싸여 자궁의 앞쪽에 붙어 있는 것처럼 보이고, 아래에 보이는 태아는 양수과다증이 동반되어 있었다 **(CSJ).**

4. Twin-to-Twin Transfusion Syndrome (TTTS)

1) Definition: Unbalanced transfusion from a net donor to a net recipient along placental A-V anastomoses in absence of adequate compensatory counter-transfusion along bi-directional superficial anastomoses
2) Incidence: 15~25% of MCDA twin, 1/1,600 pregnancy, female > Male
3) Pathology
   ① 모든 monochorionic twin placenta는 superficial A-A, V-V anastomosis, deep A-V anastomosis가 있다. Superficial A-A, V-V anastomosis는 bi-directional flow를 보이는데 반해, deep A-V anastomosis는 unidirectional flow를 가진다. 이러한 anastomosis가 well balanced state에서 unbalanced shunting이 일어나면 TTTS 생긴다.
   ② 태반에서 donor twin의 동맥으로부터 인접한 recipient twin의 정맥으로 혈류 유입 (A-V connection via anastomosis at the villous level).
   ③ Donor twin: Hypovolemia, hypoxia
   Recipient twin: Expanded blood volume → polyuria → high output heart failure, polyhydramnios

④ Velamentous cord insertion: 6~9배 이상 많다

⑤ Significant risk factor for TTTS: Greater number of feeding vessels

⑥ Superficial A-A anastomosis

a. Pressure 차이가 더 크므로 V-V anastomosis보다 hemodynamic counter balancing의 potential이 더 크다.

b. TTTS에서 A-A anastomoses는 대조군에 비해 더 적은 반면 (24 vs. 84% in control), A-V anastomosis와 드문 V-V anastomosis는 비슷하다

c. A-A anastomosis가 없으면 TTTS의 risk가 증가한다 (61 vs. 15%, OR 8.6).

d. A-A anastomosis는 반대 방향의 A-V anastomosis과는 다르게 TTTS의 발생으로부터 보호하는 역할을 하는 것으로 생각된다.

4) Prediction

① Increased NT at 10~14 weeks

a. NT > 95P → Positive productive value 40%, negative productive value 90%

b. Discordant increased NT

c. NT 증가를 보인 MC twin 중 32%에서 추후에 TTTS가 발견되었으나 이 중 28%만 예측이 가능하였다는 보고가 있다.

② Mild discrepancy in the amount of amniotic fluid

③ Intertwin membrane folding (15~17 weeks) 1/4 of monochorionic twin
→ 50%에서 severe TTS

④ Umbilical cord: Discrepant size with entanglement of the recipient cord & a small or normal size cord of the donor twin

⑤ Doppler study of placental anastomoses: A-A anastomosis는 18주 이후부터 진단 가능 (85% sensitivity, 97% specificity)

⑥ Velamentous insertion of umbilical cord

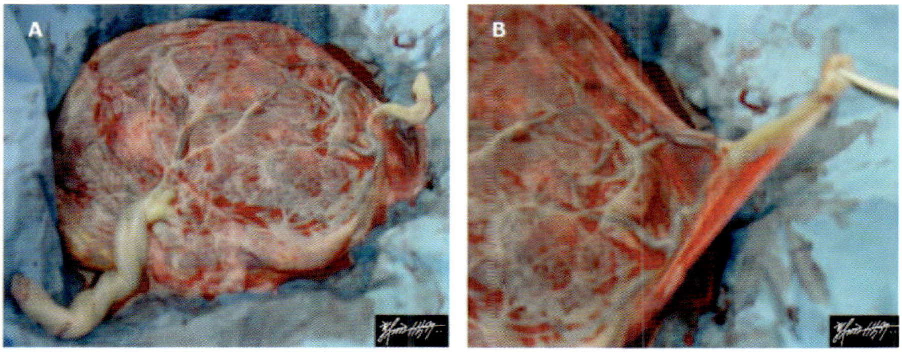

Figure XVIII-7. Velamentous umbilical cord insertion of donor twin in TTTS case (SCJ).

5) Diagnosis

① Postpartum criteria: Birth weight > 20% 차이, Hemoglobin > 5 차이 (unreliable)

② Antepartum

a. TTTS의 초음파 소견은 보통 15~25주 사이에 나타난다.

b. Monochorionic placentation with visualization of a septating membrane

c. Midtrimester TOPS (MVP ≤ 2 cm in donor and ≥ 8 cm in recipient)

d. Size discordancy, AC difference, or weight difference greater than 20%

e. Marginal or velamentous cord insertion

f. Donor: Signs of anemia, hypovolemia (oliguria, oligohydramnios, growth restriction, degenerative renal tubule, abnormal UA Doppler such as AEDF/REDF)

g. Recipient: Signs of hypervolemia (polyuria, polyhydramnios, visceromegaly, pulsatile flow in UV, AEDF/REDF in ductus venosus, hypertension, cardiac enlargement and failure, hydrops)

TTTS Prenatal Diagnostic Criteria

① Same sex fetuses

② Single placenta

③ Thin membrane

④ Fetal weight discordance >20%

⑤ TOPS with "stuck twin"

Cf. 위 5가지 기준과 더불어 cordocentesis로 Hb difference > 5 g/dL이 있으면 TTTS 진단 및 high-risk treatment의 indication이 될 수 있다.

6) Stage *(Quintero et al)*

① Stage 1: TOPS only with bladder visualized in donor, normal Doppler

② Stage 2: Bladder not visualized in donor, normal Doppler

③ Stage 3: Critically abnormal Doppler (AEDF or REDF in donor UA, or reverse flow in DV or pulsatile flow in recipient UV)

④ Stage 4: Hydrops

⑤ Stage 5: Demise of one or both

Cf. Quintero의 staging은 disease의 progression을 판정하는 데에는 유용하나 절대적 risk를 반영하지는 않는다는 단점이 있다.

Cf. Modified staging system: A-A anastomosis가 있으면 a, 없으면 b. 더 높은 stage의 a가 있는 경우가 더 낮은 stage의 b보다 예후가 좋다는 보고가 있다.

7) Clinical course

① Median GA at diagnosis: 약 21주

② Median GA at delivery: 약 29주

③ Polyhydramnios 또는 therapeutic procedure로 인한 PTL 및 PPROM 발생 위험 증가

④ Preterm TTTS baby (특히 28주 이전): Poorer fetal outcome

⑤ Perinatal loss rate: ≥ 80%

⑥ Death of one twin in utero: 30%

8) Complications

① Neurological complications

a. 생존자의 15%에서 long-term neurologic sequelae. 이 중 절반에서 CP 발생.

b. Antenatal insult (ischemia due to hemodynamic imbalance, polycythemia and vascular stasis, anemia and hypotension)

c. Death of one twin (25% risk of ischemic brain injury)

d. Sequelae of preterm birth such as PVL, IVH: Similar incidence in donor and recipient

② Cardiovascular complications

a. MC twin은 CHD의 risk가 6배 높은데, TTTS에서는 더욱 증가한다 (6.9% vs. 2.3%).

b. Variable degrees of BVH, TR, cardiac dysfunction, HCMP in recipients

c. Recipient twin의 45~50%는 신생아기에 비정상 cardiac function을 가지지만 대부분은 가역적이다. 그러나 recipient twin의 5~10%에서는 장기적 cardiac function에 장애가 발생한다.

③ Renal failure

a. 48% renal failure in survivor (donor > recipient) vs. 14% in control

b. Often transient, long term renal sequelae in 3% of survivor

9) Management

① Medical therapy

a. Maternal digoxin treatment to improve cardiac function in recipient: Questionable

b. Indomethacin to control hydramnios in recipient: CIx due to exacerbating effect on donor's renal function

② Serial therapeutic amniocentesis or amnioreduction

a. Aim: PTL과 PPROM risk를 줄이고, uterine arterial flow를 74% 가량 증가시키고, fetal acid-base statue를 호전시킬 수 있다.

b. Ix: AFI > 40 cm or MVP > 12 cm, or 정상보다 10 cm 많을 때마다 1L 씩 reduction

c. 28주 이전의 severe TTTS에 대한 retrospective analysis에서 perinatal survival을 60%로 증가시켰다는 보고가 있다 (치료 받지 않은 대조군 <20%)

③ Amniotic septostomy (needling or Nd:YAG laser)

a. Aim: TOPS를 감소시키고 donor에서 euvolemia를 회복시키는 목적 (minimal effect)

b. Risk: PPROM, PTL, theoretical risk of inter-twin cord entanglement through extension of defect

c. Multicenter RCT: No difference in overall survival (70%)

④ Ablation of surface placental vessels (Fetoscopic laser occlusion)

a. Non-selective laser ablation (Meta-analysis of TTTS < 28 week)

: Overall survival 58% (similar to amnioreduction) and at least one survivor in 74% (70% of amnioreduction)

- Risk: Devitalizing some normal cotyledon, high procedure related fetal loss rate

b. Selective laser ablation

- Aim: Targeting only those A-V anastomoses involved
- Risk: Possibility of reversal of TTTS along residual anastomoses, repeat procedure (13%), transient hydrops in donor
- *Quintero et al.*: Survival of at least one fetus in 83% vs. 61% in non-selective laser and 67% in serial amnioreduction
- Non-selective laser나 selective laser 후의 CP의 발생률은 overall TTTS의 발생률과 비슷하다 (8%). 결국 CP를 예방하지는 못한다는 의미.

⑤ Selective feticide

a. Interstitial laser (<16~17week): 20G needle and laser fiber

b. Bipolar cord occlusion (~27week): 3.3 mm port and 3 mm bipolar diathermy
Survival rate 76~93% (PPROM 12~20%)

c. US guided suture ligation: success rate 84%

d. Overall survival 63~71% (PPROM risk 30~40%)

e. Post-procedure survival and growth velocity: similar in donor and recipient

f. Procedure-related mortality rate: at least 50%

10) Stage-based approach to therapy *(Quintero et al)*

① Ia, IIa, IIIA (good survival prognosis group): Conservative manage or amnioreduction &/or septostomy, then delivered electively by 32~34 week

② Ib, IIb (intermediate survival prognosis): While amnioreduction is associated with better perinatal survival than laser ablation for stage I-II, nevertheless can progress to more advanced stage

③ IIIb, IV (poorest survival): Definitive Tx such as selective laser or cord occlusion selective laser ablation; higher perinatal, double, any survival rate than amniocentesis for stage IV

11) Prognosis

① Survival rate: 7~75%

② Decreased stage: 94% survival
Increased stage: 27% survival

③ 24%: Severe psychomotor retardation in combination with CP
More common in recipient than donors

④ 28주 이전 진단: Survival rate 20~45% (가장 심각한 것은 18~26주에 진단된 경우)

⑤ 불행히도 치료를 하면 survival은 증가시킬 수 있으나 현재까지는 어떠한 치료이든 neurologic damage를 예방하지는 못한다.

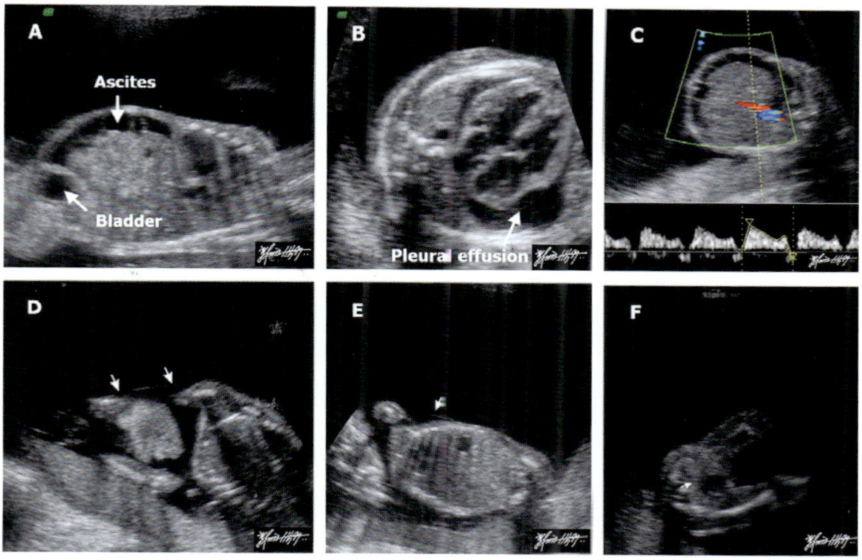

Figure XVIII-8. TTTS diagnosed at 22 weeks of gestation. (A-C) Recipient twin with polyhydramnios. (A) Ascites. (B) Pleural effusion. (C) Reversed a-flow of the DV Doppler. (D-F) Donor twin with oligohydramnios (stuck twin).

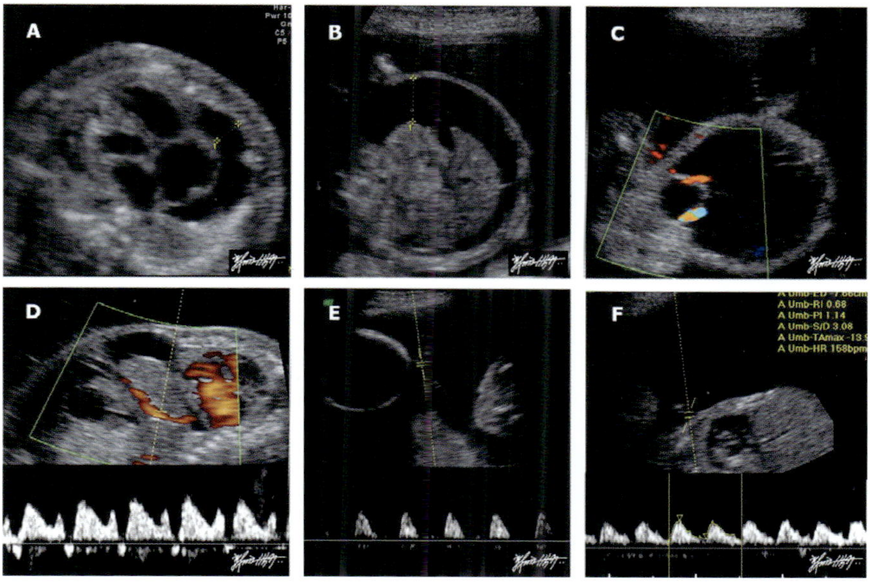

Figure XVIII-9. Follow up USG of the case in Figure VIII-8 at 23 weeks of gestation. (A) Pleural effusion. (B, C) Ascites. (D) Reversed a-wave of the DV Doppler. (E) Absent end-diastolic flow of the umbilical artery of the recipient twin. (F) Nearly absent EDF (S/D ratio 3.08) of the umbilical artery of the donor twin.

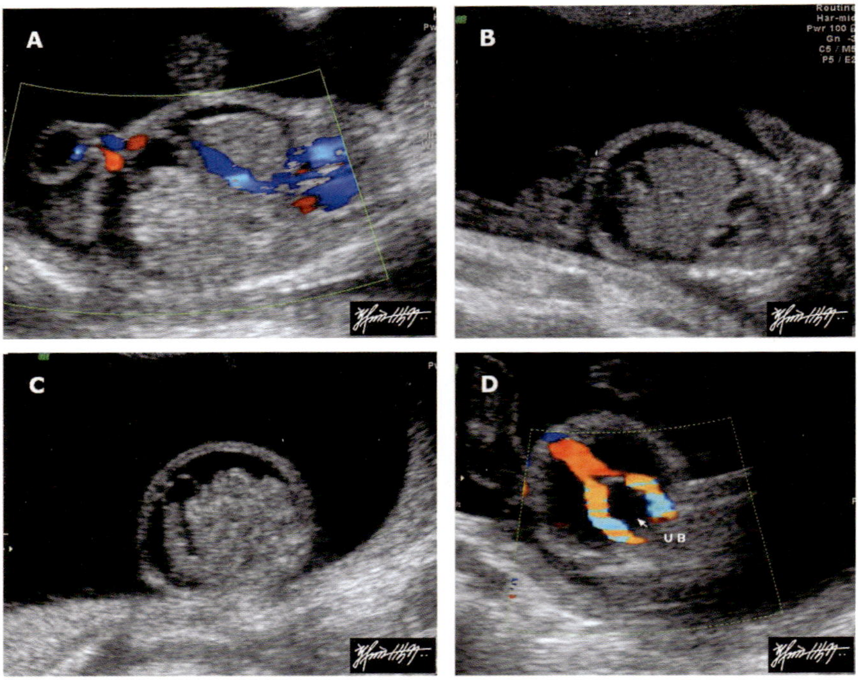

Figure XVIII-10. TTTS diagnosed at 18 weeks of gestation. Hydropic recipient twin. (A-D) Ascites.

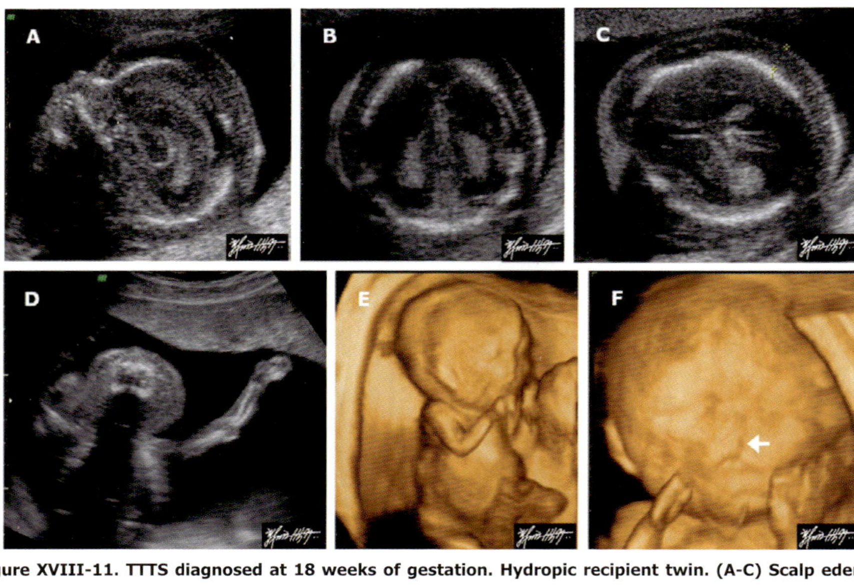

Figure XVIII-11. TTTS diagnosed at 18 weeks of gestation. Hydropic recipient twin. (A-C) Scalp edema. (D) Help me!! (E) 3D image of the edematous fetal head. (F) Cleft lip.

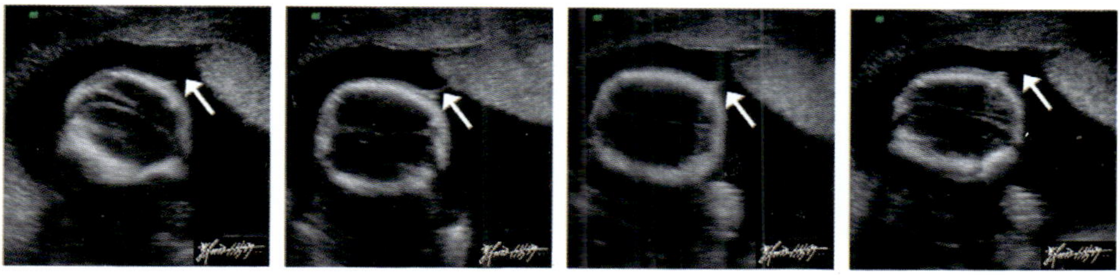

Figure XVIII-12. Donor twin of the case in the Figure XVIII-10, 11. 처음 이 case를 보았을 때 intertwin membrane이 보이지 않아 monoamnionic twin with one fetal hydrops로 의심하였다. 위의 그림과 Figure XVIII-13에서 보이듯이 hydrops가 없는 twin이 stuck twin처럼 uterus 또는 placenta에 바싹 붙어 있지 않았기 때문이다. 대신 membrane처럼 보이는 구조물이 (arrow) placenta와 fetal head에 연결되어있고, fetal movement에 따라 같이 움직이는 것처럼 보여 amniotic band syndrome을 의심했었다 (CSJ).

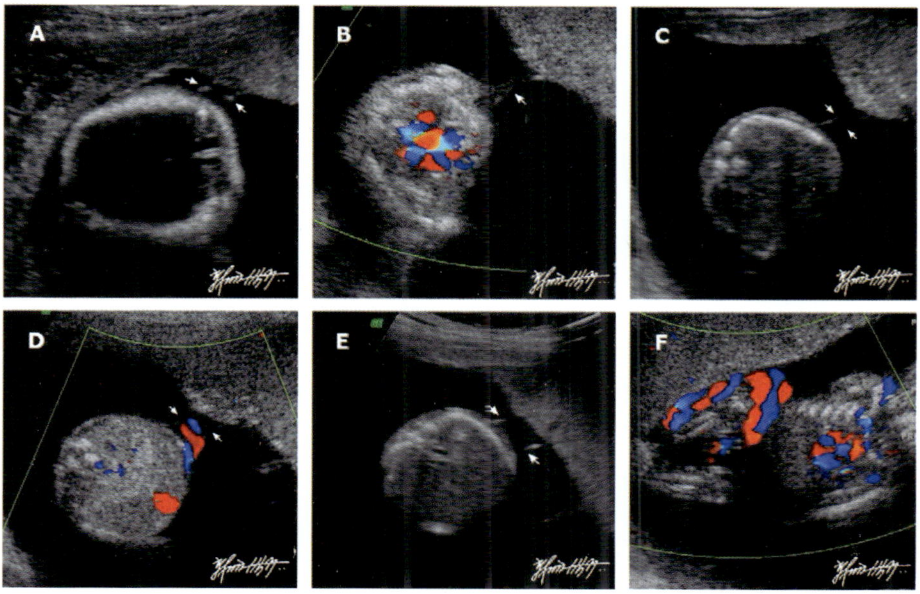

Figure XVIII-13. Donor twin of the case in the Figure XVIII-10, 11, 12. (A-C) 자세히 관찰하면 fetal head에 부착되어 있는 것처럼 보이는 membrane은 body 쪽으로 tracing 했을 때 두 겹으로 보이고, (D, F)의 Doppler image에서 보이는 것과 같이 umbilical cord가 두 겹의 membrane 사이에 있음이 확인되어 severe oligohydramnios가 동반된 stuck twin임을 알 수 있었다 (CSJ).

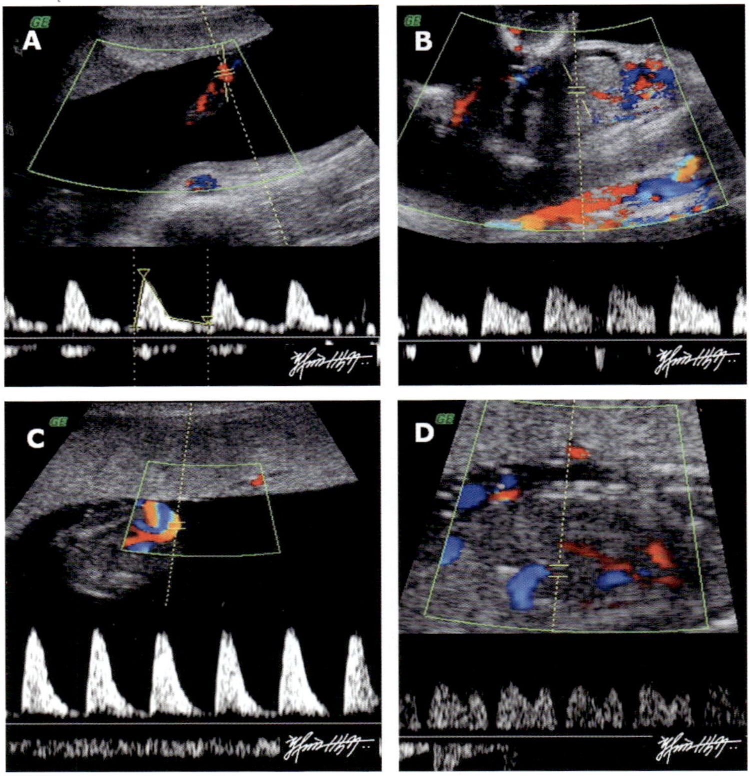

Figure XVIII-14. Doppler studies of the TTTS case in the Figure XVIII-10, 11, 12, 13. (A) Increased S/D ratio of the recipient twin umbilical artery. (B) Reversed a-flow of the recipient twin DV. (C) Absent end-diastolic flow of the donor twin umbilical artery. (D) Absent a-flow of the donor twin DV.

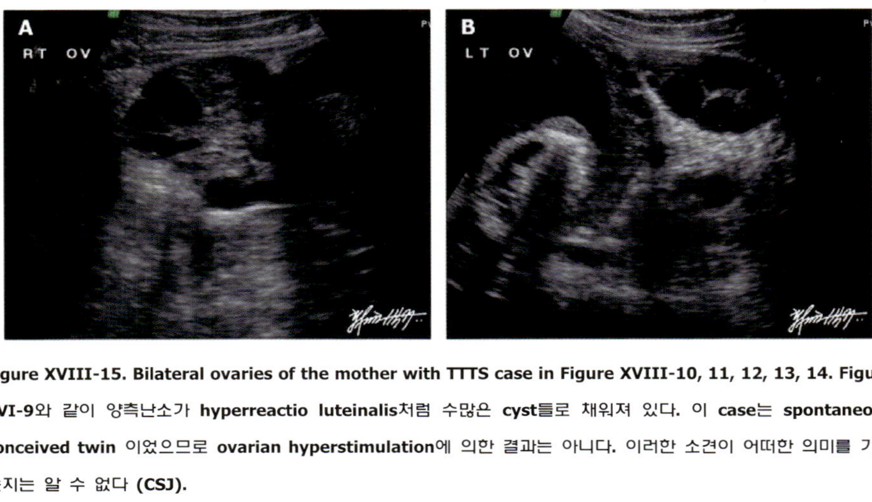

Figure XVIII-15. Bilateral ovaries of the mother with TTTS case in Figure XVIII-10, 11, 12, 13, 14. Figure XVI-9와 같이 양측난소가 **hyperreactio luteinalis**처럼 수많은 **cyst**들로 채워져 있다. 이 **case**는 **spontaneous conceived twin** 이었으므로 **ovarian hyperstimulation**에 의한 결과는 아니다. 이러한 소견이 어떠한 의미를 가지는지는 알 수 없다 **(CSJ).**

5. Demise of Co-twin

1) Incidence

① 1st trimester의 twin 중 하나가 "vanishing twin"이 될 확률은 20%이다.

② 1st trimester의 twin 중 둘 다 live born이 될 확률은 50%에 불과하다.

③ Early fetal loss를 제외하고, twin 중 하나가 FDIU 될 확률은 5%이다.

④ Monochorionic twin은 dichorionic twin에 비해 FDIU 가능성이 3~4배 증가한다.

2) Mortality and morbidities of surviving twin.

① Early loss: Negligible

② 2nd & 3rd trimester에는 mortality & morbidity 증가.
(Major morbidity or mortality: 46%)

③ Infarction & necrosis of brain, liver, kidney → Major neurologic & renal impairment
(CP, microcephaly, porencephaly, multicystic encephalomalacia, etc.)

④ Surviving twin의 5~20%는 neurologic damage가 발생한다.

⑤ Monochorionic twin에서는 위험이 더욱 증가

⑥ Cause: Circulatory instability (hypotension) > DIC

3) Treatment: 조산으로 인한 합병증을 최소화하면서 가능한 빨리 분만을 해야 한다.

4) Survived twin에서는 CVA 가능 d/t thrombus. 즉시 분만을 하더라도 한 명이 죽을 때 그 즉시 acute hypotension 생겨 생존자에서 비가역적 손상 가능.

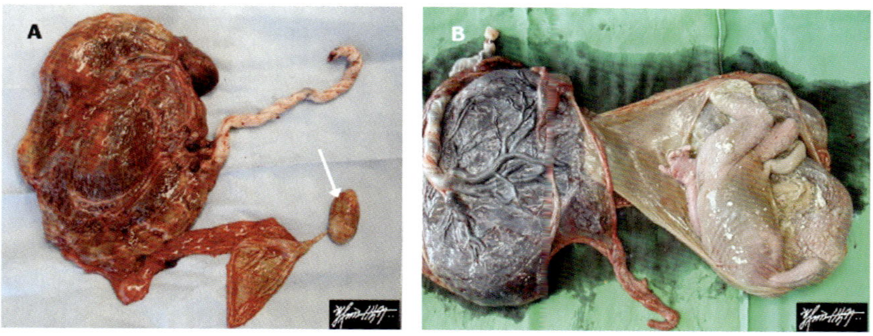

Figure XVIII-16. (A) Vanishing twin. The fetus died at early 2nd trimester (arrow), and the surviving twin was delivered vaginally at term. (B) 이 **case**는 **early 2nd trimester**부터 **severe discordancy**를 보였고, 임신 중기 이후 한 쌍태아가 **severe IUGR** 상태에서 임신 **27**주에 **FDIU** 되었다. 이 **twin**은 **IVF**에 의한 **dichorionic twin**이어서 임신 유지를 하기로 하였고, **maternal blood coagulation test** 및 **serial USG**로 **follow up** 하다가 만삭에 특별한 문제 없이 분만하였다. **Dead fetus**는 **severe mummification**을 보이고 있다 **(SCJ).**

6. Conjoined Twin

1) Incidence: 1:150,000~100,000

2) 수정된 지 13일 이후 분열

3) 70%가 Female

4) Recurrence rate: Negligible

5) Single placenta, invisible separating amniotic membrane → 의심해 볼 것!
6) 초음파로 잘 모르면 CT나 MRI가 도움이 됨
7) USG findings
   ① Inseparable fetal bodies and skin contour
   ② No change in the relative position of the fetus
   ③ Both fetal heads persistently at the same level (bi-breech > bi-cephalic)
   ④ Single umbilical cords with more than 3 vessels
   ⑤ Bifid appearance to the 1st trimester
   ⑥ Backward flexion of spine (cervical)
   ⑦ Shared hearts, liver or other organ
   ⑧ Polyhydramnios (50%)

Table XVII-2. Types of Monozygotic Twins Related to Time of Division after Fertilization

Chorion	Amnion	Time to Division (days)	Frequency
Dichorionic	Diamniotic	0~3	25%
Monochorionic	Diamniotic	4~8	75%
Monochorionic	Monoamniotic	>8	Approx. 1%
Monochorionic	Monoamniotic (conjoined twins)	>13	Rare

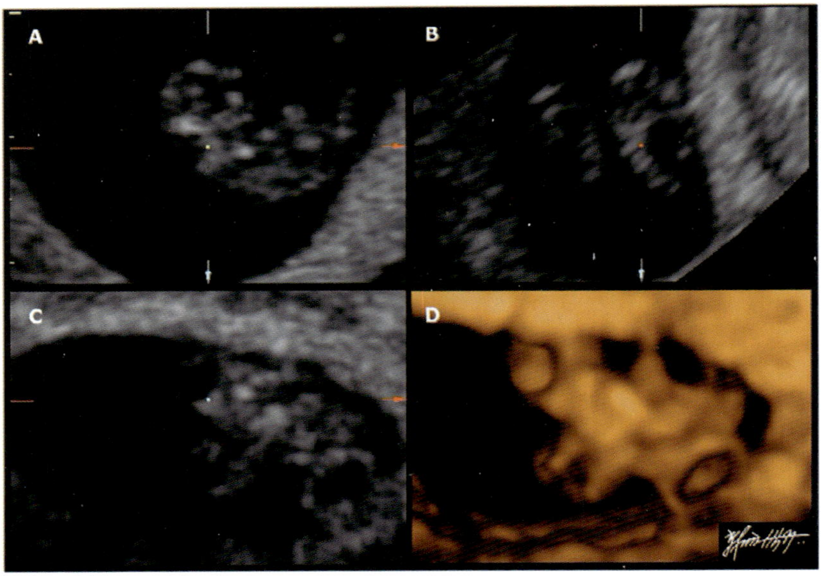

Figure XVIII-17. Conjoined twin diagnosed at 8 weeks of gestation. 3D surface rendering mode with sectional planes. (A) Sagittal plane에서는 이상 소견이 없어 보인다. (B) Axial plane에서 fetal rhombencephalon이 두 개로 보인다. (C) Coronal plane. Two separate rhombecephalon and single body and single heart이므로 dicephalus임을 알 수 있다. (D) 3D image.

7. Acardiac Twins (TRAP sequence; Twin Reversed Arterial Perfusion)

1) Incidence: 1% of monozygotic twin, 1/35,000 of pregnancy
2) Severely malformed fetus with either an absent heart or a rudimentary and essentially nonfunctioning cardiac structure
3) Poorly developed upper body
   ① Small or absent head (ex. holoprosencephaly)
   ② Absent or underdeveloped upper extremities
4) Female > Male
5) Placental A-A or V-V anastomoses
   → Reversed blood flow in umbilical artery of the recipient twin
6) Normal fetus도 high output congestive HF, hydramnios, hydrops 등의 위험 증가
7) 50%에서 chromosomal abnormalities
8) Overall survival rate of pump twin: 55~75%
9) 24주 이전에 발견되면 elective therapeutic abortion
10) Medical Tx: Maternal digoxin administration to treat hydrops of pump twin
    Indomethacin to control hydramnios and preterm birth

8. Monoamnionic Twin

1) 1% of monozygotic twin
2) Mortality: 50%
3) Due to cord entanglement and secondary obstruction of blood flow
4) Congenital anomaly: 20%
5) 32주 이전에 C/sec 해야 한다는 주장도 있다. 그러나 32주까지 살아 있으면 그 이후에는 잘 죽지 않기 때문에 monitoring을 잘 하면서 임신을 유지해 볼 수도 있다.
6) Vaginal delivery는 위험
7) 25~26주 이후부터 intensive monitoring 필요. 언제라도 나빠지면 C/sec 할 수 있도록

XIX. Chromosomal Abnormalities

⊙ Incidence
- 0.5% of the live birth
- 5% of stillbirth
- 50% of spontaneous abortion

⊙ Ultrasonographic markers: Nuchal thickness, echogenic intracardiac foci, choroid plexus cyst, short femur length, humerus length, mild ventriculomegaly, mild pyelectasis (≥ 4 mm), echogenic bowel etc.
- 정상인 경우도 많이 있지만, chromosomal anomaly incidence가 증가한다고 보고됨

1. Down Syndrome (Trisomy 21)

1) Incidence: 1/710 (1/800)
2) Brachycephaly, small nose, simple ear, short neck, flat occiput, short broad hands, cystic hygroma
3) 임신중기에 목덜미 비후 대퇴골이나 상완골의 단축, 경한 신우 확장, hyperechoic bowel, 제5수지 중지골의 hypoplasia.

Table XIX-1. Trisomy 21 Features

Brachycephaly	Hypoplasia of fifth digit
Clinodactyly	Nuchal fold
Duodenal Atresia	Pyelectasis
Echogenic intracardiac focus	Sandal gap toes
Flat facies	Short femur and humerus
Heart detect	Ventriculomegaly
Hyperechoic bowel	Wide iliac angle

4) Thickened nuchal skin fold (40%에서 나타난다): ≥ 6 mm (15~19 weeks), 25% risk
5) Esophageal / duodenal atresia (8~15%): Typical not seen until 22~24 weeks, 30% risk
6) Diaphragmatic hernia, CHD (40%), AVSD (75%)
7) Short femur length: 0.91 ≥ measured / expected FL (based on the BPD)
   Short humerus length: 0.9 > measured / expected HL (based on the BPD)
8) Nasal bone hypoplasia
   ① Absent or < 2.5 mm: Trisomy 21의 marker 중 하나
   (인종에 따른 차이 있을 수 있다. 특히 Caucasian에서는 더 민감)
   ② Nasal bone hypoplasia 있는 경우 trisomy 21의 likelihood: 50.5 (34명 중 21명)
   ③ 정상: 15주 mean: 4.7 mm, 2.5th centile: 3.2 mm (4.3/2.8)
   22주 mean: 4.7 mm, 2.5th centile: 3.2 mm (4.3/2.8)

9) Recurrence risk: 1%

Nondisjunction에 의해 발생하므로 부모 Karyotyping 하지 않아도 됨.

그러나 다음 임신 시 amniocentesis 해야 함. (이전 Down syndrome fetus history 있으면 다음 임신 시 risk 증가하기 때문. 35세 이후부터는 age-related risk)

⊙ Echogenic intracardiac foci (EIF)

- 정상 태아에서도 3~4%가 나타나며 아시아인에서 백인에 비해 3배 정도 빈도가 높다. 우심실 또는 양측 심실에 있는 경우, 2개 이상인 경우 및 뚜렷하게 보이는 경우에 염색체 이상의 빈도가 높다. 임신 3기가 되면 초음파 검사에서는 더 이상 보이지 않는다.
- Low risk women의 isolated fetal echogenic cardiac focus (FECF)는 amniocentesis Ix 되지 않는다. (Down risk: 0.3%)

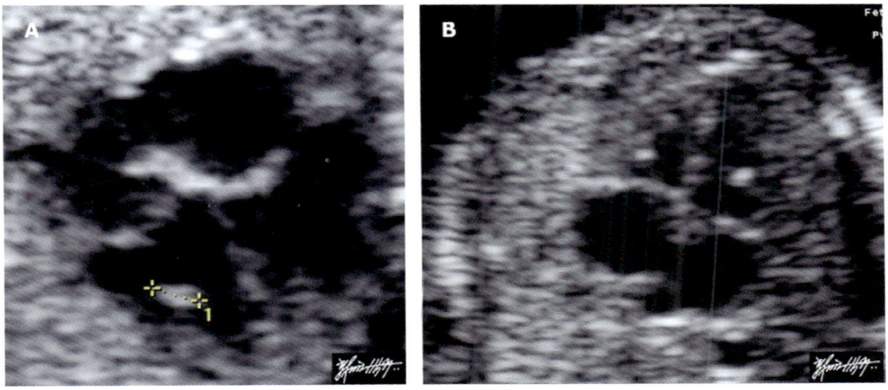

Figure XIX-1. Echogenic intracardiac focus (EIF) in LV (A). Two echogenic foci in each ventricles (B). Subcostal 4CV보다 apical 4CV에서 더 잘 보인다 (CSJ).

⊙ Hyperechoic bowel: 장내의 echogenecity가 주변의 뼈(특히 iliac wing)와 비슷하거나 더 큰 경우.

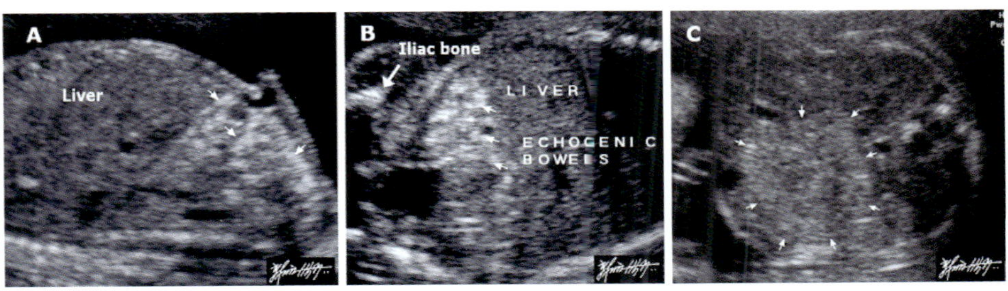

Figure XIX-2. Hyperechoic bowel.

Table XIX-2. Sonographic Index for Down Syndrome in Second Trimester Features

Findings	Score
Major anomaly	2
Nuchal fold ≥ 6 mm	2
Short femur	1
Short humerus	1
Pyelectasis ≥ 4 mm	1
Hyperechoic bowel	1
Echogenic intracardiac focus	1

Table XIX-3. Likelihood Ratios for Down Syndrome Using Isolated Markers

Major anomaly	25
Nuchal fold	18.6
Hyperechoic bowel	5.5
Short humerus	2.5
Short femur	2.2
Echogenic intracardiac focus	2
Pyelectasis	1.5
No markers	0.5

※ Bernacerraf scoring system: score ≥ 2 → 81% Down SD, 4.4% false positive

2. Patau Syndrome (Trisomy 13)

1) Incidence: 1/5,000~1/25,000
2) IUGR (43%), polydactyly (>50%), clenched hands with overlapping digits, facial cleft (60%; midline), omphalocele, holoprosencephaly (alobar type), CHD (8~90%), PCKD (31%), microphthalmia, hypotelorism

Table XIX-4. Trisomy 13 features

Cardiac defects	Neural tube defects
Cystic hygroma	Ocular anomalies
Echogenic intracardiac focus	Omphalocele
Facial cleft	Polycystic kidneys
Holoprosencephaly	Polydactyly
Intrauterine growth restriction	Ventriculomegaly
Microcephaly	

3. Edward Syndrome (Trisomy 18)

1) Incidence: 1/8,000~3/10,000)
2) Triple marker 상 모두 감소, 초음파 진단율 80~83%, 24주 이후에는 거의 100%
3) ①IUGR + ②polyhydramnios (29~62%), club foot or rocker-bottom foot (10~50%), ③clenched hands (50~70%), CHD (90~99%), diaphragmatic hernia, omphalocele (30~40% risk), micrognathia (>50%), hypertelorism, CPC (30%), abnormal CM, D-W malformation, cerebellum 크기 감소. ① ② ③ "Triad"
4) "Strawberry-shaped skull"
5) FDIU 되거나 태어나도 90% 생후 1년 내에 사망한다. 생존해도 MR 발생.

Table XIX-5. Trisomy 18 Features

Agenesis of the corpus callosum	Neural tube defects
Cardiac defect	Nuchal translucency
Choroids plexus cyst	Ocular anomalies
Clenched hands	Omphalocele
Clubfeet	Polyhydramnios
Cystic hygroma	Radial ray anomalies
Diaphragmatic hernia	Rocker-bottom feet
Intrauterine growth restriction	Single umbilical artery
Micrognathia	Strawberry-shape skull

4. Turner Syndrome (45,X)

1) Missing X: Paternal
2) Not related to maternal age
3) Lymphatic abnormalities lymphangiectasia
4) USG
   ① Large cystic hygromas (typically septated)
   ② Hydrops (pleural effusion, ascites, edema of all body parts)
   ③ Heart defects (Left side, CoA, AV anomalies, 50%)
   ④ Renal anomalies (19%)
5) 대부분 사망한다. Mosaicism은 사춘기 이후에 발견.
6) 다음 임신 시 Karyotyping 할 필요는 없다

XX. Ectopic Pregnancy

1. Incidence

1) 4.5/1,000 pregnancies (1970) → 19.7/1,000 (1992) (약 2%)
2) Peak: 35~44 years old
3) After an ectopic pregnancy,
   ① 7-13 fold increase in the risk of a subsequent ectopic pregnancy
   ② Subsequent intrauterine pregnancy: 50-80%,
   ③ Subsequent tubal pregnancy: 10-25%
   ④ Remaining patients will be infertile.

2. Etiology and Risk Factors

1) Tubal damage resulting from inflammation, infection and surgery
2) Intra uterine pregnancy (IUP)보다 tubal pregnancy에서 blighted ovum이 더 잘 생기지만 염색체 이상이 증가하지는 않는다.
3) Independent risk of tubal pregnancy
   ① Previous laparoscopically proven PID
   ② Previous tubal pregnancy
   ③ Current IUD use
   ④ Previous tubal surgery for infertility
   ⑤ Other factors: contraceptive choice, prior surgery, previous pregnancy, fertility status.

3. Pathology

1) Chorionic villi, usually found in the lumen: Pathognomic finding of tubal pregnancy.
2) Blue discoloration caused by hematosalpinx.
3) Natural progression
   ① Expulsion from the fimbriated end
   ② Involution of the conceptus
   ③ **"Rupture, usually around the eighth gestational week"**

4. Diagnosis

A. History

1) Abnormal menstrual pattern or the perception of a spontaneous pregnant loss.
2) Pain, amenorrhea, and vaginal bleeding (50%에서만 증상 발생)
3) 난관 파열이 되면 난관 serosa의 stretching이 멈추어 일시적으로 통증이 사라진다. Hemoperitoneum이 일어나면 횡격막의 irritation으로 인해 shoulder pain과 back pain이 발생할 수 있다.

B. Physical Examination

Rupture and intraabdominal hemorrhage → tachycardia → hypotension

C. β-hCG

1) Serum β-hCG: 수정 후 **8**일이면 양성
G-sac by TV-USG: 수정 후 **28**일이면 양성 → **"20-day windows"**

2) β-hCG clearance: Initial phase – $T_{1/2}$ 5~9 hr, second phase – $T_{1/2}$ 22~32 hr

3) Tissue가 완전히 제거 됐다면 72시간 안에 serum β-hCG가 20% 정도 감소한다.

4) Quantitative β-hCG measurements: Diagnostic cornerstone for ectopic pregnancy

5) Serum β-hCG level은 임신 6 주까지 exponential하게 증가한다. 이 시기에 β-hCG의 doubling time은 initial level과 관계 없이 비교적 일정하다. 임신 6주 이후 β-hCG levels이 6,000-10,000 mIU/ml이 초과되면, β-hCG의 증가는 둔화도 고 일정하지 않다.

6) 임신 초기 초음파에서 intrauterine G-sac이 보이지 않는 경우 또는 extrauterine cardiac activity가 관찰되는 경우 serial serum β-hCG를 시행하여 initial β-hCG가 2,000 mIU/ml 미만인 경우 β-hCG의 doubling time으로 정상 또는 비정상임신 (ectopic pregnancy, abortion)을 감별할 수 있다. β-hCG가 정상적으로 상승하는 경우 2000 mIU/ml가 되는 시기를 계산하여 두 번째 초음파 검사를 통해 정상 임신을 확인한다.

7) Sequential serum β-hCG levels

① Normal viable IUP: ≥ 66% (at least) rise over 48 hours

② 그러나 정상 IUP의 15%에서도 66%이하로 증가하기도 하고, ectopic pregnancy의 15%에서 66% 이상 증가하기도 한다.

③ 급속한 감소 (50% over 48 hours) → Abortion

④ Suboptimal rise (<50% over 48 hour) or plateau → Ectopic pregnancy

8) Falling β-hCG levels

① Half-life less than 1.4 days: Rarely associated with an ectopic pregnancy

② Half-life more the 7 days: Most predictive of ectopic pregnancy.

D. Progesterone

1) Normal viable intrauterine pregnancy의 약 70%는 serum progesterone level이 25 ng/ml 이상이지만, ectopic pregnancy의 약 1.5%만이 serum progesterone level이 25 ng/ml를 넘고 이 중 대부분은 cardiac activity를 보인다.

2) Serum P < 5.0 ng/ml: Highly suggestive of an abnormal pregnancy (not 100% predictive)

3) > 10 ng/ml: Normal IUP
< 10 ng/ml: 88% ectopic, 83% abortion

E. Ultrasonography

1) Earliest normal G-sac: 5 weeks by TA, 4 weeks by TV

2) Intrauterine sacs <1 cm on TA & < 0.6 cm on TV are considered indeterminate.

3) Discriminatory zones of serum β-hCG level

① Serum β-hCG level이 6000 mIU/ml 미만에서는 TA-USG로 intrauterine G-sac이 보이지 않지만 6500 mIU/ml 이상에서는 TA-USG로 intrauterine G-sac이 확인된다.

② Serum β-hCG level > 6500 mIU/ml에서 TA-USG로 intrauterine G-sac이 보이지 않으면 abnormal (failed intrauterine or ectopic) pregnancy를 시사한다.

③ Discriminatory zones for TV-USG: 1000 to 2000 mIU/ml
Empty uterus (by TV-USG) and β-hCG > 1,500 mIU/ml → 100% ectopic pregnancy

④ β-hCG가 discriminatory zone 이하이고, intrauterine G-sac이 보이지 않는 경우 감별

a. Normal intrauterine pregnancy too early for visualization
b. Abnormal intrauterine gestation
c. Recent abortion
d. Ectopic pregnancy
e. Non-pregnancy

4) USG findings

① Free peritoneal fluid: Sensitivity 96%, specificity 99%
② Tubal mass: Sensitivity 81%, specificity 99%
③ Adnexal rings (fluid sacs with thick echogenic rings)
④ Adnexal cardiac activity

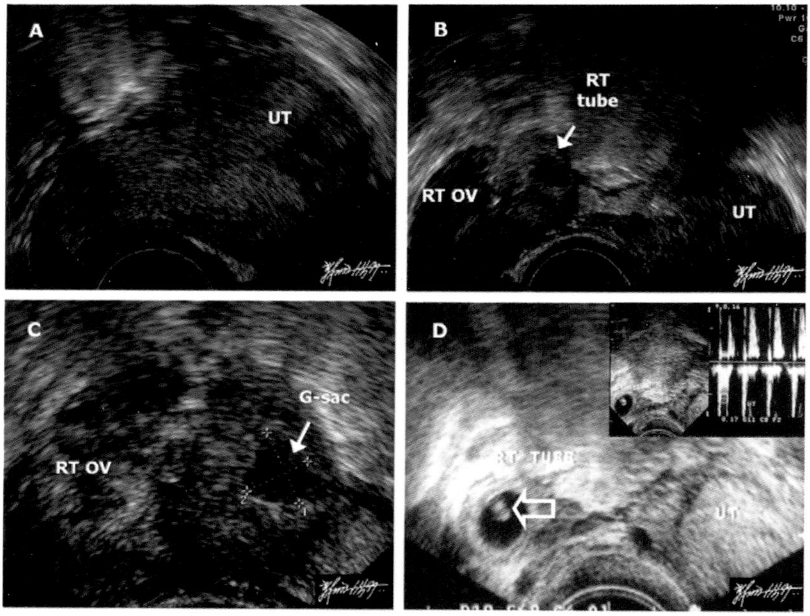

Figure XX-1. Tubal pregnancy. (A) No G-sac in the uterus. (B) Round heterogenous mass between the uterus and the right ovary. (C) Distorted G-sac in the mass. 이 case는 24시간 간격 serum beta hCG가 각각 2084, 2957 mIU/mL이었고, follow up USG에서 intrauterine G-sac 보이지 않아 right tubal pregnancy impression으로 MTX 1회 치료를 받았다. Serum beta hCG는 두 달 후에 정상화 되었다. (D) Another case of right tubal pregnancy. G-sac 및 fetal pole (open arrow)이 확연히 보이고 Doppler에서 fetal heart rate가 확인되었다. 이 case는 hemoperitoneum으로 emergent pelviscopic right salpingectomy를 시행 받았다.

F. Doppler Ultrasonography

1) Peritrophoblastic flow: High-velocity, low-resistance signal localized to the area of developing placentation

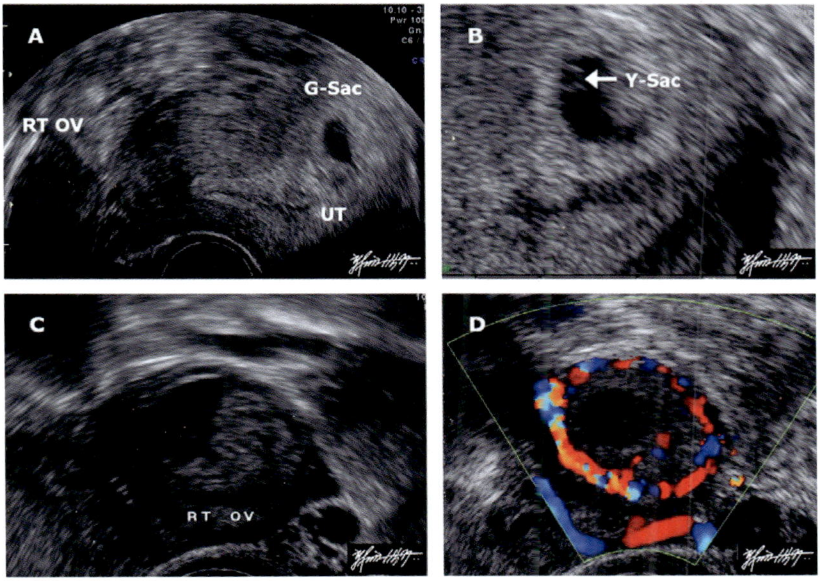

Figure XX-2. Corpus luteum cyst. (A) G-sac in the uterus. (B) Yolk sac은 보이나 **fetal pole**은 보이지 않는다. **(C) Right ovary**에 **heterogenous cystic lesion**이 관찰된다. **Cyst** 내부에 **yolk sac**이나 **fetal pole**과 같은 구조물은 보이지 않고, **cyst**하부에 **hemorrhagic debris**로 보이는 **echogenic material**이 관찰된다. **(D) Doppler**에서는 마치 **ectopic pregnancy**에서 보이는 **peritrophoblastic flow**가 보여 **ectopic pregnancy**를 의심했으나 **(initial USG**에서는 **intrauterine G-sac**이 **pseudo G-sac**처럼 보였다.) **1**주 후 **follow up USG**에서 **(A, B)**의 소견이 나타나고, **(C, D)**소견은 변화 없어 **intrauterine pregnancy with right corpus luteum cyst**로 진단할 수 있었다 **(CSJ).**

G. D&C

1) Nonviable IUP 또는 초음파로 pregnancy의 위치를 알 수 없는 경우 시행
2) Trophoblastic tissue가 확인되면 extrauterine pregnancy의 치료를 빨리 시작할 수 있다.
3) **Trophoblastic tissue는 saline에서 뜨고, decidual tissue는 가라앉으므로 채취한 tissue는 바로 saline에 넣어 뜨는지 확인한다** (Sensitivity and specificity: 95%.)
4) D&C 후 β-hCG level은 12~24 시간 이내에 15% 이상 감소한다.

H. Culdocentesis

1) 18~20 gauge spinal needle
2) 약 70~90%의 ectopic pregnancy에서 culdocentesis로 hemoperitoneum 진단됨.

I. Laparoscopy

1) Gold standard
2) 3~4%에서는 매우 작은 ectopic pregnancy로 놓칠 수 있다.

5. Treatment

- Primary goal: Achieving hemostasis
- 난관 파열 또는 비가역적 난관 손상 이전에 진단이 되면 치료는 다음 임신을 고려하여 결정해야 한다.

A. Surgical Treatment

1) Laparoscopy vs. Laparotomy
2) Salpingostomy: Procedure of choice for unruptured tubal pregnancy
3) Salpingotomy (primary closure) vs. salpingostomy (healing by secondary intention)
   : No beneficial difference
4) Milking of the tube by using digital expression, suction, or aqua-dissection
   ① For ampullary pregnancies
   ② Higher rate of bleeding, persistent trophoblastic tissue, tubal damage, and recurrent ectopic pregnancy (33%)
5) Segmental tubal resection or total salpingectomy: For isthmic pregnancies

B. Medical Treatment

1) Methotrexate, KCl, hyperosmolar glucose, prostaglandins, RU-486.
2) Methotrexate
   ① Inhibit dehydrofolate reductase → prevents synthesis of DNA.
   ② Multidose protocol에 비해 single-dose methotrexate protocol은 싸고, 부작용이 덜하고, 환자의 acceptance가 더 좋고, 치료 성적 및 future fertility 성적은 비슷하다.

Table XX-1. Single-Dose Methotrexate Protocol for Ectopic Pregnancy

Day	Therapy
0	D&C, serum β-hCG
1	CBC, SGOT, BUN, creatinine, blood type and Rh
4	Methotrexate 50 mg/M2 IM, serum β-hCG
7	serum β-hCG

❖ If < 15% decline in β-hCG level between days 4 and 7
→ Give second dose (50) on day 7.

❖ If > 15% decline in β-hCG level between days 4 and 7
→ Follow weekly until β-hCG <10 mIU/ml.

❖ D&C를 하지 않는 경우 (β-hCG >2,000 mIU/ml and no G- sac on TV) days 0 and 1은 같은 날에 시행

① Cul-de-sac fluid은 매우 흔하고, fluid의 양은 tubal abortion이 되면 더 증가한다.

② Rupture 되거나 bleeding이 심하여 hematocrit이 급격히 감소하거나 hemodynamically unstable한 경우가 아니라면 반드시 수술이 필요한 것은 아니므로 medical treatment를 먼저 고려한다.

③ **치료 후 적어도 2달간은 임신하지 말라고 얘기해준다.**

3) "Candidates for methotrexate"

① If β-hCG level is present after salpingostomy or salpingotomy

② A rising or plateaued β-hCG level is present at least 12~24 hours after suction curettage

③ No intrauterine gestational sac or fluid collection is detected by TV, β-hCG level is < 2,000 mIU/ml, and an ectopic preg mass < 3.5 cm is demonstrated

4) Methotrexate의 성공율이 높은 경우

① Amenorrhea 6 weeks 이전

② Tubal mass < 3.5 cm

③ Fetus is dead

④ β-hCG < 15,000 mIU/ml

5) Single-dose MTX protocol의 부작용은 1% 미만에서 나타나고, 실패율은 conservative laparoscopic surgery와 비슷하다.

Selected References

Textbooks

1. Callen. Ultrasonography in Obstetrics and Gynecology. 4th edition. Philadelphia: Saunders. 2000.
2. Nyberg DA, McGahan JP, Pretorius DH, Pilu G. Diagnostic Imaging of Fetal Anomalies. Philadelphia: Lippincott Williams & Wilkins. 2003.
3. Fleischer AC, Manning FA, Jeanty P, Romero R. Sonography in Obstetrics and Gynecology: Principles & Practice. 5th edition. Connecticut: Appleton & Lange. 1996.
4. Cunningham FG, Leveno KJ, Bloom SL, Hauth JC, Gilstrap III LC, Wenstrom KD. Williams Obstetrics. 22nd edition. New York: McGraw-Hill. 2005.
5. Creasy RK, Resnik R, Iams JD, editors, Maternal-Fetal Medicine: Principles and Practice. 5th edition. Philadelphia: Saunders. 2004.
6. Gabbe SG, Niebyl JR, Simpson JL. Obstetrics: Normal and Problem Pregnancies. 4th edition. Philadelphia: Churchill Livingstone. 2002.
7. Romero, Pilu, Jeanty, Ghidini, Hobbins. Prenatal Diagnosis of Congenital Anomalies. Appleton & Lange. 1988. (From www.thefetus.net)
8. Berek JS. Novak's Gynecology. 13th edition. Philadelphia: Lippincott Williams & Wilkins. 2002.

Journals

1. Nicolaides KH. Nuchal translucency and other first-trimester sonographic markers of chromosomal abnormalities. Am J Obstet Gynecol. 2004;191(1):45-67. Review.
2. Atzei A, Gajewska K, Huggon IC, Allan L, Nicolaides KH. Relationship between nuchal translucency thickness and prevalence of major cardiac defects in fetuses with normal karyotype. Ultrasound Obstet Gynecol. 2005;26(2):154-7.
3. Manning FA. Fetal biophysical profile. Obstet Gynecol Clin North Am. 1999;26(4):557-77. Review.
4. Baschat AA. Doppler application in the delivery timing of the preterm growth-restricted fetus: another step in the right direction. Ultrasound Obstet Gynecol. 2004 Feb;23(2):111-8. Review.
5. Kiserud T. The ductus venosus. Semin Perinatol. 2001 Feb;25(1):11-20. Review.
6. Borrell A. The ductus venosus in early pregnancy and congenital anomalies. Prenat Diagn. 2004;24(9):688-92. Review.
7. Baschat AA. Arterial and venous Doppler in the diagnosis and management of early onset fetal growth restriction. Early Hum Dev. 2005;81(11):877-87. Review.
8. Ouyang DW, Economy KE, Norwitz ER. Obstetric complications of fibroids. Obstet Gynecol Clin North Am. 2006;33(1):153-69. Review.
9. Qidwai GI, Caughey AB, Jacoby AF. Obstetric outcomes in women with sonographically identified uterine leiomyomata. Obstet Gynecol. 2006;107(2 Pt 1):376-82.

10. Takeda T, Minekawa R, Makino M, Sugiyama T, Murata Y, Suehara N. Hyperreactio luteinalis associated with severe twin-to-twin transfusion syndrome. Gynecol Obstet Invest. 2002;53(4):243-6.
11. Lambers DS, Rosenn B. Hyperreactio luteinalis complicating a normal singleton pregnancy. Am J Perinatol. 1996 Nov;13(8):491-4. Review.
12. Fisteag-Kiprono L, Neiger R, Sonek JD, Croom CS, McKenna DS, Ventolini G. Perinatal outcome associated with sonographically detected globular placenta. J Reprod Med. 2006 Jul;51(7):563-6.
13. Zilianti M, Azuaga A, Calderon F, Pages G, Mendoza G. Monitoring the effacement of the uterine cervix by transperineal sonography: a new perspective. J Ultrasound Med. 1995;14(10):719-24.
14. Berghella V, Kuhlman K, Weiner S, Texeira L, Wapner RJ. Cervical funneling: sonographic criteria predictive of preterm delivery. Ultrasound Obstet Gynecol. 1997;10(3):161-6.
15. Has R, Ermis H, Yuksel A, Ibrahimoglu L, Yildirim A, Sezer HD, Basaran S. Dandy-Walker malformation: a review of 78 cases diagnosed by prenatal sonography. Fetal Diagn Ther. 2004;19(4):342-7. Review.
16. DeVore GR, Falkensammer P, Sklansky MS, Platt LD. Spatio-temporal image correlation (STIC): new technology for evaluation of the fetal heart. Ultrasound Obstet Gynecol. 2003;22(4):380-7.
17. Wolman I, Gull I, Fait G, Amster R, Kupferminc MJ, Lessing JB, Jaffa AJ. Persistent right umbilical vein: incidence and significance. Ultrasound Obstet Gynecol 2002;19(6):562-4.
18. Jain V, Fisk NM. The twin-twin transfusion syndrome. Clin Obstet Gynecol. 2004;47(1):181-202. Review.
19. Cicero S, Sacchini C, Rembouskos G, Nicolaides KH. Sonographic markers of fetal aneuploidy - a review. Placenta. 2003;24 Suppl B:S88-98. Review.
20. Lamont RF, Havutcu E, Salgia S, Adinkra P, Nicholl R. The association between isolated fetal echogenic cardiac foci on second-trimester ultrasound scan and trisomy 21 in low-risk unselected women. Ultrasound Obstet Gynecol 2004 Apr;23(4):346-51

학회 및 연수강좌

1. 제 88차 대한산부인과학회 교육강연. 2002년.
2. 제 89차 대한산부인과학회 교육강연. 2003년.
3. 제 32차 대한산부인과학회 연수강좌. 2003년.
4. 2004년 산부인과 개원의를 위한 연수강좌. 울산대학교 의과대학 서울아산병원 산부인과학교실.
5. 제 1회 대한 선천성 기형 포럼 심포지엄, 2004년.
6. 제 8차 대한산부인과초음파학회. 개원의를 위한 연수강좌. 2004년.
7. The 15th World Congress on Ultrasound in Obstetrics and Gynecology. 2005.
8. The 11th Congress of the World Federation for Ultrasound in Medicine and Biology. 2006.

Handbook of Ultrasonography in Obstetrics

2007년 1월 20일 1판 1쇄 발 행
2016년 11월 20일 1판 2쇄 발 행

저 자 : 김종화 · 노정래 · 오스영
박병곽 · 최석주

발 행 자 : 최 병 진

정가 60,000 원

발 행 처 : 도서출판 고 려 의 학
(02880) 서울시 성북구 성북로8길 1 보문빌딩3층
Tel. 765-0333 / 0337
Fax. 743-2288
등록번호 : 제 1-519호 1978. 6. 29.

ISBN 978-89-7043-525-1